VORRATSSCHÄDLINGE IM GETREIDE

Aussehen · Biologie · Schadbild · Bekämpfung

Christoph Reichmuth

unter Mitarbeit der Herren
Matthias Schöller und Christian Ulrichs

VERLAG TH. MANN · GELSENKIRCHEN

Anschrift des Autors:
Direktor und Professor Dipl.-Ing. Dr. Christoph Reichmuth
Bundesanstalt für Land- und Forstwirtschaft
Institut für Vorratsschutz
Königin-Luise-Straße 19
14195 Berlin

Druck: Buersche Druckerei Dr. Neufang KG, D-45894 Gelsenkirchen-Buer

ISBN 3-7862-0103-X

Vorwort

Der Mann-Verlag trat Mitte des Jahres 1996 an den Autor mit der Bitte heran, ein Buch über Vorratsschädlinge zu gestalten, die an Getreide nach der Ernte auftreten. Die Aufmachung der bereits über andere Fragen der pflanzlichen Produktion vorliegenden Bücher war sehr ansprechend und die Unterstützung eines solchen Projektes verlockend. Der Autor konnte auf auf die umfangreiche Dia- und Fotosammlung des Instituts für Vorratsschutz zurückgreifen. An dieser Stelle sei deshalb den Herren Diplom-Biologen Dr. R. Wohlgemuth, früherer Leiter des Instituts für Vorratsschutz der Biologischen Bundesanstalt für Land- und Forstwirtschaft, W. Rassmann und Dr. C. Adler sowie M. Schöller und Ch. Ulrichs, den beiden als Mitarbeiter erwähnten Kollegen, besonders gedankt. Dr. R. Plarre steuerte hervorragende Dias amerikanischer Kollegen aus Beständen des United States Department of Agriculture (USDA) in Madison, Wisconsin, bei. Ihm und dem Institutsleiter a.D., Prof. Dr. W. Burkholder, fühle ich mich gleichfalls zu Dank verpflichtet. In diesen Dank möchte ich die Kolleginnen S. Berger, S. Krause, A. Paul, und V. Lemke sowie die ehemaligen Kolleginnen I. Papke, H. Stavars (Ü) und Herrn G. Langenschwadt einschließen, die über Jahrzehnte die meisten der hier vorgestellten Tiere in aufopfernder Weise gezüchtet und gepflegt haben, sodaß die Photos erstellt werden konnten.

Das vorliegende Buch stellt erstmalig geschlossen die wichtigen Nachernteschädlinge an Getreide in farbigen Bildern mit gedrängtem, erläuterndem Text vor, der kurz auf das Aussehen, die Lebensweise, das Schadpotential sowie Bekämpfungsmöglichkeiten eingeht.

Die Abhandlung der zahlreichen an schimmeligem Getreide auftretenden Schädlingsarten nimmt viel Raum ein, obgleich es sich bei ihnen nicht um typische Vorratsschädlinge handelt, die sich in Getreide vermehren und nur dort leben. Dennoch bereiten diese Tier bei der Lagerung große Probleme, sobald Schimmelwachstum erfolgt. Insofern sind sie Anzeiger für unzulängliche Lagerbedingungen.

Zur Abrundung wird gerafft die Bedeutung von Hausratte und Hausmaus sowie einiger, für Lagergetreide wichtiger Schimmelpilze beschrieben.

Die Gruppe der an Leguminosensamen im Lager schädlichen Insekten wird mit der Behandlung zweier Vertreter gestreift.
Die als Schattenbild für jeden Schädling angedeuteten Umrisse sollen die Wiedererkennung und Bestimmung erleichtern. Zusätzlich sind für eine schnelle Übersicht wichtigste Angaben zu den einzelnen Tieren steckbriefartig zusammengefaßt. Selbstverständlich sind die meisten angeführten Bekämpfungsmaßnahmen nicht für den Haushalt geeignet.

Einige Grafiken und Entwicklungszyklen verdeutlichen anschaulich unterschiedliche Aspekte der Lebensweise und Bekämpfungsmöglichkeiten dieser Tiere.

Nicht bei jeder vorgestellten Art sind alle thematischen Rubriken gleichermaßen ausgefüllt. Dies hätte zu zahlreichen Wiederholungen geführt, denn viele der bei einem Schädling erwähnten Vorbeuge- und Bekämpfungsmethoden lassen sich auch gegen andere Vorratsschädlinge anwenden. Der Leser wird deshalb gebeten, bei verwandten oder anderen Arten sein Wissen zu vervollständigen.

Vergleichsweise breiten Raum nimmt die Beschreibung der möglichen biologischen Gegenspieler der Schadinsekten und Milben ein. Hiermit wird aber zum ersten Mal in deutscher Sprache umfänglich auf dieses Spezialgebiet der Biologischen Bekämpfung eingegangen, die gerade im Vorratsschutz nach etwa 70 Jahren, als die ersten Versuche hierzu durch Prof. Hase in Berlin erfolgten, in den Anfängen zur praktischen Umsetzung begriffen ist. Das Institut für Vorratsschutz ist hierbei wissenschaftlich in führender Position, die ohne die Unterstützung der Fachkollegen des Instituts für biologischen Pflanzenschutz der Biologischen Bundesanstalt für Land- und Forstwirtschaft, namentlich Herrn Dr. Hassan, Herrn Dr. Wührer und den Institutsleiter, Direktor und Professor Dr. Huber, nicht erreichbar gewesen wäre.

Dem Mann-Verlag gebührt herzlicher Dank für die Gelegenheit, dieses wachsende Teilgebiet des modernen Vorratschutzes derart umfänglich und illustrativ darstellen zu lassen. Es gehört nicht sehr große Prophetengabe dazu um vorauszusagen, daß aus diesem Gebiet wichtige neue Impulse für den Vorratsschutz zu erwarten sind.

Die Lektüre der Texte zu den Schädlingen, die sich im Laufe ihrer Entwicklungsgeschichte im Lebensraum des bevorratenden Menschen eingefunden haben, verdeutlicht, daß Vorratsschutz heute verstärkt viele Strategien der Verhinderung des Schaderregerauftretens einschließt, zu denen neben chemischen und physikalischen auch die biologischen Methoden gehören. Die sinnvolle und wirtschaftlich vertretbare Kombination aller dieser Ansätze zusammen mit guter Lagertechnik sowie einer weitgehenden Minimierung des Einsatzes chemischer Mittel im Interesse des Schutzes unserer Umwelt läßt sich griffig als Integrierter Vorratsschutz definieren. Auch die chemischen Mittel haben dabei weiterhin ihre allerdings neu definierte Bedeutung als scharfes Mittel der Wahl, wenn die anderen Methoden nicht greifen.

Es ist ein Anliegen dieses Buches, den mit der Erzeugung und dem Handel von Getreide befaßten Profis eindringlich vor Augen zu führen, daß sich die aufgezählten Schadorganismen nur dann in Massen entwickeln und große Schäden verursachen können, wenn grundlegende Vorsichtsmaßnahmen beim Umgang mit diesem Grundstoff unserer Nahrung mißachtet werden. Beispielhaft sei auf die ‹berschreitung kritischer Werte der relativen Feuchte im Lager und zwischen den gelagerten Getreidekörnern hingewiesen, ohne die Pilze im Lager nicht wachsen können. Leider müssen in unserem jetzigen deutschen Getreidehandelssystem überwiegend Großlagerhalter und Mühlenbetriebe am Ende der Handelskette vor der Verarbeitung von Getreide für Fehler aufkommen, die bezüglich des Vorratsschutzes Monate früher bei den Erzeugern oder Zwischenhändlern vorkommen. Käfer- und Mottenbefall ist kein Schicksalsschlag wie ein Gewitter mit Blitz, sondern läßt sich sehr wohl fehlerhafter Lagerhaltung zuordnen. Getreide besteht nicht aus Steinen sondern aus lebenden Samenkörnern!

Es bleibt zu wünschen, daß durch verbesserte Qualitätsbeurteilung bei der Vermarktung dieser empfindlichen aber robusten Ware die Weitergabe auch nur weniger Partien mit lebenden Stadien der Käfer und Motten, die später im Großlager mit hunderten von anderen, womöglich unbefallenen Partien vermischt werden und diese nachhaltig kontaminieren, zur Seltenheit wird. Die technischen Voraussetzungen dazu sind gegeben. Die Früherkennung der Schaderreger und Schädlinge gehört dazu. Insbesondere hierzu möchte dieser bebilderte Schädlingsatlas beitragen.

Durch seine Anschaulichkeit soll dieses Buch für die zum Teil komplizierten biologischen, chemischen und physikalischen Zusammenhänge um Verständnis werben, die in der Praxis der Getreidelagerhaltung und des Handels mit dieser Ware häufig zu Problemen führen.

Berlin-Zehlendorf, im Januar 1997

Direktor und Professor
Dipl.-Ing. Dr. Christoph Reichmuth
Leiter des Instituts für Vorratsschutz
der Biologischen Bundesanstalt für Land- und Forstwirtschaft

Meiner Familie für entgangene gemeinsame Freizeit
und beiden Lehrern und Kollegen
Richard Wohlgemuth und Hans Engelbrecht
in Verbundenheit gewidmet

Inhaltsverzeichnis

Einleitung

Wirtschaftliche Schäden

Seit der Mensch Getreide als Grundlage für seine Ernährung anbaut, machen ihm einige wenige tierische Organismen seine eingelagerten Ernteerträge streitig. Zum Teil schädigen diese Tiere auch Lebensmittel, die verarbeitetes Getreide enthalten. Weltweit lassen sich die jährlichen Massenverluste grob auf ca. 15 % der gesamten Getreideernte abschätzen. Etwa 10 % dieser Getreideverluste werden durch Pilzbefall verursacht gegenüber 80 %, die auf Insektenbefall und 10 %, die auf Schäden durch Nager und Vögel zurückzuführen sind. Zu den Hauptverursachern der Nachernteschäden zählen Insekten und Milben von ca. 100 Arten. Diese sehr kleine Gruppe ist in der Lage, ausschließlich von geernteten, trocken gelagerten, pflanzlichen Produkten und Nahrungsmitteln zu leben und sich in ihnen zu vermehren. Durch intensive Vorratsschutzmaßnahmen liegen die Schäden in Deutschland unterhalb von etwa 1%. Die Kosten und Folgen der Maßnahmen müssen zu den weiteren Verlusten durch die Schädlinge gerechnet werden. Viele der Schadtiere verursachen schwerwiegende Verluste bei Fertigprodukten auf dem Handelsweg vom Erzeuger zum Verbraucher. Kundenreklamationen nach Kauf befallener Lebensmittelpackungen führen zu Einbußen beim guten Firmenruf des Herstellers und ziehen teure Rücknahmen und Entsorgungsmaßnahmen nach sich. Schätzungen dieser Verluste liegen weltweit in Höhe mehrerer Milliarden DM jährlich.

Nach der Ernte sind Getreide und viele Futtermittel für eine kleine Gruppe von Vorratsschädlingen ein begehrtes Nährmedium. Bei unsachgemäßem Transport, schlechter Vorbereitung der Lagerstelle und falscher Lagertechnik entwickelt sich häufig Befall mit vorratsschädlichen Insekten und Milben. Diese sind in der Lage, ihren Wasserbedarf aus der trockenen Nahrung zu decken. Auch Nagetiere und Vögel können zum Verderb beträchtlicher Vorratsmengen beitragen. Oft ist die Ware infolge Schädlingsbefalls nicht mehr verkehrsfähig und sollte auch nicht mehr für Futterzwecke verwendet werden. Steigt der Feuchtegehalt der Körner zu sehr an, keimen Sporen von Schimmelpilzen massenhaft aus. Schädlinge und Schaderreger treten häufig auch gemeinsam auf, wobei zum Teil Insekten nach Spaltung der Stärke des gefressenen Getreides Feuchte abgeben, die für die Pilze günstige Lebensbedingungen schafft. Pilze treten aber auch ohne gleichzeitigen Insektenbefall schädigend auf, wenn die Lageratmosphäre für ihre Entwicklung geeignet ist. Der Schaden infolge von Fraßverlusten durch Insekten kann in wenigen Monaten beträchtlich sein. Schlimmer noch wiegt aber der Qualitätsverlust, der nach Insekten- und Pilzbefall große Mengen der gelagerten Ware muffig werden läßt und für einen Verkauf unbrauchbar macht.

Mottenlarven sondern einen Spinnfaden ab, mit dem bei massenhaftem Befall die Getreideoberfläche zugesponnen wird

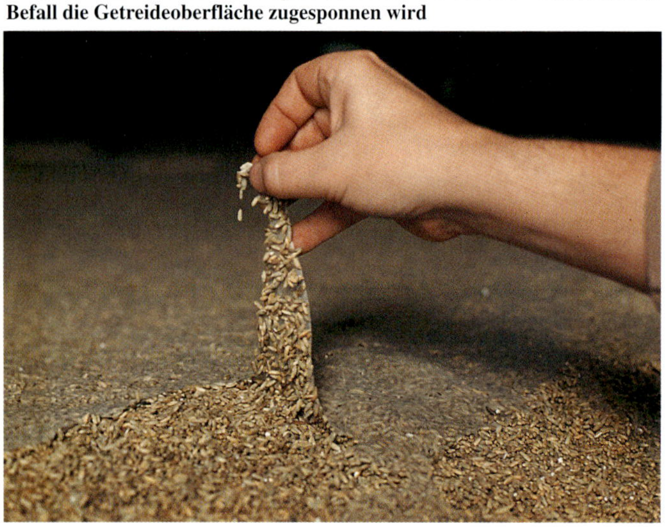

Die weltweite Verhinderung der Nachernteschäden würde zu einer Produktivitätssteigerung bzw. einer Erhöhung der Verfügbarkeit von Ernteerträgen in der Größenordnung von 10 % der jährlichen Weltgetreideernte führen! Dabei sind die Kosten für die Vorratschutzmaßnahmen schon abgerechnet. Nach den statistischen Zahlen ergibt dies etwa 2 Milliarden t bzw. etwa 400 Milliarden DM/a. Der Mensch zahlt aber ungern zunächst viel Geld, damit ein Unglück nicht passiert und um mit dieser Investition später womöglich noch mehr Geld zu sparen. Diese vereinfachte Betrachtung verdeutlicht aber zumindest, daß Vorratsschutz sinnvoll ist und längst noch nicht im erforderlichen Umfang erfolgt.

Welche Schädlinge treten nach der Ernte an Getreide auf?

Zu den Eigenschaften der Insekten, die sich in Lebensbereichen des Menschen behaupten, gehört zum Beispiel die versteckte Lebensweise des Kornkäfers, eines der wichtigsten Getreideschädlinge, dessen Brut, vom Ei bis zur Puppe für den Lagerhalter unsichtbar, im Korninneren aufwächst. Hier versagen selbstverständlich die klassischen Sieb-Methoden zur Inspektion von Getreide, das schädlingsfrei eingelagert werden soll. Aber neue akustische Geräte, mit denen selbst die Fraßgeräusche der Larven abgehört werden können, ermöglichen das Auffinden dieser Tiere im Korn. Neben dem Kornkäfer tritt inzwischen verstärkt auch der Reiskäfer in der Getreidelagerei auf, der dem Kornkäfer in Aussehen und Lebensweise ähnelt. Der Getreideplattkäfer, der zu schneller Massenvermehrung neigt und das befallene Getreide in kurzer Zeit verderben kann, ist ein von den Lagerhaltern besonders gefürchtetes Schadinsekt. Der Getreidekapuziner entwickelt sich ebenfalls versteckt im Innern der Getreidekörner, anders als die Brutstadien der Speichermotte, die sich wie auch die meisten anderen vorratsschädigenden Motten, Mehl- und Dörrobstmotte, außerhalb der Ware, aber in Nähe deren Oberfläche aufhalten und dort fressen. Die ausgewachsenen Mottenlarven, die sog. Wanderlarven, verlassen dann das Lagergut und suchen sich Plätze zum Verpuppen. Die Larven sondern einen Spinnfaden ab, mit dem bei massenhaftem Befall die Oberfläche der gelagerten

Tabelle 1: Die wichtigsten in Getreide und Getreideprodukten auftretenden Vorratsschädlinge (alphabetisch geordnet)					
Seite	Deutscher Name	wissenschaftlicher Name	Familie		
			Deutscher Name	wissenschaftl.Name	Befallenes Produkt
36	Amerikanischer Reismehlkäfer	*Tribolium confusum*	Schwarzkäfer	*Tenebrionidae*	Mehl
60	Australischer Diebkäfer	*Ptinus tectus*	Diebkäfer	*Ptinidae*	Getreide, schimmeliges Getreide
65	Backobstkäfer	*Carpophilus hemipterus*	Glanzkäfer	*Nitidulidae*	Getreide, schimmeliges Getreide
70	Behaarter Baumschwammkäfer	*Typhaea stercorea*	Moderkäfer	*Lathrididae*	Getreide, schimmeliges Getreide
66	Brotkäfer	*Stegobium paniceum*	Nagekäfer	*Anobiidae*	Mehl, Getreideerzeugnisse
55	Dornspeckkäfer	*Dermestes maculatus*	Speckkäfer	*Dermestidae*	Getreide, geleg. tier. Nahrung
80	Dörrobstmotte	*Plodia interpunctella*	Zünsler	*Pyralidae*	Mehl, Getreideerzeugnisse
53	Dunkler Pelzkäfer	*Attagenus piceus*	Speckkäfer	*Dermestidae*	Mehl, Getreideerzeugnisse
72	Erbsenkäfer	*Bruchus pisorum*	Samenkäfer	*Bruchidae*	Hülsenfrüchte
25	Erdnußplattkäfer	*Oryzaephilus mercator*	Plattkäfer	*Silvanidae*	Mehl, Getreideerzeugnisse
52	Gefleckter Pelzkäfer	*Attagenus pellio*	Speckkäfer	*Dermestidae*	Mehl, Getreideerzeugnisse
63	Gelbbrauner Diebkäfer	*Ptinus clavipes*	Diebkäfer	*Ptinidae*	Getreide, schimmeliges Getreide
54	Gemeiner Speckkäfer	*Dermestes lardarius*	Speckkäfer	*Dermestidae*	Getreide, geleg. tier. Nahrung
44	Getreidekapuziner	*Rhizopertha dominica*	Bohrkäfer	*Bostrichidae*	Getreide
88	Getreidemotte	*Sitotroga cerealella*	Palpenmotten	*Gelechidae*	Getreide
26	Getreideplattkäfer	*Oryzaephilus surinamensis*	Plattkäfer	*Silvanidae*	Getreide
64	Getreidesaftkäfer	*Carpophilus dimidiatus*	Glanzkäfer	*Nitidulidae*	Getreide, schimmeliges Getreide
41	Glänzendschwarzer Getreideschimmelkäfer	*Alphitobius diaperinus*	Schwarzkäfer	*Tenebrionidae*	Getreide, schimmeliges Getreide
37	Großer Reismehlkäfer	*Tribolium destructor*	Schwarzkäfer	*Tenebrionidae*	Getreide
98	Hausmaus	*Mus musculus*	Echte Mäuse	*Muridae*	Getreide
100	Hausratte	*Rattus rattus*	Echte Mäuse	*Muridae*	Getreide
49	Khaprakäfer	*Trogoderma granarium*	Speckkäfer	*Dermestidae*	Getreide
51		*Trogoderma angustum*	Speckkäfer	*Dermestidae*	Mehl, Getreideerzeugnisse
40	Kleinäugiger Reismehlkäfer	*Palorus ratzeburgi*	Schwarzkäfer	*Tenebrionidae*	Mehl, Getreideerzeugnisse
63	Kleiner Diebkäfer	*Ptinus pusillus*	Diebkäfer	*Ptinidae*	Getreide, schimmeliges Getreide
30	Kleiner Leistenkopfplattkäfer	*Cryptolestes pusillus*	Plattkäfer	*Cucujidae*	Getreide
20	Kornkäfer	*Sitophilus granarius*	Rüsselkäfer	*Curculionidae*	Getreide
91	Kornmotte	*Nemapogon granellus*	Motten	*Tineidae*	Getreide
62	Kräuterdieb	*Ptinus fur*	Diebkäfer	*Ptinidae*	Getreide, schimmeliges Getreide
59	Kugelkäfer	*Gibbium psyllioides*	Diebkäfer	*Ptinidae*	Getreide, schimmeliges Getreide
24	Maiskäfer	*Sitophilus zeamais*	Rüsselkäfer	*Curculionidae*	Getreide
42	Mehlkäfer	*Tenebrio molitor*	Schwarzkäfer	*Tenebrionidae*	Mehl, Getreideerzeugnisse
92	Mehlmilbe	*Acarus siro*	Hausstaubmilben	*Pyroglyphidae*	Getreide, schimmeliges Getreide
82	Mehlmotte	*Ephestia kuehniella*	Zünsler	*Pyralidae*	Mehl, Getreideerzeugnisse
57	Messingkäfer	*Niptus hololeucus*	Diebkäfer	*Ptinidae*	geleg. Materialschädl., Getreide
94	Modermilbe	*Tyrophagus putrescentiae*	Modermilben	*Tyrophagidae*	Getreide, schimmeliges Getreide
56	Peruanischer Speckkäfer	*Dermestes peruvianus*	Speckkäfer	*Dermestidae*	Getreide, tier. Nahrung
23	Reiskäfer	*Sitophilus oryzae*	Rüsselkäfer	*Curculionidae*	Getreide
85	Reismotte	*Corcyra cephalonica*	Zünsler	*Pyralidae*	Getreide
90	Roggenmotte	*Nemapogon personellus*	Motten	*Tineidae*	Getreide
28	Rotbrauner Leistenkopfplattkäfer	*Cryptolestes ferrugineus*	Plattkäfer	*Cucujidae*	Getreide
34	Rotbrauner Reismehlkäfer	*Tribolium castaneum*	Schwarzkäfer	*Tenebrionidae*	Mehl, Getreideerzeugnisse
39	Rundköpfiger Reismehlkäfer	*Latheticus oryzae*	Schwarzkäfer	*Tenebrionidae*	Getreide
89	Samenmotte	*Hofmannophila pseudospretella*	Palpenmotten	*Gelechiidae*	Getreide
46	Schwarzer Getreidenager	*Tenebroides maurianicus*	Flachkäfer	*Ostomidae*	Mehl, Getreideerzeugnisse
38	Schwarzer Reismehlkäfer	*Tribolium madens*	Schwarzkäfer	*Tenebrionidae*	Mehl, Getreideerzeugnisse
47	Siamesischer Flachkäfer	*Lophocateres pusillus*	Flachkäfer	*Ostomidae*	Mehl, Getreideerzeugnisse
76	Speichermotte	*Ephestia elutella*	Zünsler	*Pyralidae*	Getreide
74	Speisebohnenkäfer	*Acanthoscelides obtectus*	Samenkäfer	*Bruchidae*	Hülsenfrüchte
68	Tabakkäfer	*Lasioderma serricorne*	Nagekäfer	*Anobiidae*	Getreide, schimmeliges Getreide
86	Tropische Speichermotte	*Ephestia cautella*	Zünsler	*Pyralidae*	Getreide
32	Tropischer Schimmelplattkäfer	*Ahasverus advena*	Plattkäfer	*Cucujidae*	Getreide, schimmeliges Getreide
31	Türkischer Leistenkopfplattkäfer	*Cryptolestes turcicus*	Plattkäfer	*Cucujidae*	Getreide
33	Vierhornkäfer	*Gnathocerus cornutus*	Schwarzkäfer	*Tenebrionidae*	Getreide
48	Wollkrautblütenkäfer	*Anthrenus verbasci*	Speckkäfer	*Dermestidae*	Mehl, Getreideerzeugnisse

Vorräte regelrecht zugesponnen wird. Der dadurch weitgehend unterbundene Austausch von Wasserdampf zwischen Getreide und Umgebungsluft kann bei kühlen Nachttemperaturen zu Kondensation an dieser Schicht führen. Die Ware beginnt zu schimmeln, und es können sich Mehlmilben und solche Insekten einstellen und massenhaft vermehren, die bevorzugt auf schimmeligem Getreide vorkommen (siehe Tabelle 1). Die Kornmotte war früher häufig in Lagergetreide anzutreffen und kommt heute, nach Verringerung der Getreidefeuchte im Lager, nur noch selten vor. Der Rotbraune Reismehlkäfer kommt in lagerndem Getreide vor und ist darüber hinaus der bedeutendste Schadkäfer in der Mühlenindustrie. Er bevorzugt angefressenes, gebrochenes oder gemahlenes Korn.

Eine Reihe anderer Insekten, wie z. B. der Gemeine Speckkäfer, werden lediglich als kurzzeitige „Gäste" in Getreide auch im Haushalt gefunden, wo heute verstärkt wieder Getreide gelagert und zu Brot verarbeitet wird.

Unterscheidung der Arten

1993 waren 900.000 Arten von Wirbellosen wissenschaftlich beschrieben, darunter 760.000 Insektenarten.

Die Taxonomie ist die Wissenschaft von der Unterscheidbarkeit und Unterscheidung der Arten. Die wissenschaftlichen Artnamen setzen sich aus dem Gattungsnamen, z.B. *Carpophilus*, und dem Artnamen, z.B. *dimidiatus*, zusammen. Da sich der Tiername also aus zwei Namen zusammensetzt, spricht man von *binärer Nomenklatur*. Für kein anderes Tier darf diese Namenskombination vergeben werden. Wird ein Tier versehentlich wiederholt beschrieben, so gelten diese neuen Namen als *Synonyme*. Da bei einer Artbeschreibung grundsätzlich die Zuordnung zu einer Gattung angegeben werden muß, ist die Taxonomie durch die *binäre Nomenklatur* mit der verwandtschaftlichen Klassifikation und Systematik der Tiere verbunden. In einer Gattung werden Tiere zusammengefaßt, für die man eine enge stammesgeschichtliche Verwandtschaft annimmt. Bestandteil des Tiernamens ist außer dem Gattungs- und Artnamen noch der Name des Erstbeschreibers, also des Wissenschaftlers, der die Art zum ersten Mal wissenschaftlich beschrieb und benannte.

Als viertes Element vervollständigt das Jahr der Erstbeschreibung den Namen. Der Artname ist unveränderlich und gilt so, wie ihn der Erstbeschreiber publiziert hat. Die Gattung, der die Art zugeordnet wird, kann jedoch aufgrund neuer Erkenntnisse der Systematik wechseln. Wird eine Art in einer andere Gattung gestellt, so wird der Name des Erstbeschreibers in Klammern gesetzt, z.B. wurde *Carpophilus dimidiatus* von FARBRICIUS im Jahre 1792 als Nitidula dimidiatus beschrieben. ERICHSON ordnete die Art 1843 der Gattung *Carpophilus* zu. Die korrekte Schreibweise lautet daher heute *Carpophilus dimidiatus* (FARBRICIUS, 1792).

Bestimmungsschlüssel

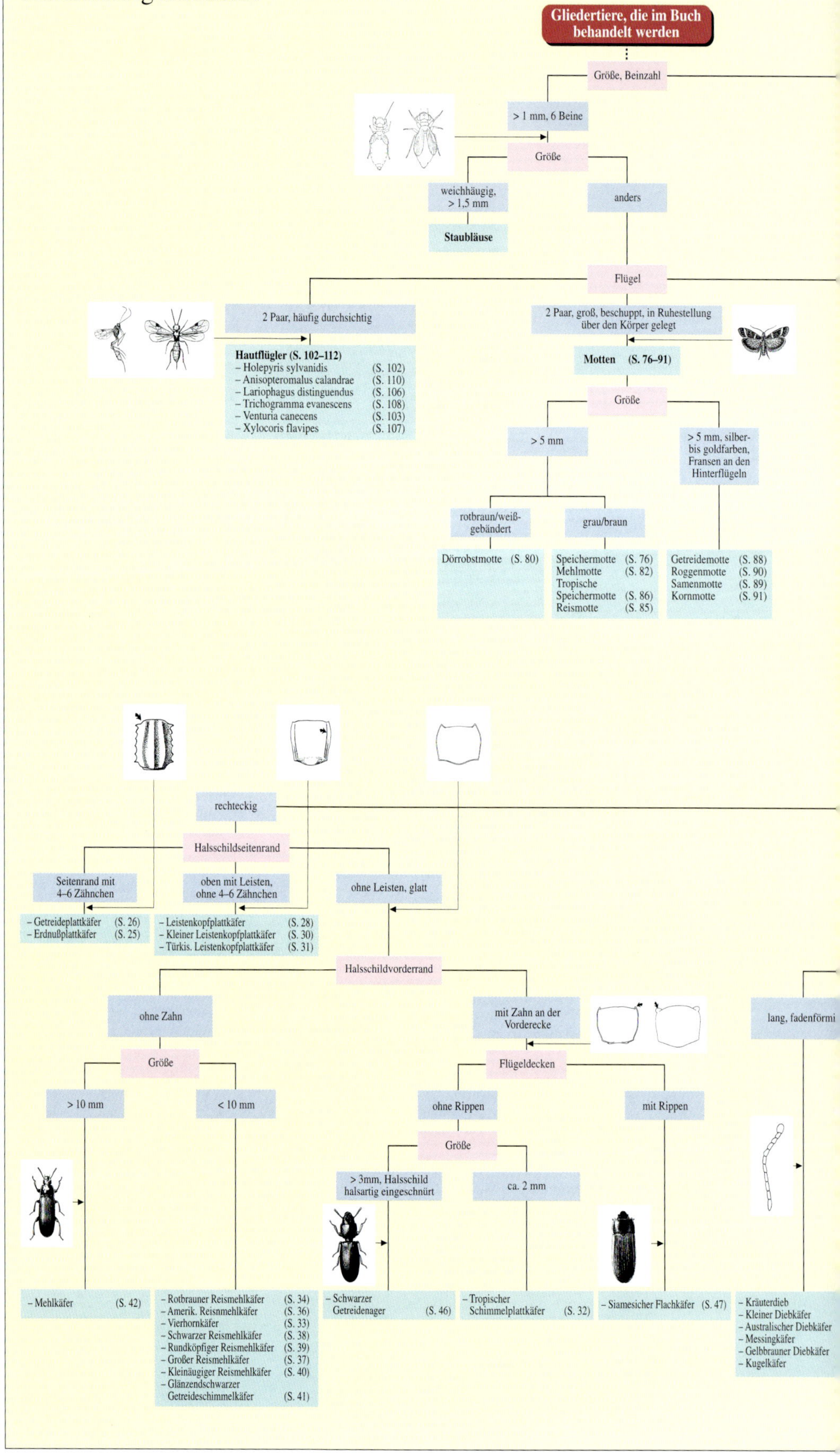

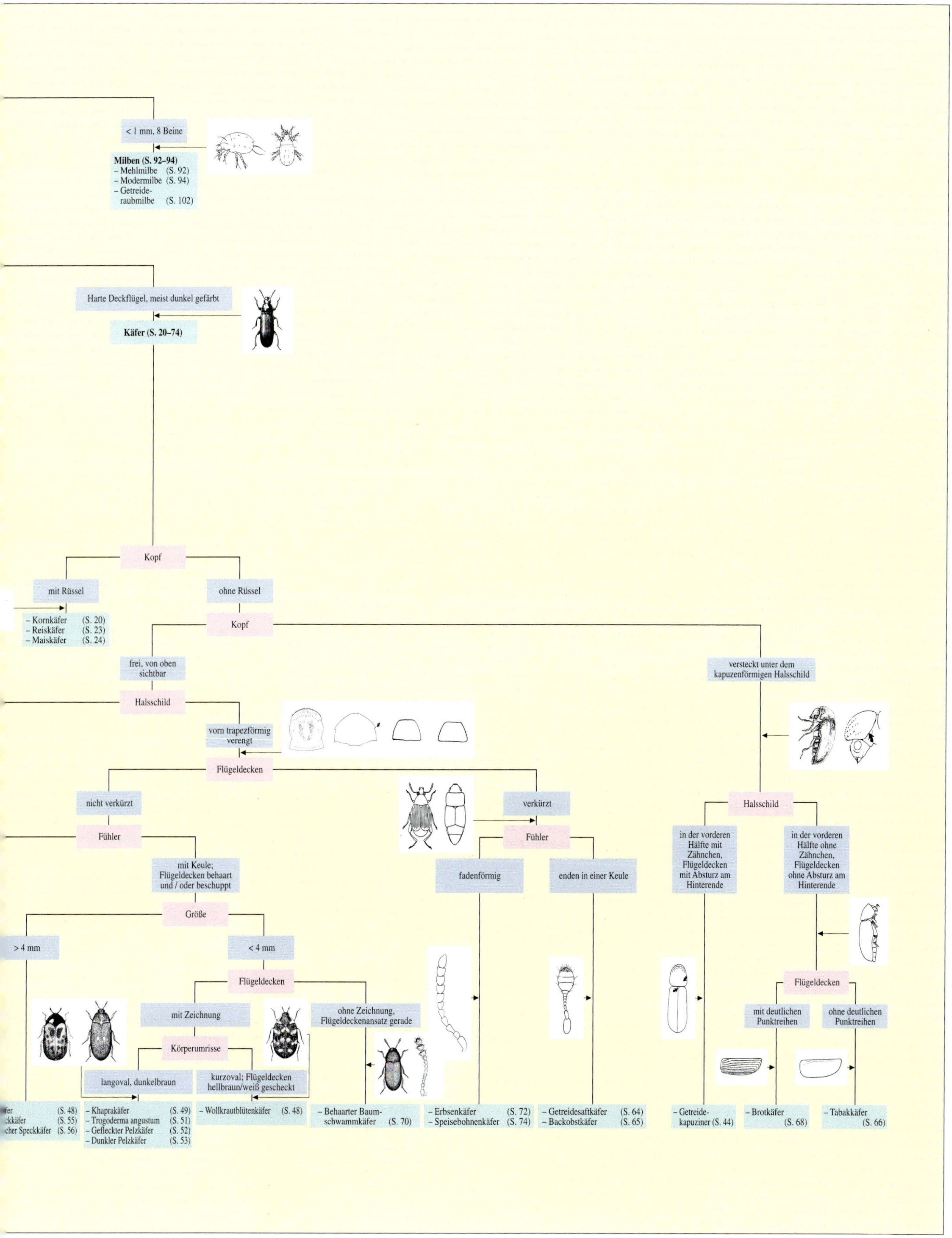

< 1 mm, 8 Beine
Milben (S. 92–94)
– Mehlmilbe (S. 92)
– Modermilbe (S. 94)
– Getreide-raubmilbe (S. 102)
Harte Deckflügel, meist dunkel gefärbt
Käfer (S. 20–74)
Kopf
mit Rüssel
– Kornkäfer (S. 20)
– Reiskäfer (S. 23)
– Maiskäfer (S. 24)
ohne Rüssel
Kopf
frei, von oben sichtbar
versteckt unter dem kapuzenförmigen Halsschild
Halsschild
vorn trapezförmig verengt
Flügeldecken
nicht verkürzt
verkürzt
Fühler
mit Keule; Flügeldecken behaart und / oder beschuppt
Größe
> 4 mm
< 4 mm
Flügeldecken
mit Zeichnung
ohne Zeichnung, Flügeldeckenansatz gerade
Körperumrisse
langoval, dunkelbraun
kurzoval; Flügeldecken hellbraun/weiß gescheckt
er (S. 48)
ckkäfer (S. 55)
cher Speckkäfer (S. 56)
– Khaprakäfer (S. 49)
– Trogoderma angustum (S. 51)
– Gefleckter Pelzkäfer (S. 52)
– Dunkler Pelzkäfer (S. 53)
– Wollkrautblütenkäfer (S. 48)
– Behaarter Baum-schwammkäfer (S. 70)
Fühler
fadenförmig
enden in einer Keule
– Erbsenkäfer (S. 72)
– Speisebohnenkäfer (S. 74)
– Getreidesaftkäfer (S. 64)
– Backobstkäfer (S. 65)
Halsschild
in der vorderen Hälfte mit Zähnchen, Flügeldecken mit Absturz am Hinterende
in der vorderen Hälfte ohne Zähnchen, Flügeldecken ohne Absturz am Hinterende
– Getreide-kapuziner (S. 44)
Flügeldecken
mit deutlichen Punktreihen
ohne deutlichen Punktreihen
– Brotkäfer (S. 68)
– Tabakkäfer (S. 66)

Bekämpfung der Schädlinge

Die Abwehr von Schädlingen und Schadorganismen beinhaltet die Befallsvermeidung auf der Grundlage der Biologie der Schaderreger, die Früherkennung sowie die Bekämpfungsverfahren (Abb. 1).

Gazefenster zur Verhinderung eines Zuflugs von Motten und Käfern gehören gleichermaßen zu vorbeugenden wie auch abwehrenden Maßnahmen bei bereits einsetzendem Befall.

Zur Abwehr von Schädlingen können mechanische, physikalische und biologische Methoden wie auch chemische Mittel dienen. Zu den mechanischen Maßnahmen, die einen Zuflug oder eine Einwanderung in Gebäude oder Transportmittel verhindern sollen, zählen der Einbau von Gazefenstern, federnden Kunststoffklapptüren, Lichtfallen und Klebefallen mit Lockstoffen.

Die Absenkung der Temperatur und Luftfeuchte im Lagerraum führt als physikalische Methode zur Einschränkung oder Verhinderung einer Schädlingsentwicklung. Die Anwendung mechanischer und bautechnischer Maßnahmen sowie die Ausbringung chemischer Mittel kann in Räumen und in Gebäudekomplexen gegen Insekten sowie zusätzlich gegen Ratten und Mäuse erfolgen.

Bei der Bekämpfung von Schädlingen in gelagertem Getreide wird heute das Konzept eines Integrierten Pest Management (IPM) umgesetzt. Hygienische, technische, technologische, physikalische, biologische und schließlich chemische Methoden und Verfahren werden dabei aufeinander abgestimmt. Die Vorbereitung der Lagerstelle gehört zu den wichtigen Maßnahmen, um Neubefall frischer Ware zu vermeiden. Nach gründlicher Reinigung eines bautechnisch gut vorbereiteten Lagers stehen zur chemischen Leerraumsanierung einige wenige Kontaktinsektizide als Spritz-, Sprüh-(Spraydose), Nebel- oder Verdunstungsmittel zur Verfügung. Sie sind von der Biologischen Bundesanstalt für Land- und Forstwirtschaft mit dem Anwendungsgebiet „Behandlung von Räumen zur Lagerung und Bearbeitung pflanzlicher Vorratsgüter, wie z. B. Getreide und anderer Produkte, gegen vorratsschädliche Insekten" zugelassen. Im einzelnen handelt es sich um: Dichlorvos (Dimethyl-2,2-Dichlorvinyl-Phoshat), Pirimiphos-methyl, Piperonylbutoxid und natürliches Pyrethrum sowie Phoxim. Als durchgreifende Begasungsmittel, die versteckte Insekten auch in Ritzen und Spalten erreichen, sind Cyanwasserstoff, Phosphorwasserstoff und Brommethan geeignet.

Neue Dosieranlage zur Phosphor-Wasserstoff-Begasung

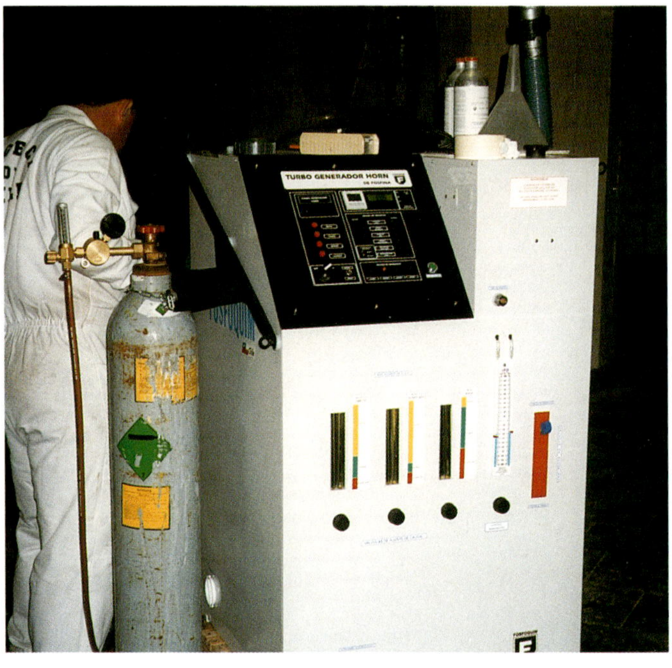

Für die Behandlung von Getreide im Lager und Silozellen steht Phosphorwasserstoff als weltweit und auch in Deutschland gebräuchlichster Wirkstoff zur durchgreifenden Entwesung zur Verfügung. Neben Tabletten und Pellets sind Beutel im Einsatz, aus denen sich der Wirkstoff nach Umsetzung mit Feuchtigkeit, die aus der Umgebung hinzudiffundiert, entwickelt. Neben seiner sehr guten Durchdringungsfähigkeit und hohen Insektentoxizität ist dieser Wirkstoff durch seine geringe Tendenz der Rückstandsbildung in behandelten Produkten gekennzeichnet. Neue Entwicklungen sollen die Emission im Zuge der Begasung durch bessere Abdichtung der Lagerstellen und damit mögliche, verminderte Dosierung reduzieren helfen. Kombinierte Anwendung handelsüblicher Präparate zusammen mit zugelassenem Kohlenstoffdioxid (CO_2) kann zu schnellerer und verbesserter Gleichverteilung im Getreide insbesondere in Silozellen führen. Einleitung des Phosphorwasserstoff aus Gaszylindern in 3 %iger Mischung mit 97 % Kohlenstoffdioxid zur Vermeidung des Überschreitens der Zündfähigkeitsgrenze oder aus einem PH_3-Gasgenerator werden erprobt.

Kohlenstoffdioxid unter atmosphärischem Druck aus Gasflaschen, Tanks, CO_2-Generatoren (Konvertern) erfordert ähnlich wie Stickstoff (N_2) aus Gaszylindern, Tanks, Membrananlagen oder Druckwechsel- bzw. Pressure-Swing-Anlagen in Gasmischungen mit geringem Sauerstoffgehalt ca. 3 Wochen Einwirkzeit für eine vollständige Insektenbekämpfung in geschüttetem Getreide – etwa 2–4mal länger als Phosphorwasserstoff. Die Wirkung ist stark temperaturabhängig (Abbildung 2). Dort, wo Gasdichtigkeit zu günstigem Preis erzeugt werden kann, ist der umwelt- und etwas produktschonendere Einsatz dieser Inertstoffe konkurrenzfähig, wenn die Ware nicht kurzfristig abrufbar gelagert wird. Kombiniert mit erhöhten Temperaturen, wenn das Getreide z. B. von den sommerlichen Erntebedingungen oder nach der Trocknung noch warm ist, sind wesentlich kürzere Einwirkzeiten zur Abtötung der Insekten und insbesondere der Brutstadien des Kornkäfers erforderlich. Die Einwirkzeit zur vollständigen Abtötung wird durch kombinierte Anwendung von CO_2 und Druck stark verkürzt.

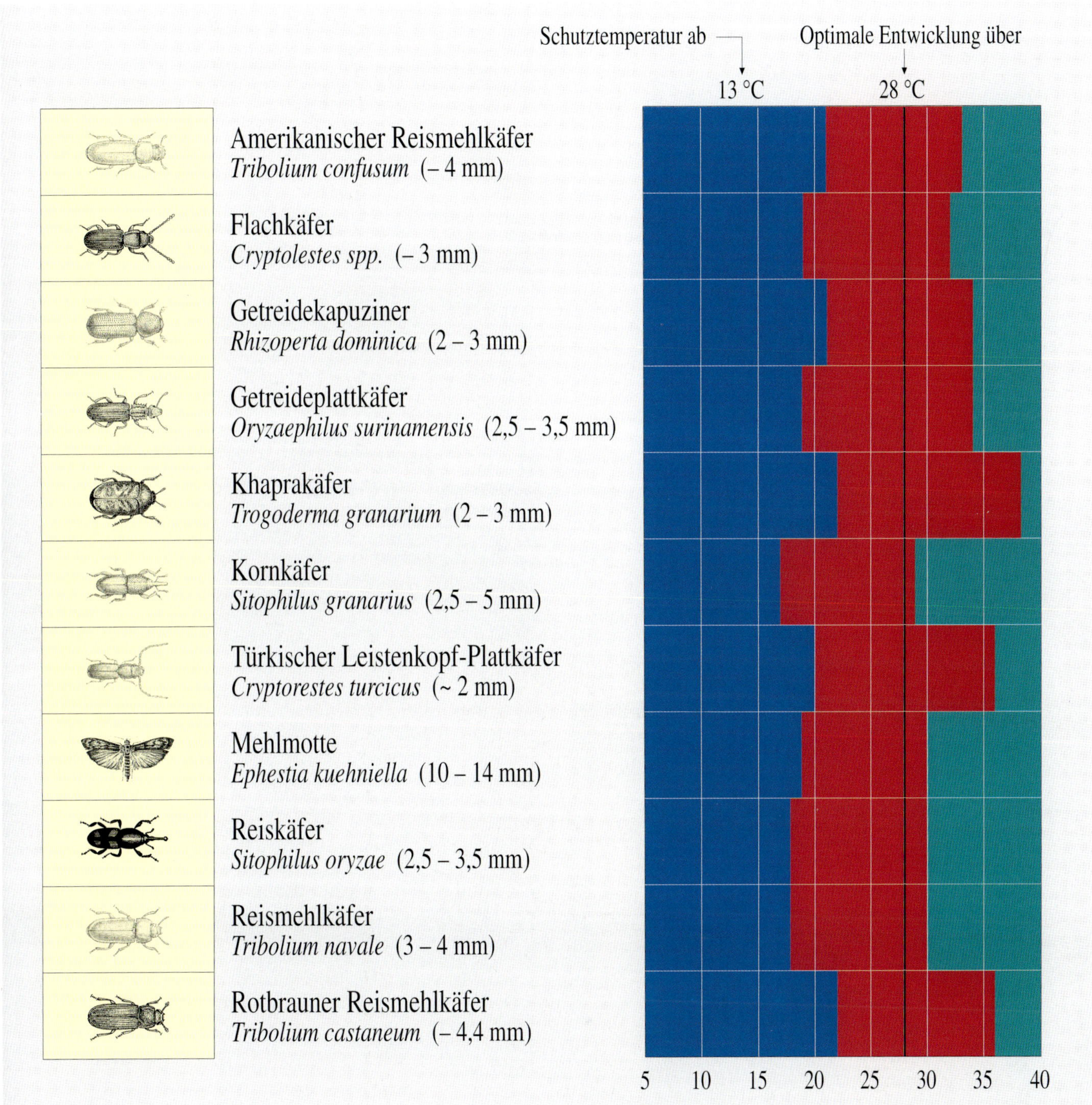

Abb. 1: Entwicklungs- und Schutztemperaturen wichtiger Vorratsschädlinge

Das Kontaktinsektizid Pirimiphos-methyl (PM) ist derzeit der einzige nichtgasförmige Wirkstoff, der mit dem Anwendungsgebiet „Getreidelagerbehandlung gegen Insekten" wie auch „Getreideentwesung" zugelassen ist. Das Mittel (Actellic) mit diesem Wirkstoff geben insbesondere dem Landwirt bei der Lagerung auf dem Hof die Möglichkeit, Schädlingsbefall wirkungsvoll zu bekämpfen. Es sollte bedacht werden, daß fehlerhafte Anwendung dieses Mittels die Gefahr der Herausbildung resistenter Insektenstämme nach sich ziehen kann, die wegen erhöhter Widerstandsfähigkeit dann mit normaler Dosierung von Pirimiphos-methyl nicht mehr abgetötet werden. Wegen der Rückstandsbildung dieses Mittels ist vom Gesetzgeber nur eine einmalige Behandlung nach Befall vorgesehen, weil damit bereits der zulässige Höchstrückstand von 4 mg PM/kg erreicht wird. Im Gegensatz zu Begasungsmitteln gibt dieses Kontaktinsektizid der behandelten Ware während der Lagerung einen gewissen Schutz gegen Neubefall.

Der Pyrethrum-haltige Dusturan Kornkäferpuder ist lediglich mit dem Anwendungsgebiet „Futtergetreideentwesung" zugelassen und für die Verwendung auf dem bäuerlichen Speicher vorgesehen, wo der Wirkstoff beim Umschaufeln zudosiert wird.

Für den Einsatz der aufgeführten Bekämpfungsmittel ist eine gute Anwendungspraxis mit bestimmungsgemäßer Dosierung erforderlich. Anderenfalls droht auch in Deutschland die Gefahr der Resistenzbildung der vorratsschädlichen Insekten gegen die Wirkstoffe. So existieren bereits Phosphorwasserstoff-resistente Insektenstämme, die ein vielfaches der für normalempfindliche Tiere vertragen, ohne zu sterben. Die resistenten Insekten nehmen weniger Phosphin auf. Die Kontaktinsektizide wirken in der Regel nur gegen die im Raum, nicht aber gegen die im Vorratsgut befindlichen Schädlinge, da nur die Eindringtiefe der Begasungsmittel, nicht aber die der Nebel oder Verdunstungsmittel für eine durchgreifende Entseuchung der Ware ausreichend ist. Ein Neubefall durch Zuwanderung von außen (z. B. Zuflug oder Einlagerung befallener Ware) oder aus dem mitbehandelten Vorratsgut kann mit dieser Behandlung nicht verhindert werden.

Für das Anwendungsgebiet „Insektenbekämpfung in leeren Räumen oder in Räumen, in denen Ware liegt, die selbst nicht entwest werden soll, wo aber verhindert werden soll, daß Rück- oder Neubefall auftritt", wird an insektiziden inerten Stäuben, natürlichen Insektiziden mit Vergrämungseigenschaften sowie auch an Möglichkeiten des Einsatzes biologischer Gegenspieler der Schädlinge gearbeitet (z. B. *Trichogramma*). Dabei werden die Eier oder Larven der vorratsschädlichen Insekten von sehr kleinen Wespen, z. B. der Mehlmottenschlupfwespe aufgespürt und tödlich parasitiert. Durch das ausgeprägte Suchverhalten dieser zum Teil sehr kleinen Tiere werden auch versteckt abgelegte Eier gefunden (Abb. 3).

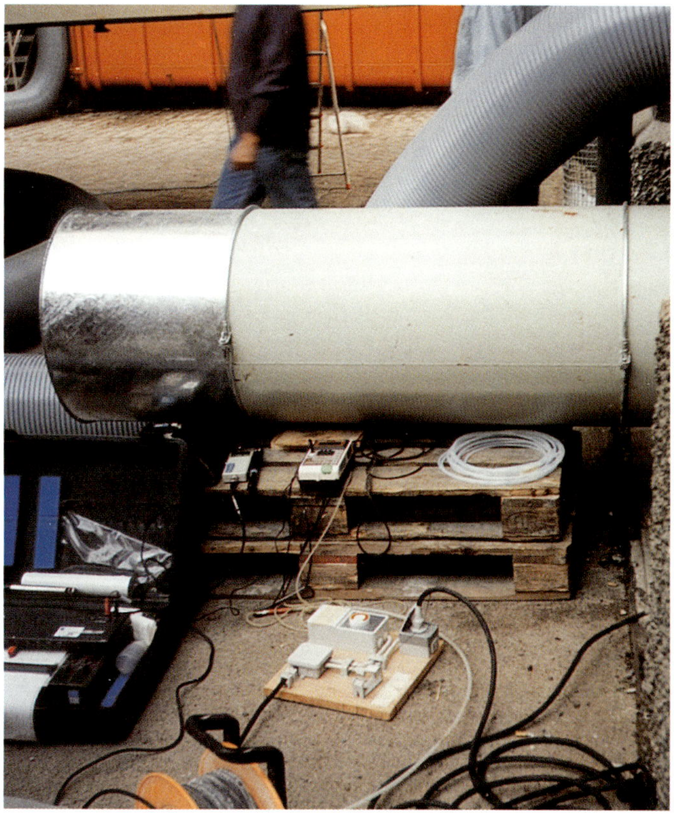

Drucktest zur Steigerung der Gasdichtigkeit

Abb. 2: Bekämpfung des Kornkäfers *Sitophilus granarius* mit Kohlenstoffdioxid unter atmosphärischem Druck bei verschiedenen Temperaturen

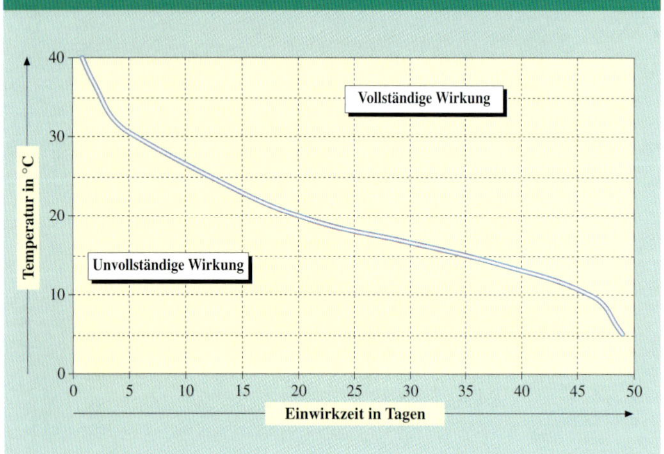

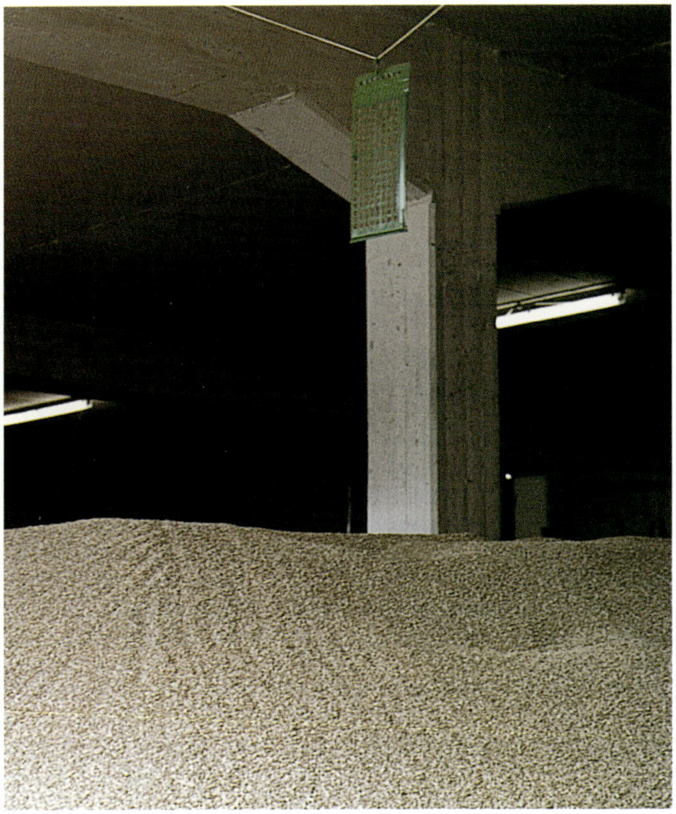

DDVP-Strip

„Structure Design", die bautechnische Gestaltung der Lagerstellen und Lebensmittelfabriken unter dem Gesichtspunkt besseren Vorratsschutzes gewinnt verstärkt an Bedeutung, weil damit der Einsatz rückstandsbildender Vorratsschutzmittel vermindert werden kann. Demzufolge kann die Gasdichtigkeit verbessert und der Gasverlust während der Begasung verringert werden. Trotz einer geringeren Dosierung bleibt der Bekämpfungserfolg durch diese Maßnahmen ungefährdet. Lebensmittelfabriken und Lagerstellen erhalten eine Konstruktion, die einerseits den Insekten die Überlebensräume in Lebensmittelresten hinter Maschinenverkleidungen durch bessere Reinigungsmöglichkeiten nimmt und andererseits durchgreifende Schädlingsbekämpfungsmaßnahmen wirksam oder ohne lange Umbauaktionen ermöglicht.

Die Anwendung von Hitze und Kälte zur Schädlingsbekämpfung gewinnt an Bedeutung. Die Aufheizung von Fabriken und Mühlen mit Heißluft auf etwas über 50 °C für ca. 24 Stunden reicht aus, um Insekten und ihre Brutstadien auch versteckt in Maschinen und Spalten erfolgreich zu bekämpfen. Eine umfassende und gleichmäßige Erhitzung des gesamten Gebäudes ohne Beschädigung empfindlicher Einbauten, wie z. B. Kunststoffteilen und Holzeinbaute, bereitet aber Schwierigkeiten (Tabelle). Getreide kann im Wirbelschichtverfahren bei dreiminütiger Erhitzung auf 60 °C durchgreifend entwest werden. Dies wurde in Australien in einer Prototyp-Anlage nachgewiesen, wobei selbst Rüsselkäfer und ihre Brut abstarben.

Auch tiefe Temperaturen führen schnell rückstandsfrei zur Abtötung von Schadinsekten, erfordern aber vergleichsweise hohen energetischen Aufwand, bilden aber beispielsweise in N_2-gekühlten Förderschnecken eine sehr interessante Alternative für eine kontinuierliche schnelle Entwesung schüttfähiger Güter.

Tab.: Anwendung von Hitze und Kälte zur Bekämpfung (nach Fields, 1992)

Letal	50 °C bis 60 °C	Tod in Minuten
Letal	45 °C	Tod in Stunden
Suboptimal	35 °C	Entwicklung hört auf
Suboptimal	33 °C bis 35 °C	Entwicklung ist verzögert
Optimal	25 °C bis 33 °C	maximale Entwicklung
Suboptimal	13 °C bis 25 °C	Entwicklung ist verzögert
Suboptimal	13 °C bis 20 °C	Entwicklung hört auf
Letal	5 °C	Tod in Tagen bis Wochen bis Monaten
Letal	– 10 °C bis – 5 °C	Tod in Tagen bis Wochen
Letal	– 25 °C bis – 15 °C	Tod in Minuten

Abb. 3: Eindringtiefe der natürlichen Gegenspieler in Schüttgetreide

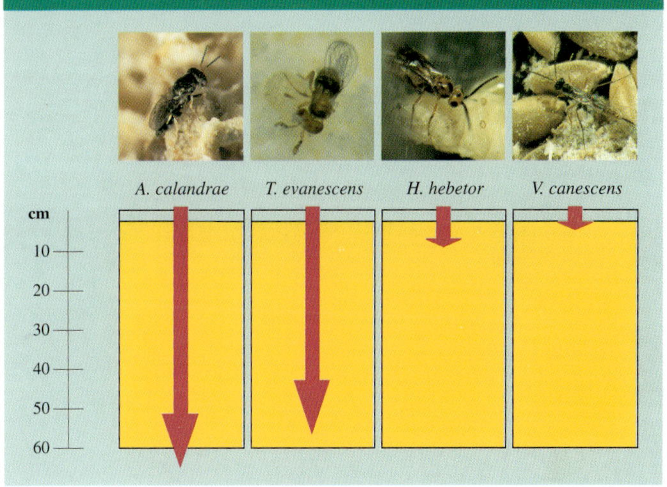

Rüsselkäfer

Curculionidae

Kornkäfer – *Sitophilus granarius* (Linnaeus, 1758)

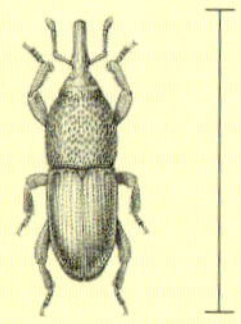

Name:
Kornkäfer
Sitophilus granarius (L.)

Temperaturbereich:
5 °C - 38 °C

Feuchtebereich:
> 9% Kornwassergehalt

Befallsprodukt:
Getreide, (Entwicklung im Korn!), Erdnüsse, Sojabohnen

Befallsort:
Speicher, Haushalte

Bekämpfung:
Begasen, Reinigen

Aussehen

Die dunkelbraunen, etwa 3,5 mm langen Käfer besitzen einen rüsselförmig verlängerten Kopf. An der Rüsselbasis setzen gekniete Fühler an. Die Fraßwerkzeuge befinden sich am Vorderende des Rüssels. Auf Kopf und Halsschild erkennt man Narbenpunkte, auf den Flügeldecken vertieft verlaufende punktierte Längsstreifen. Die Flügeldecken sind miteinander verwachsen. Der Käfer ist flugunfähig, aber ein guter Läufer.

Seine weißglänzenden, ovalen Eier sind ca. 0,6 mm x ca. 0,3 mm groß. Die weißen, beinlosen Larven mit bräunlicher Kopfkapsel werden nach viermaliger Häutung ca. 3,5 mm groß, sehen spindelförmig runzelig aus und verpuppen sich nach der sechsten Häutung.

Vorkommen und Biologie

Der Kornkäfer befällt Weizen, Roggen, Hafer, Gerste, Mais, Hirse, Reis, Teigwaren, Buchweizen, Mehl, Kleie, Schrot, Mandeln, Erdnüsse, Erbsen, Bohnen, Soja. Er entwickelt sich nicht in Mahlprodukten und geht nach Fraß an Hülsenfrüchten, Lupinen, Mandeln, Erdnüssen und Soja bald zugrunde.

Vom Ei bis zur Puppe entwickelt sich der Kornkäfer im Getreidekorn, das er dabei fast vollständig ausfrißt. Nach ca. fünf Wochen bei 25 °C schlüpft aus einem befallenen Getreidekorn der Jungkäfer, der erst nach der Aushärtung seines Chitinskeletts die Kornhülle verläßt. Nach wenigen Tagen kann die Begattung der Weibchen erfolgen, die dann etwa 200 Tage lang pro Tag etwa ein Ei ablegen. Die Entwicklung vom Ei bis zum Käfer dauert bei 27 °C 29 bis 34 Tage. Anzahl der Nachkommen und Lebensdauer der Käfer hängen vom Nahrungsangebot und einem optimalen Mikroklima ab: sechs Monate bei 29 °C und 75 % rel. Luftfeuchte und 2,5 Jahre bei etwa 10 °C. Die

Kornkäfer, dunkelbraun bis schwarz

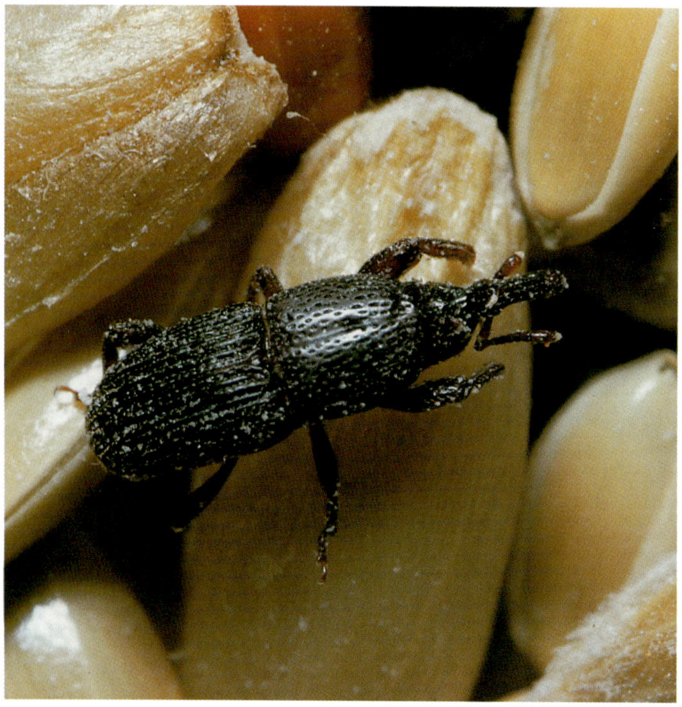

Kornkäferpuppen in zerstörten, ausgefressenen Körnern

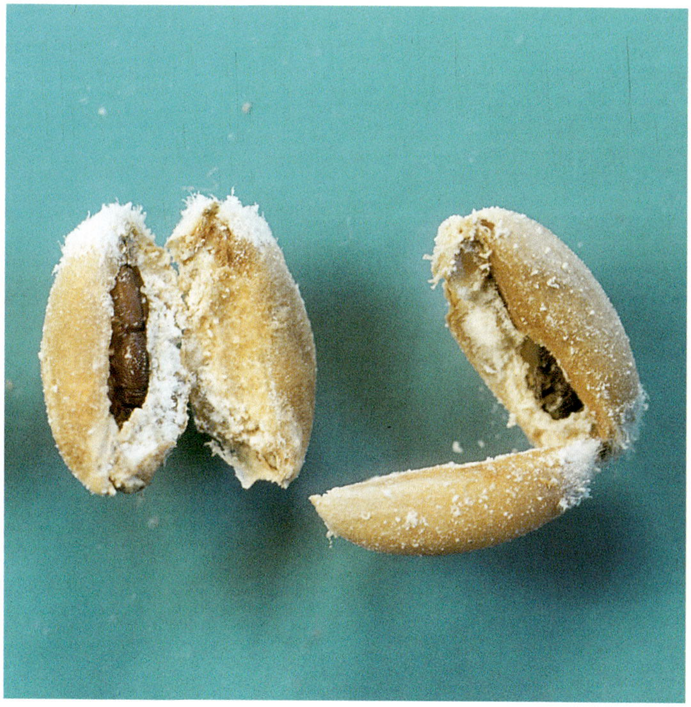

Kältestarre tritt bei 5 °C, die Wärmestarre bei 38,5 °C ein. Der Kältetod erfolgt unterhalb von –10 °C und der Wärmetod erfolgt oberhalb von 40 °C recht schnell. In Weizen mit einer Kornfeuchte unter 9 % vermehrt der Käfer sich nicht. Die lichtscheuen Käfer meiden die beleuchteten Oberflächen des Lagergutes.

Schaden

Ein Weibchen legt in ein Fraßloch mit seiner Legeröhre ein Ei ab und versiegelt anschließend den Kanal wieder mit einem dichten Sekretpfropfen. In etwa drei Generationen pro Jahr entstehen so bis zu 250.000 Nachkommen, was pro befruchtetem Weibchen in diesem Zeitraum einem Verlust der gleichen Anzahl Körner mit einem Gesamtgewicht von etwa 6 kg entspricht. Zusätzlich zu Fraßschäden entstehen Verluste, weil die Ware nicht mehr verkehrsfähig ist und verloren geht. Das massenhaft befallene Lagergut wird muffig, Bakterien, Pilze und Milben siedeln sich an und verderben die Ware.

Bekämpfung

Ein massenhafter Kornkäferbefall fällt durch leises Knistern der zahlreich herumlaufenden Käfer auf, die bei schwächerem Befall durch Siebung entdeckt werden. Neuerdings sind auch spezielle Kornkäfer-Stechfallen im Handel.

Mit Hilfe eines Schwemmtests, bei dem eine befallsverdächtige Körnerprobe in Wasser gelegt wird, gelingt es, befallene Körner durch den Auf-

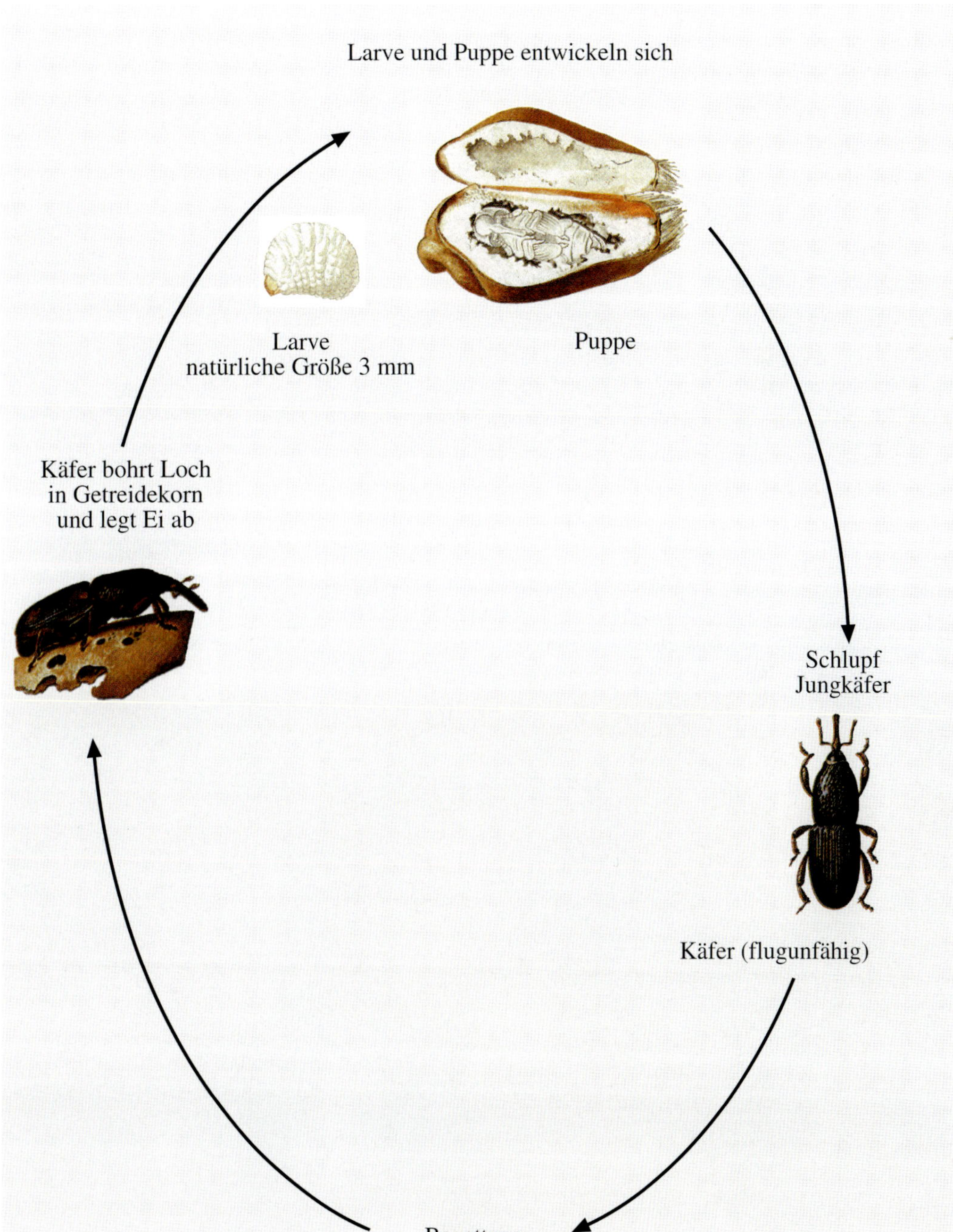

Entwicklungszyklus des Kornkäfers (Sitophilus granarius)

trieb der miteingeschlossenen Luftblase an der Flüssigkeitsoberfläche anzusammeln und durch nachfolgenden Aufschnitt des Korns auf lebende Larven zu kontrollieren. Intakte Körner treiben nicht auf.

Mit sehr empfindlichen Mikrophonen und Verstärkern können die Fraßgeräusche der Larven in einer Getreideprobe von bis zu 10 kg entdeckt werden. Nach einfacher Feststellung von Fraßgeräuschen durch Bestechen einer Getreideladung oder Abhorchen einer Getreideprobe im Labor, kann mit dem Schwemmtest weiter gezielt auf lebende Larven untersucht werden.

Die Bekämpfung der Brutstadien ist erschwert, weil sie im geschlossenen Korn gegen Kontaktgifte geschützt sind. Auch inerte Stäube erreichen die Larve im Korn nicht. Selbst gasförmige Mittel, und besonders die inerten Gase Stickstoff (N_2) und Kohlenstoffdioxid (CO_2), müssen lange einwirken, um zu vollständiger Bekämpfung zu führen.

Die atmungsinaktiven Puppen kommen besonders bei niedrigeren Temperaturen unter 20 °C mit so wenig Sauerstoff aus und nehmen wenig Gift auf, daß sie noch bei Bedingungen überleben, die für Insekten in anderen Entwicklungsstadien tödlich sind.

Die Temperaturabhängigkeit der abtötenden Wirkung der Gase veranschaulicht ein Vergleich zwischen sauerstoffarmen Stickstoff und Kohlenstoffdioxid. Sind zur Abtötung von Kornkäfern bei Temperaturen um 15 °C noch 1/5 längere Einwirkzeiten mit N_2 erforderlich als mit CO_2, so egalisiert sich dieser Unterschied bei Temperaturen um 25 °C. Bei tieferen Temperaturen kann CO_2 seine eigene Toxizität auf Grund der Wasserlöslichkeit und Säurebildung entfalten, die N_2 nicht besitzt. Bei höheren Temperaturen und intensivem Stoffwechsel überwiegt die abtötende Wirkung des Sauerstoffmangels bei weitem (siehe Abb. auf S. 19).

Eine thermische Behandlung befallenen Lagergetreides überleben nach einem australischen Hitzeverfahren weder Entwicklungsstadien noch die Käfer. In einer Wirbelschicht wirken dabei 60 °C für drei Minuten auf die Getreidekörner ein. Keimfähigkeit und Qualität des Getreides bleiben erhalten. Nach dänischen Angaben erzielen kürzere Einwirkzeiten bei noch höheren Temperaturen gleiche Ergebnisse. Auch die Anwendung von Temperaturen unter 0 °C bis hin zu flüssigem Stickstoff (-195,8 °C) scheinen zukunftsträchtig und gewinnen angesichts der Bedenken gegen chemische Bekämpfungsmittelrückstände an Bedeutung.

Methode der Wahl zur durchgreifenden Bekämpfung dieses Schädlings und aller seiner Entwicklungsstadien ist derzeit weltweit die Anwendung von Phosphorwasserstoff, der aus festen Metallphosphiden und der Feuchte im Getreide entsteht. Dosiert werden Tabletten, Pellets oder auch Beutel. Bei neuen Techniken wird das Gas aus Gasflaschen in Mischung mit Kohlenstoffdioxid oder aus Gasgeneratoren freigesetzt und in das Getreide geleitet. Silozellen werden auch von der Getreideoberfläche her mit Phosphorwasserstoff-entwickelndenden Präparaten und Kohlenstoffdioxid behandelt, das als Schleppgas den Wirkstoff von oben nach unten durch das Getreide zieht und zur schnellen Gleichverteilung des wirksamen Gases beiträgt. Andere Techniken verwenden hierfür ein Gebläse. Auch Getreidebeladene Laderäume seegehender Schiffe werden auf diese Weise entwest.

Kornkäfer auf zum Teil angefressenen Weizenkörnern

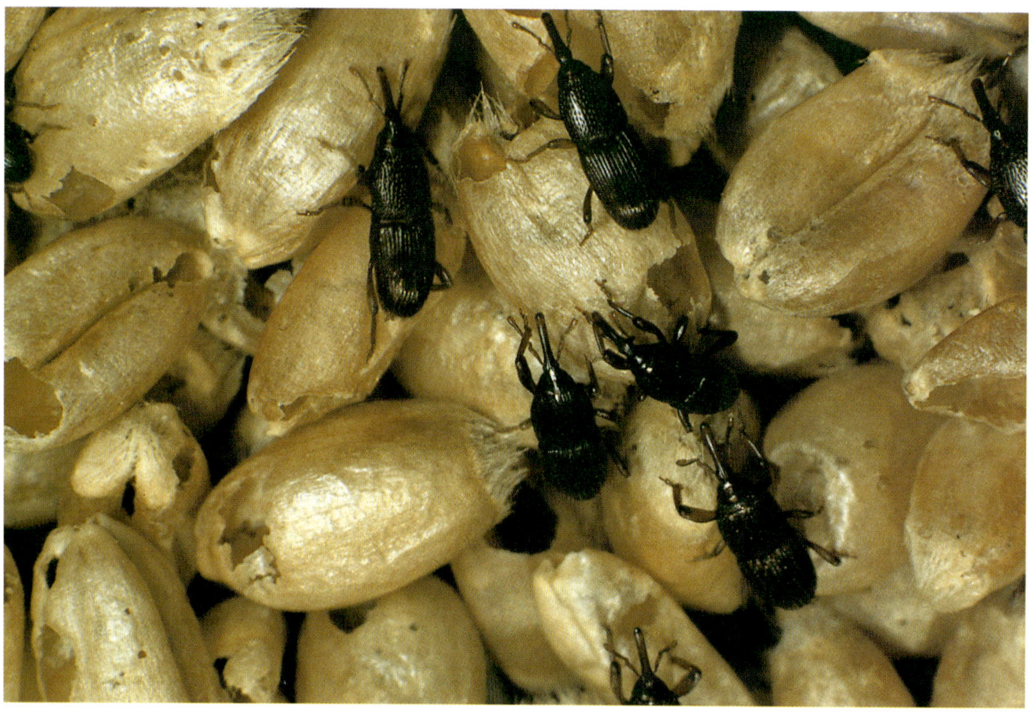

Reiskäfer – *Sitophilus oryzae* (LINNAEUS, 1763)

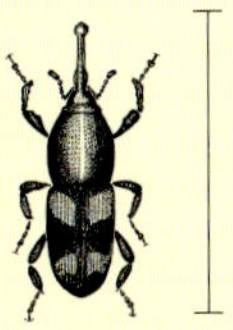

Name:
Reiskäfer
Sitophilus oryzae (L.)

Temperaturbereich:
wärmeliebend, 17 °C - 34 °C

Feuchtebereich:
45 % r. F. - 100 % r. F.,
(> 10 % Kornwassergehalt)

Befallsprodukt:
Getreide, (Entwicklung im Korn!)

Befallsort:
Speicher, Haushalte

Bekämpfung:
Reinigen, Begasen

Aussehen

Der Reiskäfer sieht dem Kornkäfer recht ähnlich. Seine Flugfähigkeit und die vier undeutlich gezeichneten, rötlichen Flecken auf den Flügeldecken unterscheiden ihn äußerlich vom Kornkäfer. Die Größe des Reiskäfers schwankt je nach Futtersubstrat um 3 mm. Sein Halsschild weist eine rundlich-flache, unregelmäßige, ineinanderlaufende Punktierung auf.

Vorkommen und Biologie

Der Reiskäfer bevorzugt etwas wärmeres Klima als der Kornkäfer. Deshalb verläuft seine Entwicklung bei uns etwas verzögert gegenüber der des Kornkäfers. Seine langsame Einbürgerung in Deutschland verläuft seit Jahrzehnten als Folge sich verändernder Lagerbedingungen. Getreide wird heute in wesentlich größeren Mengen und Schütthöhen gelagert. Selbst in strengen Wintern sinken die Temperaturen in solchen Schüttungen ohne künstliche Kühlung nicht stark ab. Die Käfer können deshalb hier überwintern und sich weiter verbreiten. BAHR (1995) bezeichnete dieses Überleben als Einpassung. Die Veränderung der Lagertechnik ist hierfür eher der Grund als eine genetische Veränderung der Käfer. Der vorhandene Genpool ist so plastisch, daß sich die Käfer nun in wärmeren Getreidepartien vermehren. Der Reiskäfer befällt alle Getreidearten, bevorzugt Mais - in den Tropen bereits auf dem Feld - , Reis sowie Hirse und tritt - teilweise zusammen mit dem Kornkäfer - in Nudelfabriken und anderen lebensmittelverarbeitenden Betrieben schädigend auf.

Schaden

In Deutschland nimmt seine Verbreitung zu. Er verursacht bereits umfangreiche Schäden.

Der Reiskäfer ähnelt mit seinem Schadpotential in etwa dem Kornkäfer, wenngleich der Reiskäfer etwas wärmeliebender ist.

Bekämpfung

Für die Bekämpfung dieses Käfers gelten die Anmerkungen für den Kornkäfer.

Reiskäfer mit 4 gelbbraunen Flecken auf den Flügeldecken (oben)
Geschlechtsorgan eines weiblichen Reiskäfers (200-fach vergrößert) (unten)

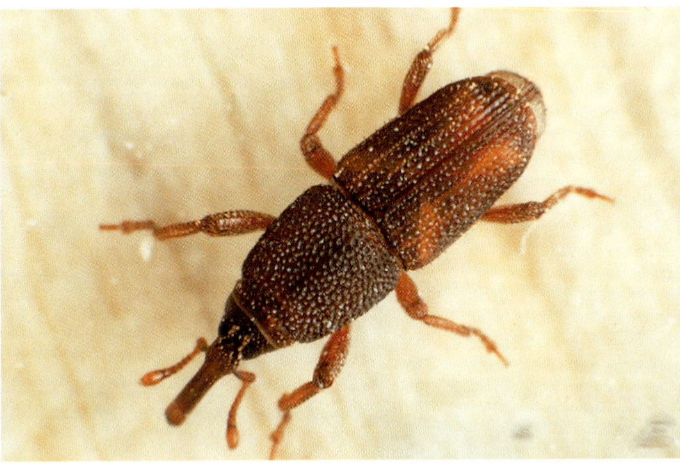

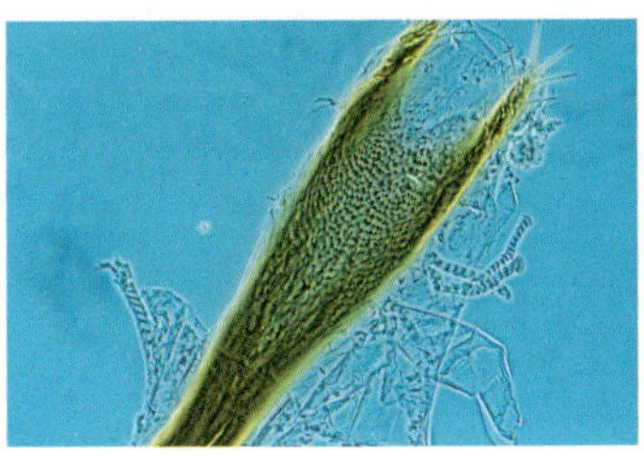

Fraßspuren des Reiskäfers an Reiskörnern (oben)
Larven in befallenem, aufgeschnittenem Maiskorn (unten)

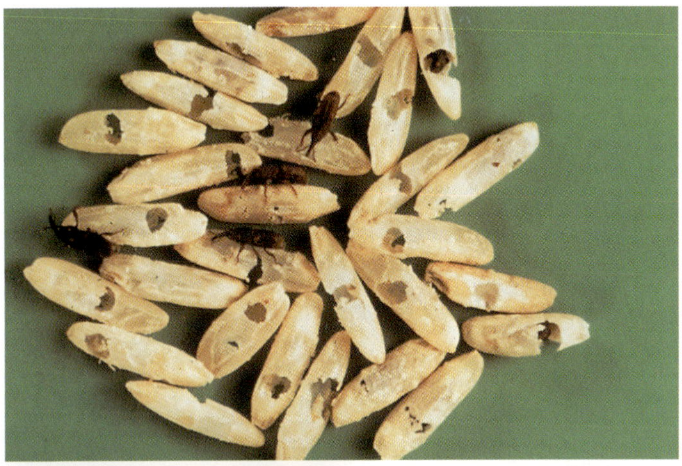

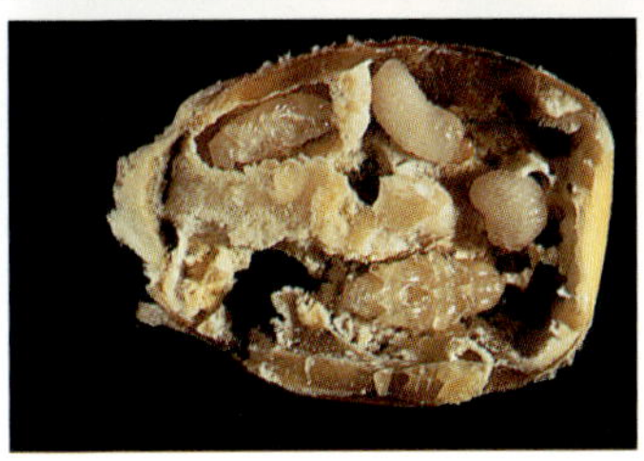

Maiskäfer – *Sitophilus zeamais* (MOTSCHULSKY, 1855)

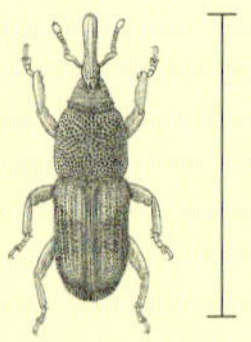

Name:
Maiskäfer
Sitophilus zeamais MOTSCH.

Temperaturbereich:
wärmeliebend, 17 °C - 34 °C

Feuchtebereich:
45 % r. F. - 100 % r. F.,
(> 10 % Kornwassergehalt)

Befallsprodukt:
Getreide, (Entwicklung im Korn!)

Befallsort:
Speicher, Haushalte

Bekämpfung:
Reinigen, Begasen

Aussehen

Die etwa 3 mm langen Maiskäfer unterscheiden sich vom Kornkäfer durch unterschiedlich gefärbte Hinterflügel und ihre Flugfähigkeit. Die Flügeldecken tragen vier gelbe bis rötlichgelbe Flecken. Die Imagines beider Arten lassen sich schwierig (nur durch Genitalpräparation) unterscheiden. Die Larven des Reis- und des Maiskäfers verfügen über zwei deutliche Einkerbungen auf den ersten drei Hinterleibssegmenten, bei Kornkäferlarven liegen sie auf den ersten vier Hinterleibssegmenten.

Vorkommen und Biologie

Die Entwicklung vom Ei zur Larve verläuft ähnlich wie beim Kornkäfer.

Der Maiskäfer wurde mit Maisimporten vereinzelt eingeschleppt, ohne sich in Deutschland eingebürgert zu haben.

Die drei *Sitophilus*-Arten erreichen durch kurze Entwicklungszeiten schnell eine hohe Befallsdichte.

Schaden

Der Maiskäfer kann an Mais in 14 Wochen Lagerzeit bei 27 °C einen Masseverlust von 74 % verursachen und die Keimfähigkeit des Getreides stark herabsetzen. Qualitätsverluste des befallenen Getreides durch Änderungen im Nährstoffgehalt bleiben nicht aus. Durch den Maiskäfer entstehen „Wärmenester" mit einer höheren Feuchtigkeit und nachfolgendem Mikrobenwachstum.

Bekämpfung

Wie die anderen Rüsselkäfer entwickelt sich auch der Maiskäfer im Korn. Der Käfer erfordert deshalb eine ähnliche Bekämpfung wie Korn- und Reiskäfer.

Maiskäfer an Maiskörnern: Flügeldecken mit vier gelben bis rötlich gelben Flecken

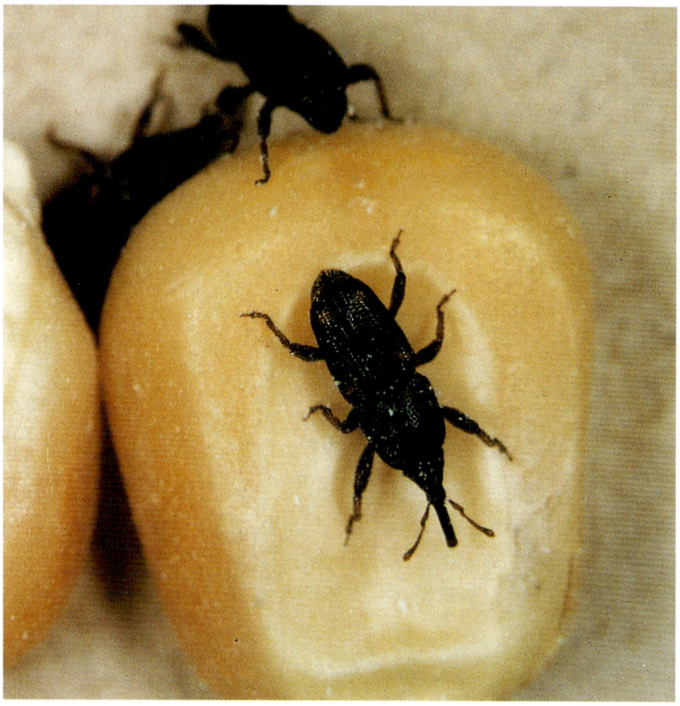

Maiskäfer auf zum Teil angefressenen Maiskörnern

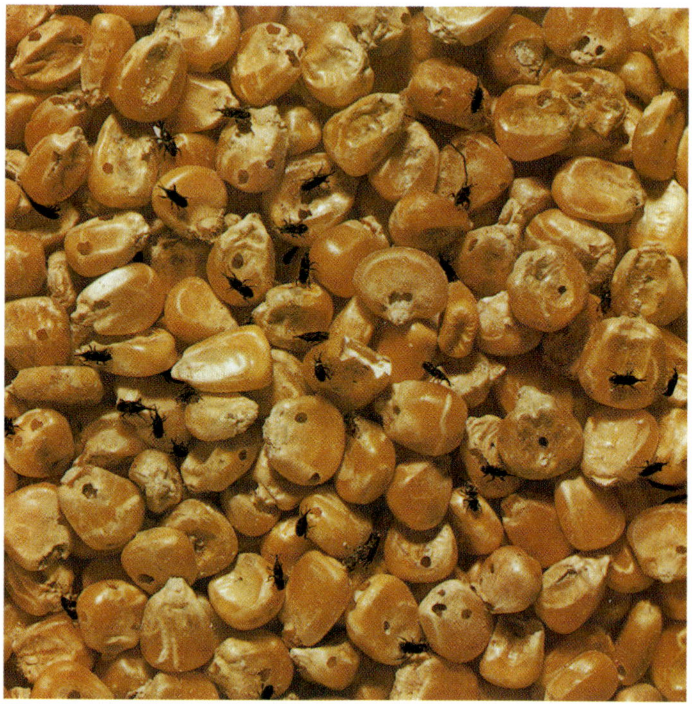

Erdnußplattkäfer – *Oryzaephilus mercator* (FAUVEL, 1889)

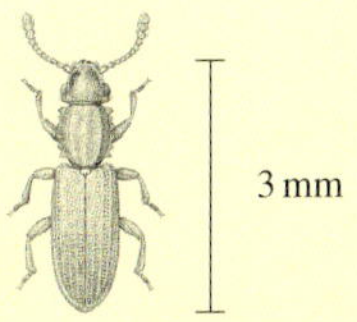

Name:
Erdnußplattkäfer
Oryzaephilus mercator FAUVEL

Temperaturbereich:
wärmeliebend, 18 °C - 38 °C

Feuchtebereich:
10 % r. F. - 90 % r. F.

Befallsprodukt:
ölhaltige Samenkerne, selten Getreide

Befallsort:
Lebensmittelfabriken, Haushalte

Bekämpfung:
Reinigen, Begasen

Aussehen

In Körperform und Größe ähnelt der Erdnußplattkäfer stark dem Getreideplattkäfer (*Oryzaephilus surinamensis*), bis auf den Seitenrand des Kopfes hinter dem Auge, der bei dieser Käferart zahnähnlich ausgebildet ist und kaum die halbe Augenlänge erreicht (s. Zeichnung).

Vorkommen und Biologie

Der Erdnußplattkäfer bleibt mehr auf die tropischen Gebiete beschränkt. Unter günstigen mikroklimatischen Bedingungen in warmen Getreidepartien oder Wärmenestern kann sich seine Befallsdichte innerhalb eines Monats auf das 25-fache steigern. Unter unseren klimatischen Bedingungen überlebt der Erdnußplattkäfer im Freien nicht.

Schaden

Der Erdnußplattkäfer befällt öl- und fetthaltige pflanzliche Produkte, wie Erdnüsse, Kopra, Mandeln, Muskatnüsse, Ölkuchen, seltener Getreide.

Besonders in Haushalten entspricht sein Schadbild dem des Getreideplattkäfers.

Bekämpfung

Mit Verschluß von Lebensmitteln in insektendichten Gefäßen läßt sich im Haushalt ein Käferbefall vermeiden. Befallene Ware sollte weggeworfen und schnell aus der Wohnung entfernt werden. Kurzzeitiges Erhitzen im Backofen bei etwa 80 °C tötet alle Stadien ab. Peinliche Sauberkeit im Küchenbereich einschließlich der Bereiche hinter und unter Schränken, wo sich Lebensmittelreste ansammeln können, entzieht eingeschleppten oder zufliegenden Käfern die Möglichkeit, eine größere Schädlingspopulation zu entwickeln. Der Einsatz chemischer Bekämpfungsmittel im privaten Wohnbereich wird nicht empfohlen. Lediglich bei schwerem Massenbefall sollte ein Kammerjäger zu Rate gezogen werden, der dann entsprechende Maßnahmen durchführt.

Erdnußplattkäfer (oben)
Seitenrand des Kopfes hinter dem Auge zahnähnlich ausgebildet (unten)

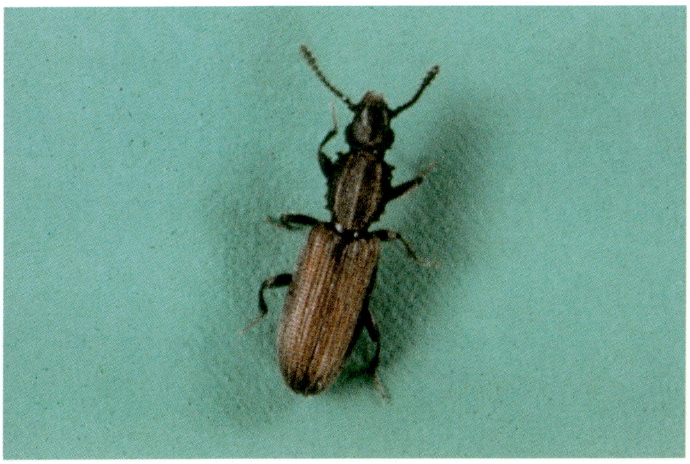

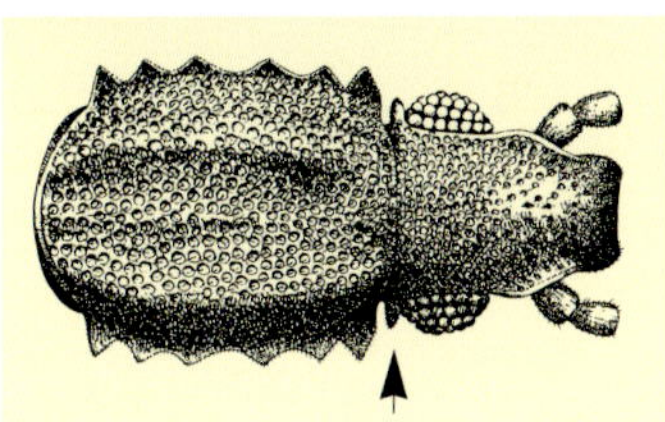

Larve (oben)
Puppe (unten)

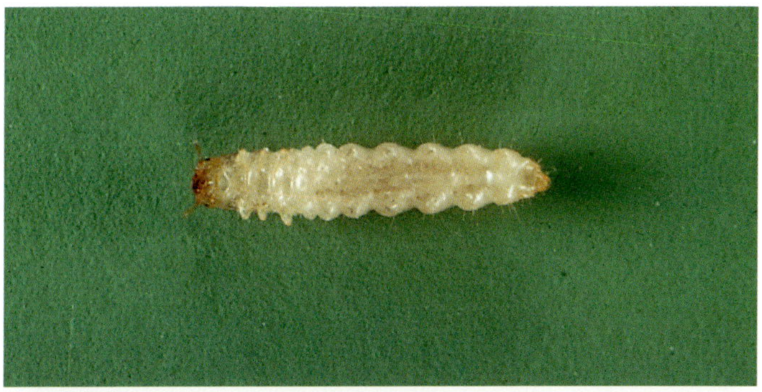

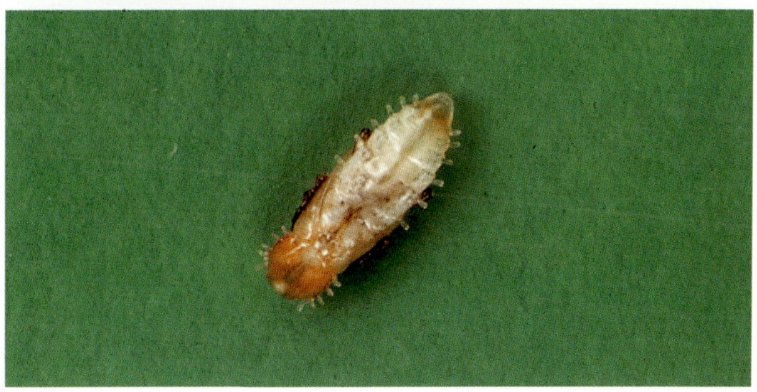

Getreideplattkäfer – [syn. Getreideschmalkäfer] *Oryzaephilus surinamensis*

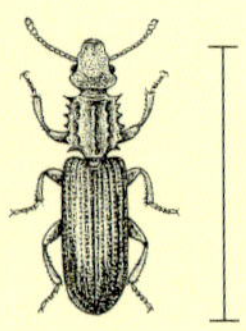

Name:
Getreideplattkäfer
Oryzaephilus surinamensis (L.)

Temperaturbereich:
18 °C - 37,5 °C

Feuchtebereich:
10 % r. F. - 90 % r. F.

Befallsprodukt:
Getreide, Getreideerzeugnisse

Befallsort:
Speicher, Mühlen, Lebensmittelbetriebe

Bekämpfung:
Reinigen, Anwendung von Pirimiphos-methyl, Begasen

Aussehen

Der bis zu 3 mm lange Käfer ist durch den Seitenrand des Kopfes hinter dem Auge charakterisiert. Diese Schläfe erscheint als kleiner zahnähnlicher Vorsprung. Sie erreicht ein Drittel der Augenlänge. Der Halsschild trägt beiderseits sechs vorspringende, etwa gleich dicke, spitze Seitenzähnchen. Die Halsschildscheibe weist drei Rippen auf. Der Käfer ist von der Rücken- zur Bauchseite abgeflacht, graubraun bis rostrotbraun. Die langgestreckten Flügeldecken sind mit drei glatten Längsrippen und dazwischenliegenden Punktreihen versehen. Die Fühler haben elf Glieder mit dreigliedriger Endkeule. Die weißen Eier messen etwa 0,8 mm x 0,3 mm. Die weißen bis schwach gelblichen Larven tragen eine lange feine Behaarung, ihre Brust- und Hinterleibsegmente rückenseitig braune Flecken. Die ausgewachsenen Larven erreichen bis 5 mm Körperlänge. Sie verpuppen sich frei oder in einem Kokon aus verklebten Teilchen des Nahrungssubstrats. Die cremefarbene Puppe erreicht Längen bis 3 mm. Halsschild und Hinterleibsegmente sind mit zahnförmigen Vorsprüngen ausgestattet.

Vorkommen und Biologie

Die Weibchen legen 150 bis maximal 375 Eier einzeln, täglich nicht mehr als 10 Eier ab. Die Larven schlüpfen bei 25 °C nach fünf Tagen, sie häuten sich innerhalb von zwei Wochen drei bis fünf mal. Nach achttägiger Puppenruhe schlüpfen die Käfer und können bis zu drei Jahre leben.

Die Entwicklungsdauer beträgt vom Ei bis zum Käfer bei 35 °C und 70 % rel. Luftfeuchte etwa drei Wochen. Der weltweit verbreitete Getreideplattkäfer kommt in warmen Getreidelagern zur Massenentwicklung.

Schaden

Gemeinsam mit dem Kornkäfer ist der Getreideplattkäfer der bedeutendste Getreideschädling, der auch in der Lebensmittelindustrie zusammen mit dem Reismehlkäfer *(Tribolium confusum)* zu bedeutenden Schäden führt. Der Käfer

Käfer mit 6 Zähnchen an jeder Seite des Halsschildes

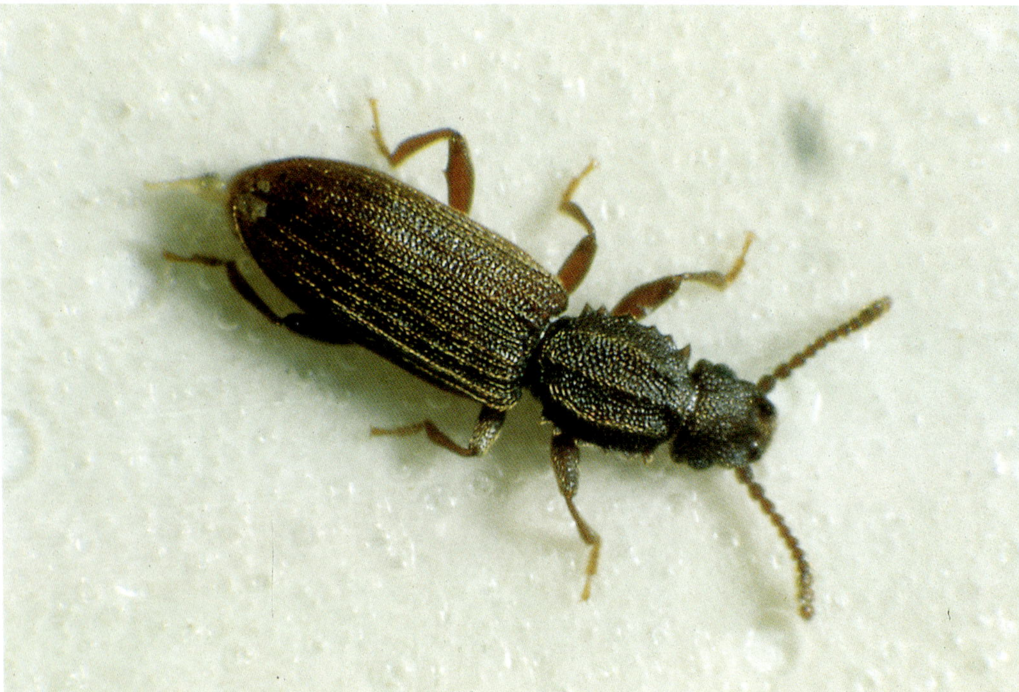

Geschlechtsorgan eines männlichen Getreideplattkäfers (200-fach)

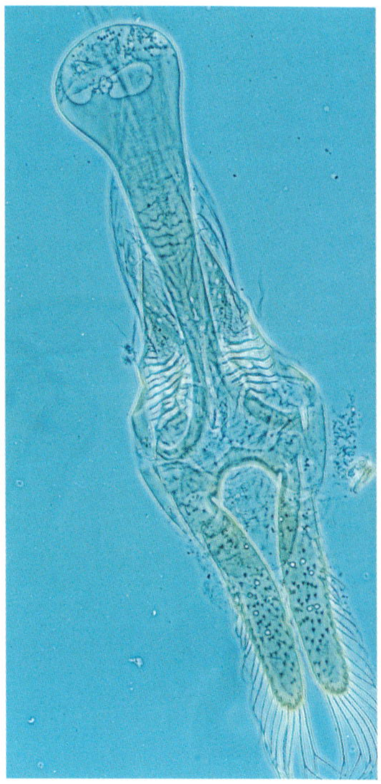

NNAEUS, 1758)

ist in Lebensmittellägern sowie in Neubauwohnungen durch das günstige Mikroklima zum häufigsten Schädling an Getreideprodukten geworden. In Wohnungen wird er mit befallenen Lebensmittelpackungen eingeschleppt. In Gebäuden mit Fernwärme kann es lokal zu einem stärkeren Befall kommen. Der Getreideplattkäfer hinterläßt als Schadbild keine typischen Spuren. Der Schaden entsteht durch Suche nach tierischer Nahrung und stärkehaltigen Fraß an Getreideprodukten. Dadurch kommt es zu Masseverlusten, Qualitätsminderungen infolge Erwärmung und einer höheren Luftfeuchte an den Wärmeherden mit nachfolgender Schimmelpilzentwicklung. Unter günstigen mikroklimatischen Bedingungen in warmen Getreidepartien oder Wärmenestern vergrößert sich eine Getreideplattkäfer-Population innerhalb eines Monats um das 50-fache. Wegen der schnellen und massenhaften Entwicklung fürchten ihn die Getreidelagerer. Zur Schadensabwendung ist der Zeitraum zwischen Feststellung und Bekämpfung möglichst klein zu halten.

Anders als beim Kornkäfer bilden sich die sog. Nester überwiegend in der Nähe der Oberfläche des Lagergetreides, wohl auch wegen der dort allgemein vorherrschenden wärmeren Temperaturen. Infolge der weit verbreiteten Belüftungskühlung, bei der winterlich kühle Luft von unten her durch die Getreideschüttung geblasen wird, reichert sich häufig Feuchtigkeit in den oberen Getreideschichten an, wenn nicht ausreichend lange belüftet und oben abgesaugt wird. Angereicherte Feuchtigkeit fördert die Befallsentwicklung.

Der Getreideplattkäfer tritt bevorzugt an Getreidekörnern auch als Schädling am Keimling sowie an Getreideprodukten, Backobst, Nüssen und Rosinen auf.

Bekämpfung

Ein Käferbefall beim Anliefern von Getreide für die Lagerhaltung sollte die Warenannahme ausschließen!

Zur durchgreifenden Bekämpfung befallenen Getreides eignet sich Phosphorwasserstoff als Begasungsmittel. Falls bei der Einlagerung Käferbefall festgestellt wird, bietet sich derzeitig auch Pirimiphos-methyl zur Behandlung des Fördergutstromes an. Die Anwendung von Pirimiphos-methyl ist nicht ganz unproblematisch, weil die Wirkstoffdosierung mit 4 mg/kg identisch ist mit dem gültigen zulässigen Höchstrückstandsgehalt für Getreide. Eine mehrmalige Behandlung derselben Ware mit einem Pirimiphos-methyl enthaltendem Mittel ist deshalb nicht gestattet. Während der Lagerzeit baut sich der Wirkstoff innerhalb mehrerer Monate ab und damit nicht auch der Schutz vor Neubefall. Im Gegensatz zum Kornkäfer, dessen Entwicklungsstadien in insektizidbehandelten Körnern überleben können, werden Plattkäfer sowie andere Insekten- und Milbenarten durch Pirimiphos-methyl durchgreifend abgetötet. Das Mittel mit diesem Wirkstoff ist derzeitig das einzige kontaktinsektizide Präparat, das „zur Behandlung von schädlingsbefallenem Getreide" nach dem Pflanzenschutzgesetz amtlich geprüft und zugelassen wurde. Die Anwendung dieses Mittels bietet sich im bäuerlichen Bereich gegenüber großräumigen Begasungsmaßnahmen als Verfahren der Wahl an. Bei Begasung mit Phosphorwasserstoff müssen alle Gebäudetrakte in geschlossener Bauweise mehrere Tage geräumt und gasdicht verschlossen werden. Dies läßt sich lediglich in Getreidelagerhallen ohne große Schwierigkeiten durchführen. Für die Bekämpfung in Mühlen- und Lebensmittelbetrieben gelten sinngemäß die Hinweise bei den Reismehlkäfern.

Käfer auf Getreide

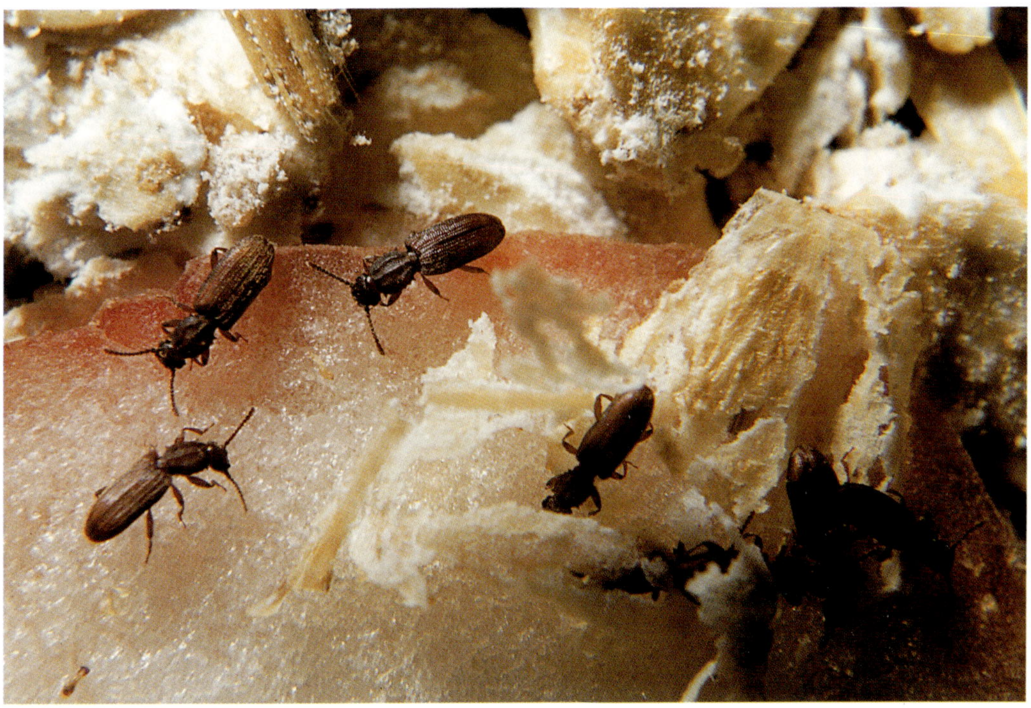

Rotbrauner Leistenkopfplattkäfer – *Cryptolestes ferrugineus*

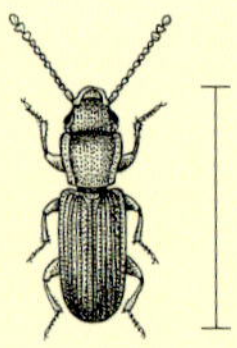

Name:
Rotbrauner Leistenkopfplattkäfer
Cryptolestes ferrugineus
(STEPHENS)

Temperaturbereich:
kältehart

Feuchtebereich:
< 50% r.F.

Befallsprodukt:
Getreide, Getreideerzeugnisse

Befallsort:
Speicher

Bekämpfung:
Begasen, Pirimiphos-methyl-Anwendung, Kühlen

Aussehen

Am Kopf- und Halsschild tragen diese etwa 2 mm langen, sehr flach gebauten, rotbraunen Käfer zum Seitenrand parallel verlaufende Längslinien. Die Fühler sind elfgliedrig und überragen die Mitte des Körpers. Beim Weibchen sind sie etwas kürzer. Die lose zwischen Körner abgelegten, weißen zylindrisch geformten Eier messen etwa 0,6 mm. Die etwa 4 mm langen, gelblich weißen Larven haben spärliche Behaarung, einen braunen Kopf und ein rötlichbraunes Endsegment mit zwei hakenförmigen Fortsätzen. Die weiße Puppe bildet sich nach vierfacher Häutung der Larve in einem Kokon, der häufig in der Nähe des Keimlings eines Getreidekorns gesponnen wird. Die Unterscheidung von anderen *Cryptolestes*-Arten gelingt nur durch Präparation der Genitalien oder Sichtbarmachung durch geeignete chemische Behandlung.

Vorkommen und Biologie

Käfer und Larven treten häufig in Getreidevorräten schädigend auf. Sie befallen zunächst hauptsächlich den Keimling und fressen an beschädigten Körnern, Mehl, Zwieback und anderen Getreideprodukten. Auch Ölfrüchte, wie z.B. Sonnenblumenkerne werden befallen.

Im Freien kann der Rotbraune Leistenkopfplattkäfer unter der Rinde abgestorbener Bäume überleben.

Die Gesamtentwicklung vom Ei bis zum Käfer dauert im Sommer fünf Wochen und verlängert sich bei niedrigeren Temperaturen bis auf 12 Wochen. Bei Massenbefall bewirken die erhöhten Getreidetemperaturen eine Verkürzung der Entwicklung und es schlüpfen schon innerhalb von etwa drei Wochen Käfer der nächsten Generation. Wegen dieser schnellen Generationsfolge ist der Leistenkopfplattkäfer wie auch der Getreideplattkäfer (*Oryzaephilus surinamensis*) in der Getreidelagerei gefürchtet.

Imagines; Fühler sind elfgliedrig

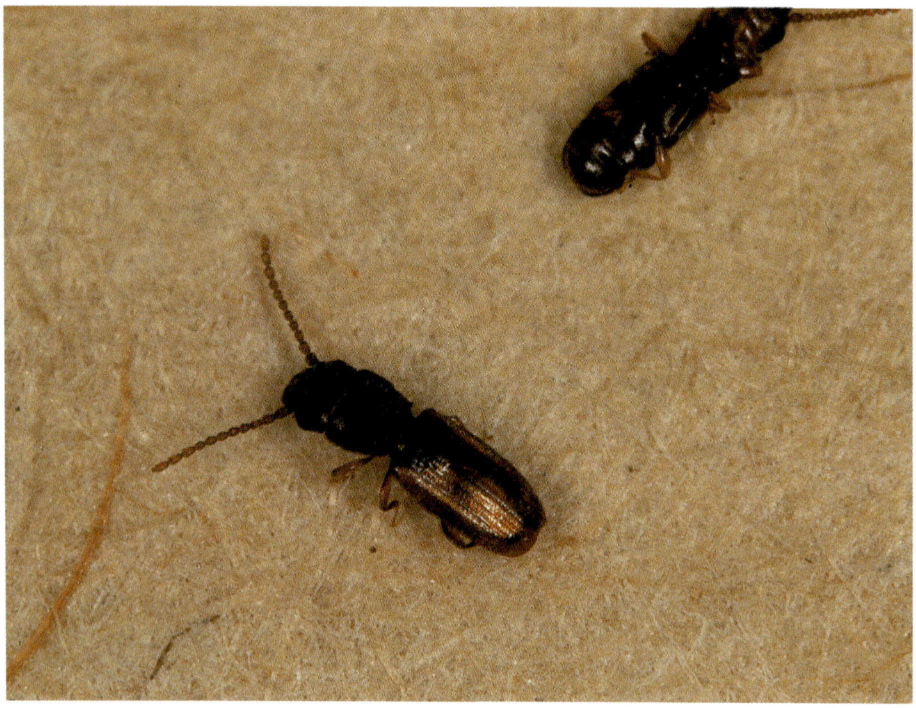

Hinterleib eines Rotbraunen Leistenkopfplattkäfers mit durchscheinendem Geschlechtsorgan

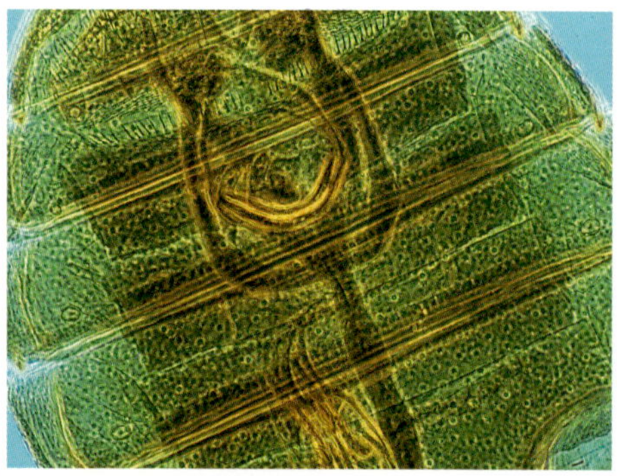

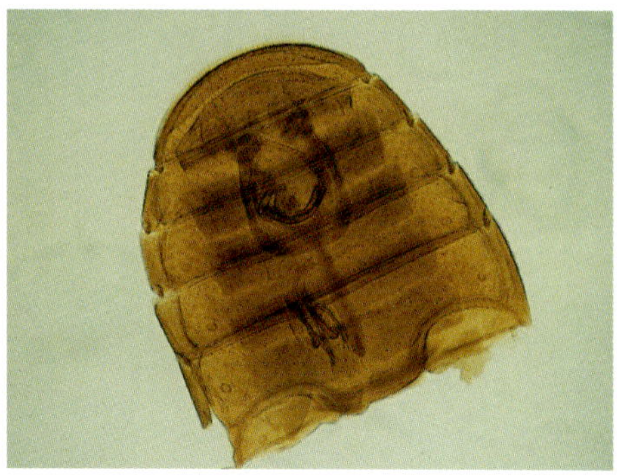

(STEPHENS, 1831)

Schaden
Bleibt die zügige Bekämpfung nach einem Massenbefall aus, kommt es zu Verklumpungen tief im Innern der Getreideschüttung. Solche Käfernester können mehrere Meter Durchmesser haben. Das Getreide backt betonartig zusammen und kann nicht mehr gefördert werden. Die Nester müssen mühsam ausgegraben werden, wobei sogar der Einsatz von Preßlufthämmern erforderlich werden kann, um die Festlagerung zu zerkleinern.

Bekämpfung
Als vorrangigste Vorbeugemaßnahme wird in der Getreidelagerei die gründliche Reinigung der Lagerstellen vor Neueinlagerung und ein Absenken der Temperaturen im Lagergut gesehen. Wegen seiner fast explosionsartigen Massenentwicklung in der wärmeren Jahreszeit ist schnelles Eingreifen gefragt, wenn dieser Käfer oder der Getreideplattkäfer *(Oryzaephilus surinamensis)* im Lager entdeckt wird. Um der weiteren massenhaften Entwicklung vorzubeugen, wird dann häufig mit kühler frischer Luft in den Bereich des Lagergetreides geblasen, wo die Käfer sich aufhalten. Solche Befallsherde sind als Festlagerung zu erkennen, wenn man über das Getreide läuft, in das man normalerweise etwa 15 cm einsinkt. Die Käfer bevorzugen meist Schichten, die sich etwa 0,5 m unter der Getreideoberfläche befinden, die nachts nicht so stark abkühlen. Auch ein Absaugen der Käfer wird praktiziert, indem ein Gebläseschlauch in das Getreide eingesaugt wird. Die Käfer werden in einem Zyklon abgeschieden und abgetötet. Die genannten Methoden führen nie zu einer Befallstilgung und erfordern meist im Nachhinein eine Behandlung mit Gasen wie Phosphorwasserstoff, Stickstoff oder Kohlenstoffdioxid. Gelegentlich wird zur Bekämpfung auch Pirimiphosmethyl eingesetzt.

Käfer in Getreidebruch

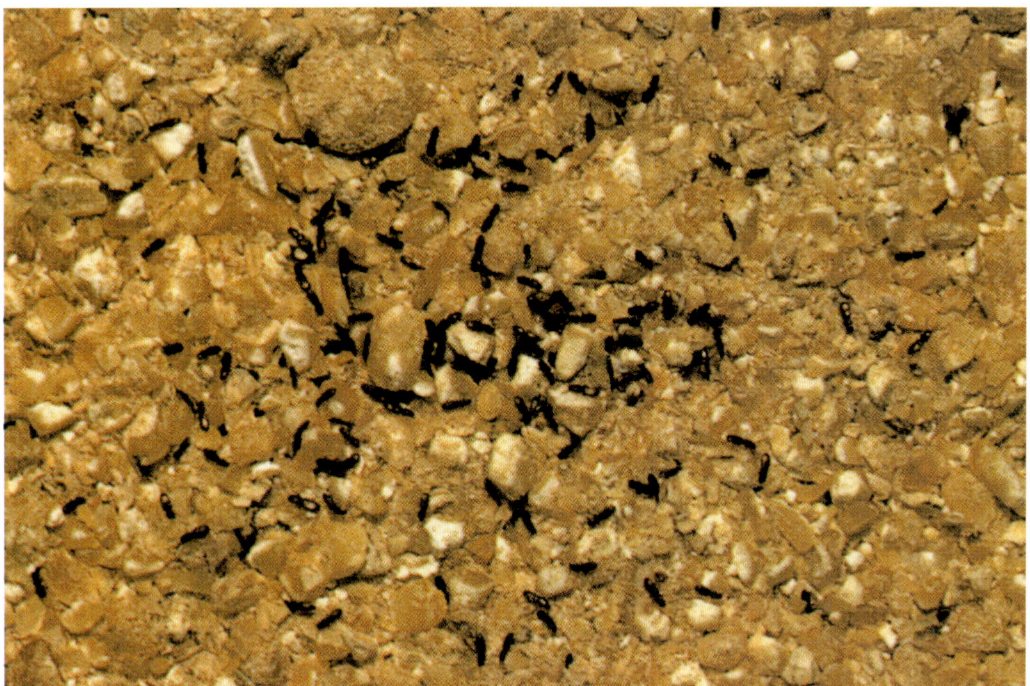

Kleiner Leistenkopfplattkäfer – *Cryptolestes pusillus* (Schönherr, 1817)

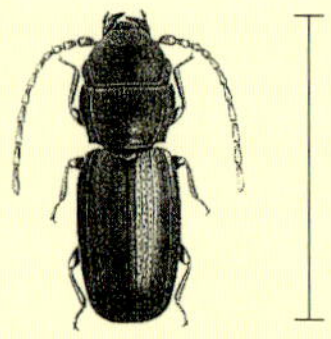

Name:
Kleiner Leistenkopfplattkäfer
Cryptolestes pusillus
(Schönh.)

Temperaturbereich:
17,5 °C - 37,5 °C

Feuchtebereich:
> 50 % r. F.

Befallsprodukt:
Getreide, Erdnüsse

Befallsort:
Speicher

Bekämpfung:
Begasen

Aussehen

Dieser rostfarbene bis 2 mm lange Käfer ähnelt dem Rotbraunen Leistenkopfplattkäfer und hat Längslinien an Kopf und Halsschild wie dieser. Der Halsschild ist 1,5 mal so breit wie lang, die Fühler sind elfgliedrig, beim Weibchen halb so lang wie der Körper, beim Männchen körperlang. Der Außenrandzahn am Oberkiefer fehlt beim Männchen.

Die Eier dieses Käfers sind mit 0,6 mm x 0,15 mm besonders klein.

Vorkommen und Biologie

Der Kleine und der Rotbraune Leistenkopfplattkäfer legen ihre Eier in das Nahrungssubstrat ab. Nach wenigen Tagen schlüpfen die Larven, nach der vierten Häutung kommt es zur Verpuppung. Bei 35 °C und 90 % rel. Luftfeuchte benötigen beide Arten für die Entwicklung vom Ei bis zum Käfer drei Wochen, unter unseren klimatischen Bedingungen etwa vier Monate. In warmen Getreidepartien verkürzt sich die Entwicklungsdauer auf drei bis vier Wochen (Massenentwicklung). Der Kleine Leistenkopfplattkäfer kann trotz seiner Kälteempfindlichkeit unter den gegenwärtigen Bedingungen der Getreidelagerung überwintern. Seine Gesamtentwicklung erfolgt bei Temperaturen zwischen 17,5 °C und 37,5 °C bei relativen Luftfeuchten oberhalb von 50 %. Ein Weibchen legt durchschnittlich bei Temperaturen um 30 °C etwa 300 Eier ab. Diese Art ist kälteempfindlich.

Schaden

Larven und Käfer hinterlassen unregelmäßige, untypische Fraßspuren. Sie befressen an den Getreidekörnern vorzugsweise den Embryo, dringen ins Korninnere ein und zerfressen den ganzen Mehlkörper. Eine Massenentwicklung verläuft unter starker Erwärmung des Getreides mit Bildung von Wärmenestern. Neben den Masseverlusten entstehen durch befressene Keime und Erwärmung hohe Schäden, z.B. an Saatgut und Braugerste. Ihre Funktion als Vertilger von Larven und Imagines anderer Vorratsschädlinge wird häufig unterschätzt.

Beide Arten befallen Getreide, Mais, Getreideprodukte, Erdnüsse, Preßrückstände der Ölgewinnung, Kaffee- und Kakaobohnen, Datteln, Korinthen, Drogen und Tabakwaren.

Bekämpfung

Der Kleine Leistenkopfplattkäfer wird wie der Rotbraune Leistenkopfplattkäfer bekämpft.

Kleiner Leistenkopfplattkäfer bis 2 mm lang

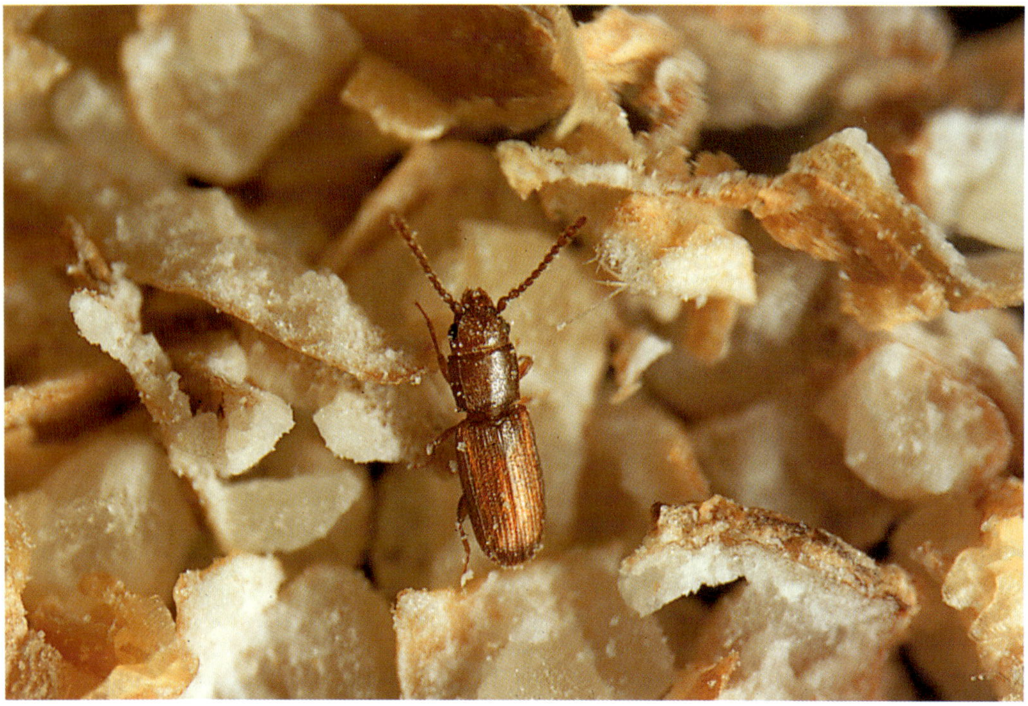

Türkischer Leistenkopfplattkäfer – *Cryptolestes turcicus* (GROUVELLE, 1876)

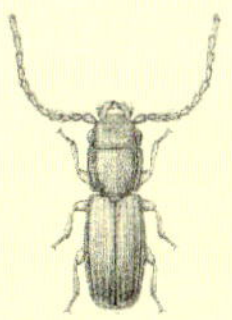

2 mm

Name:
Türkischer Leistenkopfplattkäfer
Cryptolestes turcicus GROUV.

Temperaturbereich:
kältehart

Feuchtebereich:
feuchteliebend

Befallsprodukt:
feuchteres Mahlgut, Kakao

Befallsort:
Mühlen

Bekämpfung:
Reinigen, Begasen

Aussehen

Dieser rostfarbene bis 2 mm lange Käfer ähnelt stark dem Rotbraunen Leistenkopfplattkäfer *Cryptolestes ferrugineus*. Die Fühler des Männchens sind im Gegensatz zum Rotbraunen Leistenkopfplattkäfer länger und erreichen beim Weibchen von *C. turcicus* nur Dreiviertel der Länge des Käferkörpers. Sein Halsschild ist fast quadratisch. Beim Männchen dieser Art fehlt der stumpfe Zahn am Oberkieferaußenrand.

Die Eier dieses Käfers sind mit 0,6 mm x 0,2 mm fast so klein wie die des Kleinen Leistenkopfplattkäfers.

Vorkommen und Biologie

An lagerndem Getreide ist der Türkische Leistenkopfplattkäfer nur in Nordamerika bekannt. In Europa tritt er in Mehlmühlen und auch in Futtermühlen auf, wenn er dorthin mit Getreide verschleppt wird. Er bevorzugt deutlich feuchteres Mahlgut. Auch auf Kopra, Kakao und Nußmasse wurde er gefunden. Optimale Entwicklung wurde bei 27,5 °C und 90 % rel. Feuchte mit einem Generationszyklus von vier Wochen beobachtet. Die Weibchen legen über 100 Eier. Schimmel dient als zusätzliche Nahrungsquelle und verkürzt die Entwicklungszeit. Diese Art gilt als kältehart.

Schaden

Die Schäden entsprechen denen, die bei den beiden anderen Leistenkopfplattkäferarten beschrieben wurden.

Bekämpfung

Die Bekämpfung entspricht den beim Rotbraunen Leistenkopfplattkäfer beschriebenen Maßnahmen.

Käfer und Larve des Türkischen Leistenkopfplattkäfers

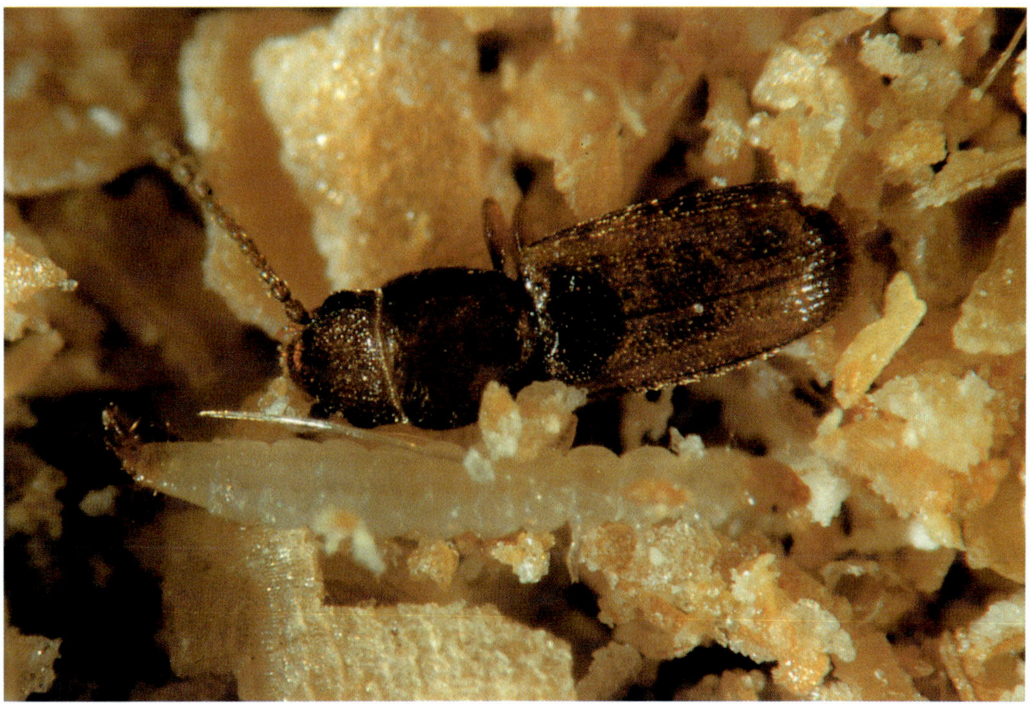

Tropischer Schimmelplattkäfer – *Ahasverus advena* (WALTL, 1832)

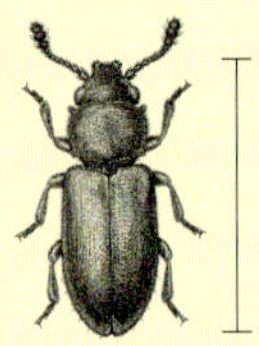

Name:
Tropischer Schimmelplattkäfer
Ahasverus advena WALTL

Temperaturbereich:
feuchteliebend

Feuchtebereich:
> 65 % r. F.

Befallsprodukt:
schimmelige Vorräte

Befallsort:
Speicher

Bekämpfung:
Trocknen, Reinigen

Aussehen

Der rostrot bis braungelb gefärbte Käfer wird etwa 3 mm lang. Sein Halsschild ist breiter als lang und besitzt für diesen Käfer typische zahnförmig vorspringende Vorderecken. Die Fühler tragen eine dreigliedrige Endkeule. Die bis zu 3 mm lange, gelblichweiße Larve ähnelt der des Getreideplattkäfers, unterscheidet sich aber im Bereich der Kopfkapsel.

Vorkommen und Biologie

Der Tropische Schimmelkäfer stammt aus Südamerika, von wo er in alle Kontinente verschleppt wurde und sich auch in deutschen Speichern eingebürgert hat. Da er nur an feuchten und schimmeligen Vorräten auftritt, wird er nicht als eigentlicher Vorratsschädling bezeichnet. Nur auf verschimmeltem Getreide und Erdnüssen durchläuft dieser Käfer seine vollständige Entwicklung. Gegen Mykotoxine ist der Schimmelkäfer wenig empfindlich. Das Weibchen legt bei 25 °C und 70 % rel. Feuchte etwa 125 Eier. Bei 30 °C und etwa 75 % rel. Feuchte entwickelt sich eine neue Käfergeneration in etwa drei Wochen. Die Käfer leben etwa ein halbes Jahr.

Schaden

Die direkten Schäden an eingelagerten Produkten sind gering, wenn sie nicht zu feucht werden. Insofern kann dieser Käfer als Folgeschädling bezeichnet werden, der sich erst auf dem Schimmel gut entwickelt, der durch unsachgemäße Lagerung wachsen kann.

Bekämpfung

Die Bekämpfungsstrategie gegen Schimmelkäfer sollte sich in erster Linie gegen das Schimmelwachstum richten. Gute Lagertechnologie und Überwachung der Temperatur und Feuchte im Lager sowie gegebenenfalls Veränderung der klimatischen Verhältnisse im Lager und Lagergut helfen hier weiter.

Tropischer Schimmelplattkäfer; Halsschild mit zahnförmigen vorspringenden Vorderecken

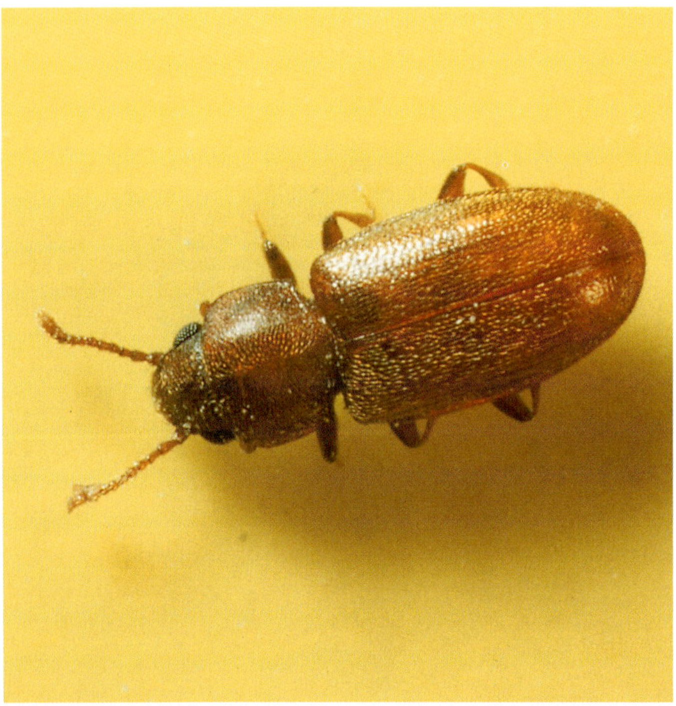

Käfer an Getreide

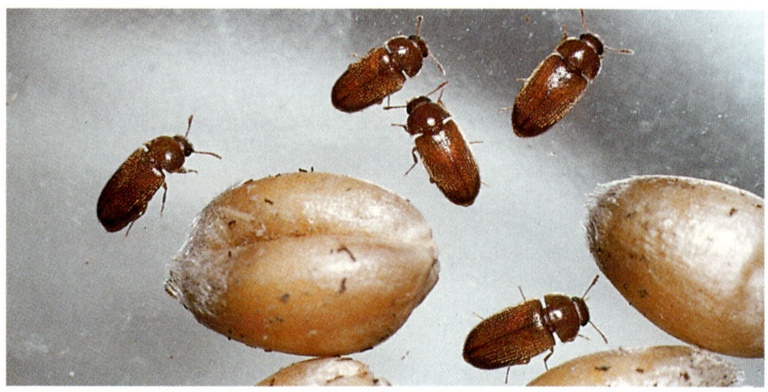

Vierhornkäfer – *Gnathocerus cornutus* (FABRICIUS, 1798)

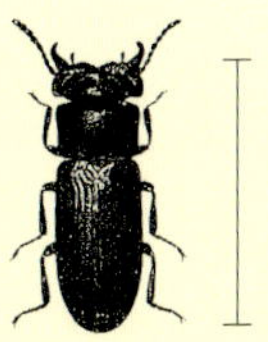

Name:
Vierhornkäfer
Gnathocerus cornutus (F.)

Temperaturbereich:
bis 30 °C

Feuchtebereich:
> 40 % r. F.

Befallsprodukt:
Getreide, Getreideprodukte, ölhaltige Samenkerne, Kakaobohnen

Befallsort:
Speicher, Mühlen

Bekämpfung:
Reinigen

Aussehen

Dieser hellbraune bis braunrote, glänzende und nicht behaarte Käfer ist bis 5 mm lang. Hornartige Fortsätze am Kopf des Männchens gaben der Art den Namen. Dem Weibchen fehlen diese über die Augen hinaus verbreiterten und als „Hörner" bezeichneten Seitenränder. Die cremefarbenen Eier messen 0,5 mm x 0,3 mm. Die sechsbeinige, gelblich bis braun gefärbte Larve ist glatt und hart, der Kopf weiß. Sie erreicht ausgewachsen bis 10 mm. Die anfänglich weiße, später teilweise braune Puppe mißt bis 4,5 mm.

Vorkommen und Biologie

Das Weibchen legt zwischen 250 und 1000 Eier, allgemein etwa 400 Eier einzeln und lose in das Vorratsgut ab. Die Larven schlüpfen nach ungefähr 7 Tagen. Sie beenden ihre Entwicklung nach sechs Häutungen in etwa 30 Tagen. Die Verpuppung erfolgt häufig an der Oberfläche des Nahrungssubstrats. Die Puppenruhe dauert bis 30 Tage. Eine rel. Luftfeuchte von 40 % und Temperaturen bis 30 °C ermöglichen eine schnelle Vermehrung. Für die Gesamtentwicklung werden etwa sieben Monate benötigt. Die Käfer leben bis zu zehn Monate.

Der Vierhornkäfer bevorzugt die eiweißreichen Schalenanteile des Getreides und den Mehlkörper. So entsteht ein charakteristisches Schadbild in Form von mehr oder weniger rundgenagten Resten des Korninhalts. Befallen werden alle Arten von Getreideprodukten, Reis, Mais, ölhaltige Sämereien, Erdnüsse, Kakaobohnen und deren Verarbeitungsprodukte.

Die Art ist weltweit verbreitet, vorwiegend in den warmen Klimazonen und war in Mühlen der ehemaligen DDR eingebürgert.

Schaden / Bekämpfung

Schaden und Bekämpfung entsprechen den Angaben bei den anderen Schwarzkäfern.

Vierhornkäfer, Männchen

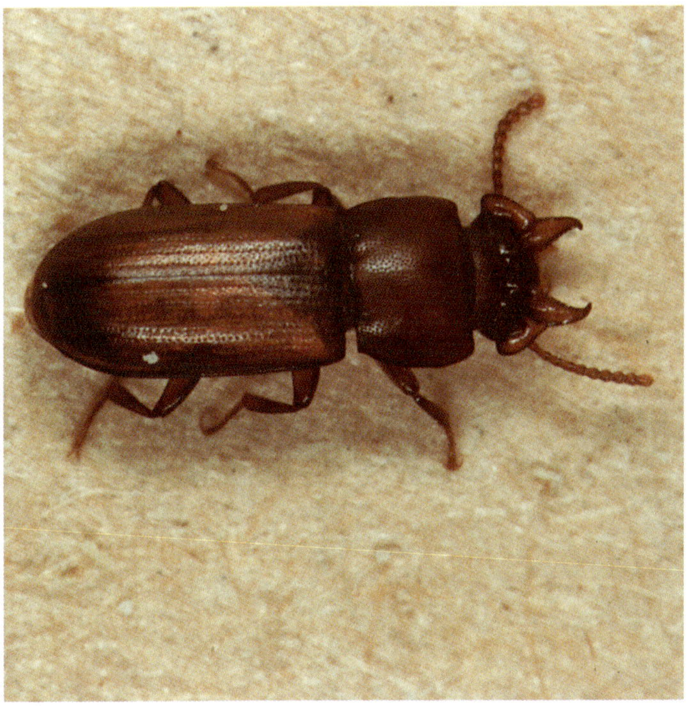

Larve, gelblich bis braun gefärbt

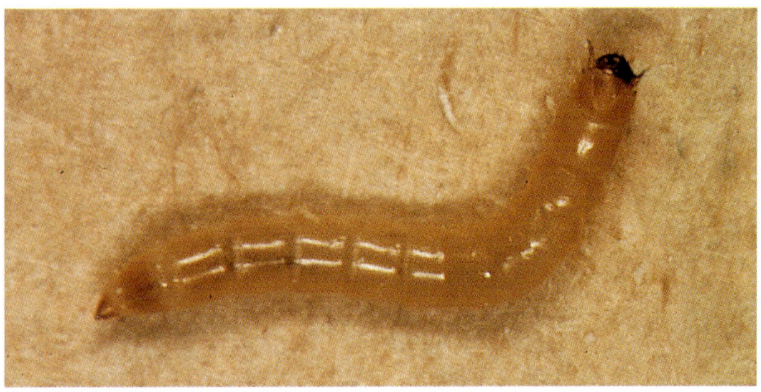

Rotbrauner Reismehlkäfer – *Tribolium castaneum* (Herbst, 1797)

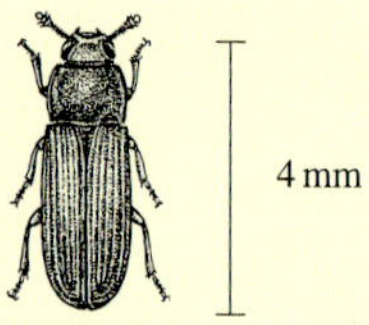

Name:
Rotbrauner Reismehlkäfer
Tribolium castaneum (Herbst)

Temperaturbereich:
wärmeliebend, 20 °C- 40 °C

Feuchtebereich:
10 % r. F - 95 % r. F.

Befallsprodukt:
Mehl, Getreide, Getreideerzeugnisse, scheidet Chinon aus!

Befallsort:
Speicher, Lebensmittelfabriken, Haushalte

Bekämpfung:
Reinigen, Nebeln mit Insektiziden, Begasen

Aussehen

Die hellrot-braunen Käfer erreichen eine Körperlänge von 3 mm bis 4 mm. Die Fühler haben eine deutlich abgesetzte dreigliedrige Endkeule. Der Halsschild ist 1,5 mal so breit wie lang. Die Flügeldecken sind mit feinen Längsleisten und dazwischen mit Längsreihen feiner Punkte versehen. Die 0,6 mm x 0,4 mm großen, weißen Eier haften infolge klebriger Oberfläche gut auf den Substratteilchen. Sie sind schwer zu erkennen. Die geschlüpften Larven werden 1,2 mm lang, zunächst weiß, später gelblichbraun. Mit 8 mm Länge gelten sie als ausgewachsen und haben einen dunkel gefärbten Kopf, drei Paar Füße und am 9. Hinterleibssegment zwei fleischige Nachschieber. Die gelbliche bis braunfarbene Puppe mißt 3 mm bis 4 mm und ist an den Hinterleibssegmenten mit seitlichen Auslappungen und einer nach hinten ragenden Gabel (Abdominalgabel) ausgestattet.

Vorkommen und Biologie

Das Weibchen legt täglich 2 bis 18 Eier lose in das Lagergut ab, insgesamt in bis zu 400 Tagen bis zu 1000 Eier. Die Larven schlüpfen nach 3 bis 14 Tagen. Nach 6 bis 12 Häutungen verpuppt sie sich frei im Nahrungssubstrat an geschützter Stelle. Die Gesamtentwicklung dauert bei 22 °C etwa 93 Tage. Die Käfer fliegen wenig, obwohl sie mit gut ausgebildeten Hinterflügeln flugfähig sind. Sie überstehen niedere Temperaturen für längere Zeit nicht. Bei 7 °C überleben sie etwa 25 Tage, bei -6 °C weniger als einen Tag. Meist sind sie aber durch das befallene Vorratsgut geschützt, das sich auch nur verzögert anwärmt oder abkühlt. Dieser Käfer tritt auch als Räuber anderer Vorratsschädlinge auf. Er ist konkurrenzschwächer als der Amerikanische Reismehlkäfer.

Schaden

Ein charakteristisches Schadbild fehlt. Hohe Fruchtbarkeit und kurze Entwicklungszeiten bei höheren Temperaturen verursachen bei massenhaftem Befall durch den Rotbraunen Reismehlkä-

Rotbrauner Reismehlkäfer; Flügeldecken mit feinen Längsleisten

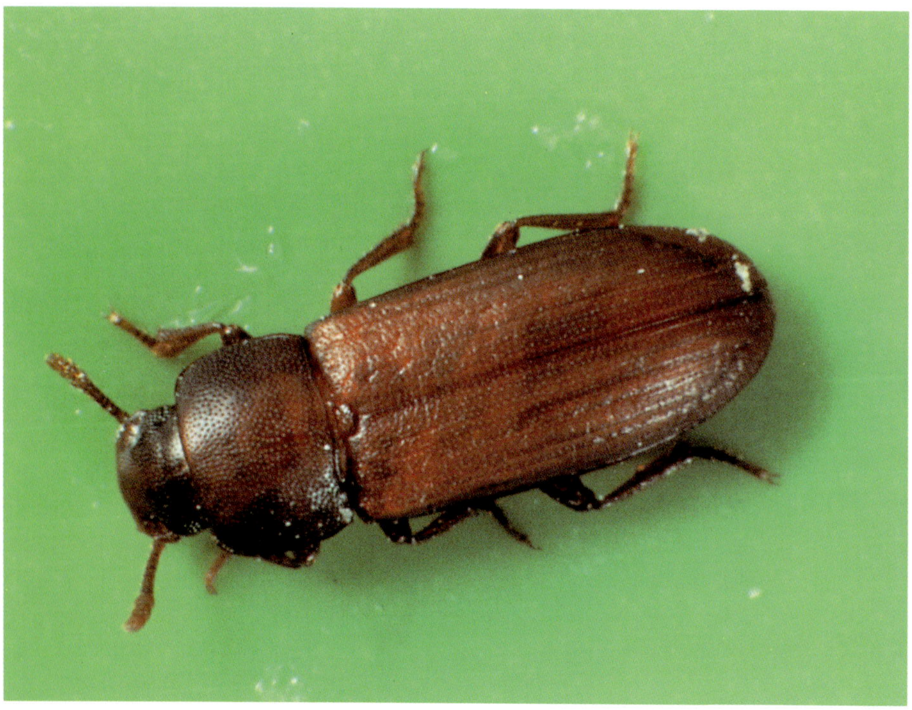

Mundwerkzeug der Larve eines Rotbraunen Reismehlkäfers (200-fach vergrößert)

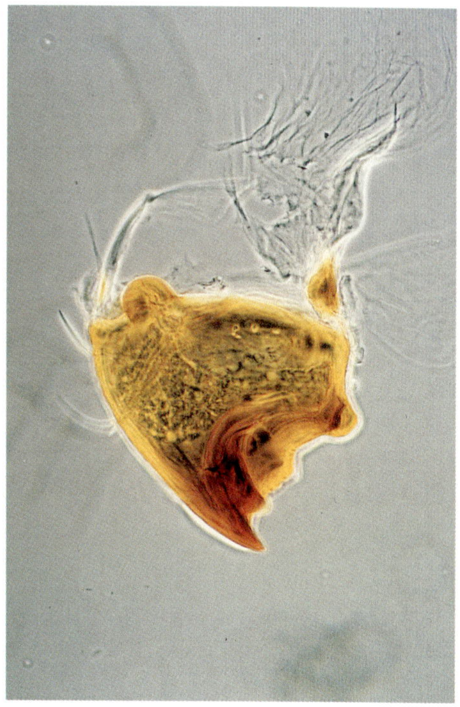

fer hohe Masseverluste. Dieser Käfer ist ein gefürchteter Schädling in der Nahrungsmittelindustrie. Befallenes Mehl verfärbt sich rosa und nimmt einen spezifischen Geruch an. Geruch und Geschmack von Backwaren werden auch beeinträchtigt. Die Veränderung bewirkt eine vom Käfer abgegebene Substanz, ein Chinon, das insektizide Eigenschaften aufweist und nach neueren Untersuchungen auch krebserregend sein soll. Gegenüber den Masseverlusten wiegen die Verluste durch Verderb infolge Geruchsbeeinträchtigung fast noch schwerer.

Das Massenauftreten des Rotbraunen Reismehlkäfers im Lagergetreide setzt entsprechend hohe Temperaturen voraus. Er tritt meistens zusammen mit anderen Schädlingen auf und befällt beschädigtes oder geschrotetes Getreide, Hirse, Mehl, besonders Reismehl und andere Getreideerzeugnisse, Erbsen, Bohnen, Sämereien, Baumwollsamen, Back- und Teigwaren, Kakao, Rosinen, Feigen, Erdnüsse, Kopra, Palmkerne und andere Ölfrüchte, Gewürze und Drogen.

Ein Auftreten in Wohnungen läßt sich häufig einem länger andauerndem Zugang verwilderter Haustauben zum Dachboden zuordnen. Durch entsprechende Veränderung am Bau kann dies verhindert werden.

Bekämpfung

Die Bekämpfung der Reismehlkäfer im Bereich der Mühlenindustrie gestaltet sich schwierig. Die Käfer können dort versteckt innerhalb der Walzenstühle, Sieb- und Putzmaschinen oder auch in nicht ablaufenden Mehlresten in Mehlsilos leben, von wo aus sie frische Ware befallen. Neben einer peinlichen Sauberkeit bleibt derzeit nur die Begasung mit Brommethan, die innerhalb von etwa zwei Tagen durchgreifend wirksam und recht preiswert ist. Durch seine Ozon-zersetzende Wirkung in der Stratosphäre wird dieser Stoff aller Voraussicht nach über das Jahr 2010 für diese Zwecke nicht mehr zur Verfügung stehen. Alternativen könnten womöglich reines Sulforylfluorid (SO_2F_2) sowie Phosphorwasserstoff (PH_3) in niedriger Konzentration und angewärmter Mühle sein. Da größere Mühlenbetriebe heute häufig sieben Tage pro Woche rund um die Uhr arbeiten, gestalten sich alle längerdauernden Bekämpfungsmaßnahmen, bei denen Maschinen oder die gesamte Mühle für einige Tage abgestellt werden müssen, als ausgesprochen schwierig und durch den Betriebsausfall als sehr kostenaufwendig.

Fallensysteme mit Pheromonköder zur Früherkennung dieser Schädlinge haben sich noch nicht bewährt.

Larven (von oben nach unten): Seitenlage, Bauchlage, Rückenlage

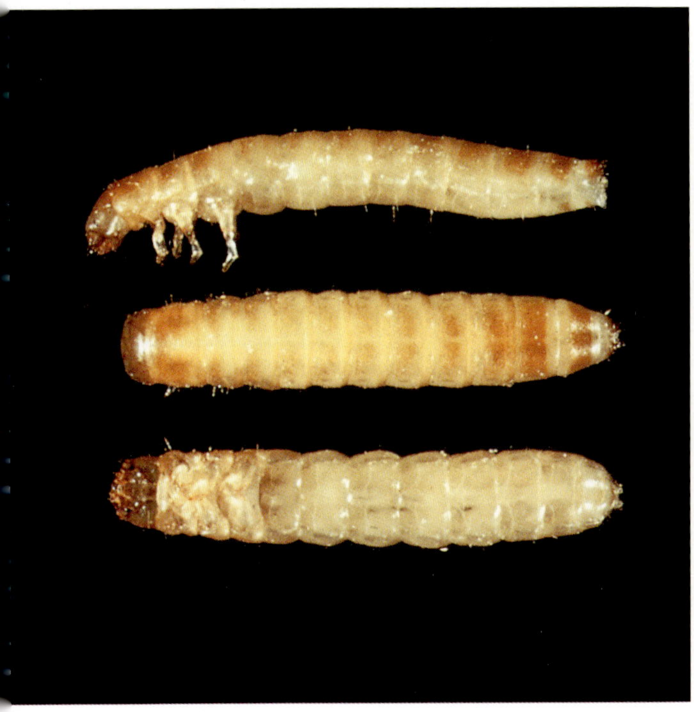

Massenhaftes Auftreten des Rotbraunen Reismehlkäfers

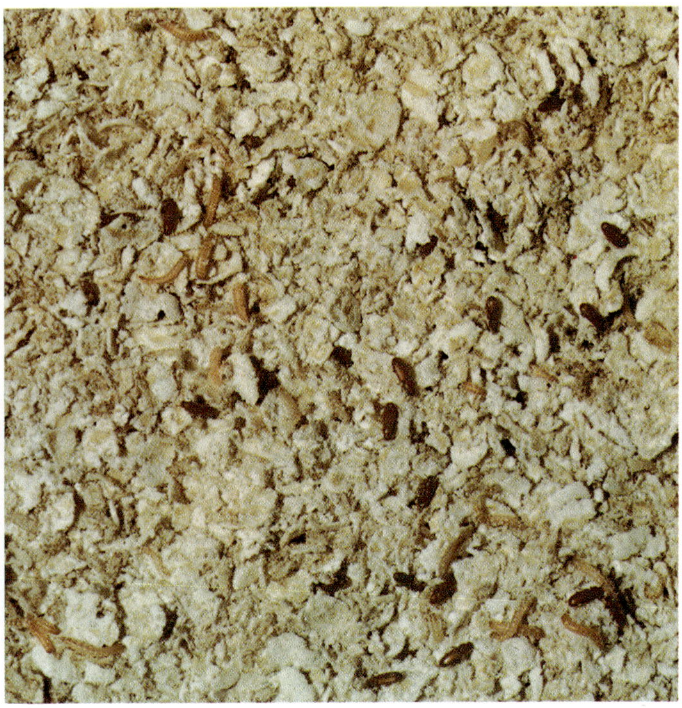

Amerikanischer Reismehlkäfer – *Tribolium confusum* (Jacquelin du Val, 1868)

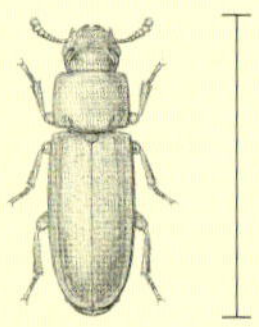

Name:
Amerikanischer Reismehlkäfer
Tribolium confusum (Jacquel.)

Temperaturbereich:
wärmeliebend, 10 °C - 38 °C

Feuchtebereich:
10 % r. F. - 100 % r. F.

Befallsprodukt:
Mehl, Getreide, Getreideerzeugnisse, scheidet Chinon aus!

Befallsort:
Mühlen, Lebensmittelfabriken, Haushalte

Bekämpfung:
Reinigen, Nebeln mit Insektiziden, Begasen

Aussehen

Die bis 4 mm langen Käfer sind hell kastanienrot gefärbt, Kopf und Halsschild häufig etwas dunkler. Die Seitenränder des Kopfes verbreitern sich vor dem Auge seitlich stark und durchsetzen das Auge bis zur Hälfte. Die Fühlerglieder verdicken sich allmählich zu einer nicht deutlich ausgebildeten Endkeule. Die Flügeldecken weisen nur schwach ausgebildete Punktreihen auf. Das Bild gibt Auskunft über die morphologischen Unterschiede vom Amerikanischen und Rotbraunen Reismehlkäfer und im Bereich der Leiste über dem Auge.

Vorkommen und Biologie

Die Entwicklung unterscheidet sich nicht von der des Rotbraunen Reismehlkäfers. Der Amerikanische Reismehlkäfer ist im Lagergetreide bisher nur selten aufgetreten.

Dieser Käfer kommt häufiger in Mühlen vor und ist dabei konkurrenzstärker als der Rotbraune Reismehlkäfer. Deshalb treten diese beiden Arten selten über längere Zeit gemeinsam schädlich auf. Sie sind nicht synök.

Schaden

Das Schadbild entspricht dem des Rotbraunen Reismehlkäfers.

Bekämpfung

Bekämpft wird der Amerikanische Reismehlkäfer wie der Rotbraune Reismehlkäfer.

Amerikanischer Reismehlkäfer (oben); Unterschiede des Amerikanischen (l.) und Rotbraunen Reismehlkäfers (r.) im Bereich der Leiste über dem Auge

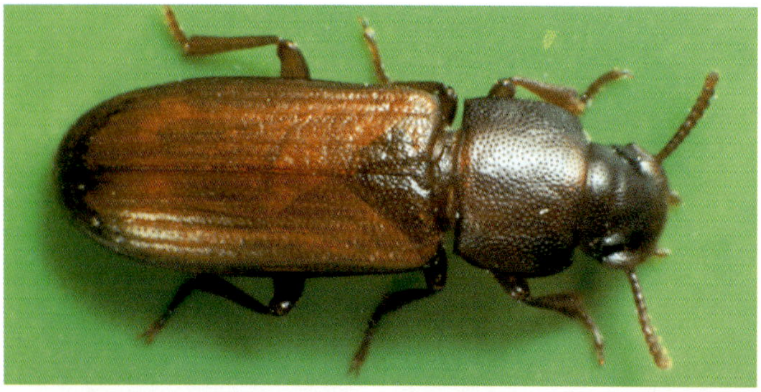

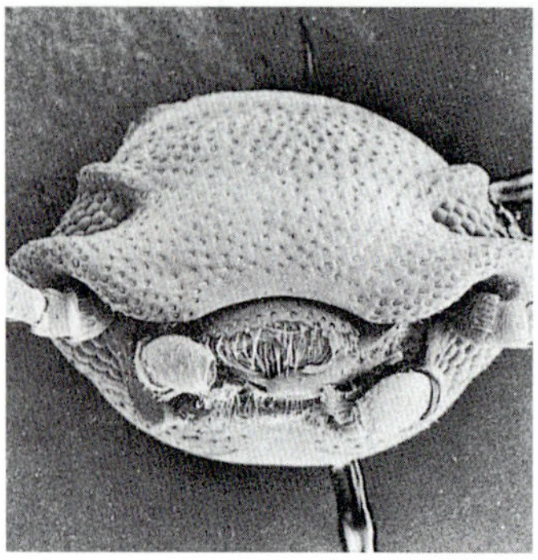

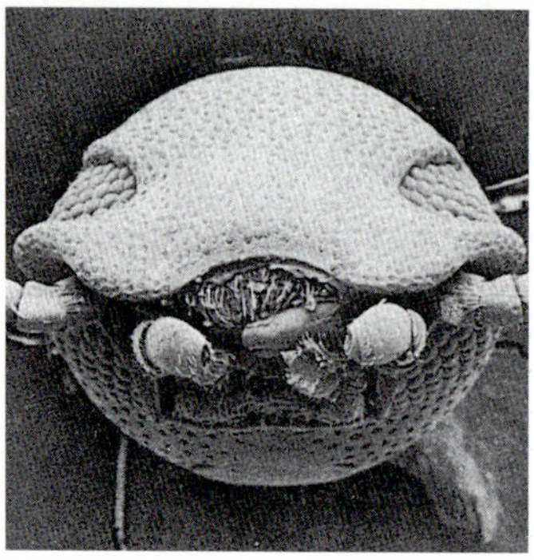

Larve (oben links)
Käfer auf Kleie (unten)

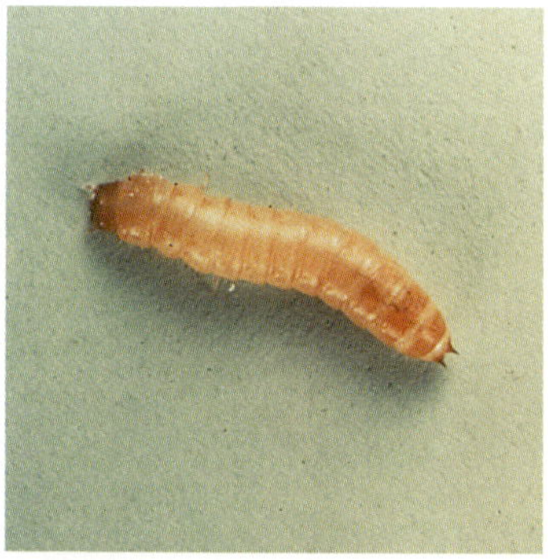

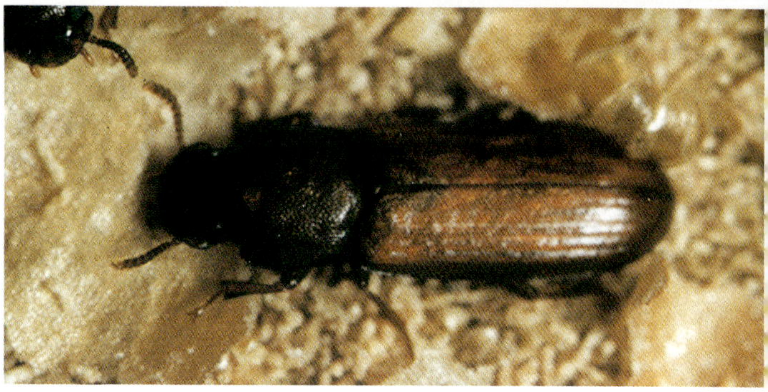

Puppe (Rückenlage)

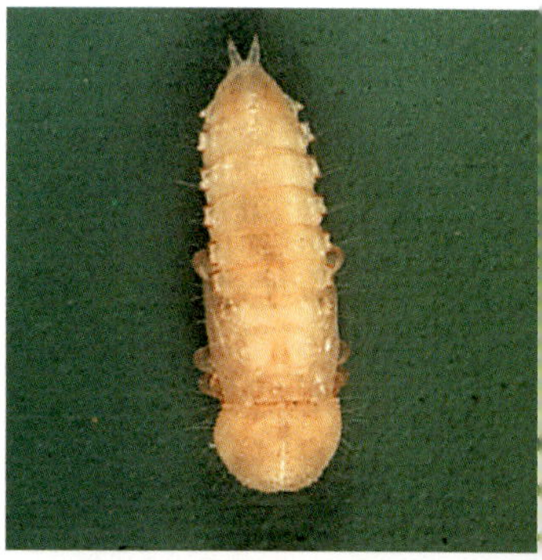

Großer Reismehlkäfer – *Tribolium destructor* Uyttenboogaart, 1933

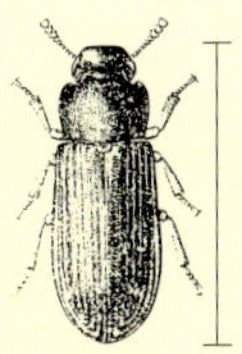

Name:
Großer Reismehlkäfer
Tribolium destructor Uytb.

Temperaturbereich:
13 °C - 30° C

Feuchtebereich:
10 % r. F. - 99 % r. F.

Befallsprodukt:
Getreide, Mehl, Vogelfutter, Hundekuchen, scheidet Chinon aus!

Befallsort:
Lebensmittelfabriken

Bekämpfung:
Reinigen

Aussehen

Der Käfer ähnelt auch wegen seiner, sich zu den Enden hin allmählich verdickenden Fühler stark dem Amerikanischen Reismehlkäfer, ist aber mit bis zu 5,5 mm Länge und 1,5 mm Breite wesentlich größer als dieser. Der Große Reismehlkäfer glänzt stark und ist dunkelkastanienbraun gefärbt. Fühler, Mund und Beine setzen sich mit Rotbraun bis Rot deutlich von der Körperfarbe ab. Der Fühler hat eine dreigliedrige Endkeule. Der Halsschild ist um die Hälfte breiter als lang. Die Flügeldecken sind mit Punktstreifen und zwischen diesen mit feinen Kielen versehen.

Vorkommen und Biologie

Die Erstbeschreibung des wahrscheinlich aus dem Orient stammenden Großen Reismehlkäfers erfolgte erst 1934. In Erfurt waren Sämereien stark befallen und zerstört worden, in denen er gefunden wurde. In Nordamerika kommt er ebenfalls als Vorratsschädling vor sowie auch im Freien unter Baumrinden und in Nestern von Solitärbienen. Die Entwicklungsdauer des Großen Reismehlkäfers beträgt bei 23 °C drei bis vier Monate.

Käfer dieser Art können sich, anders als die der anderen Reismehlkäferarten, noch bei Temperaturen um 20 °C gut entwickeln. Eine Embryonalentwicklung im Ei erfolgt unterhalb von 10 °C nicht.

Die 0,7 mm x 0,4 mm großen, klebrigen Eier legt der Käfer an den Innenseiten von Tüten und Gefäßen oder lose im Substrat ab, in dem sich dann die Larven entwickeln. Diese durchlaufen in mehreren Monaten sieben bis neun Häutungen. Die Käfer können mehrere Jahre leben. Die Weibchen legen bis zu etwa 300 Eier ab, bei Optimalbedingungen sogar 1200.

Schaden

Der Schaden durch diesen Käfer ist von untergeordneter Bedeutung, entspricht dem Aussehen nach dem der anderen Reismehlkäfer. Er kommt auf Getreide, Kleie, Mehl, Dauerbackwaren, Vogelfutter und auch Hundekuchen vor und bevorzugt kleinere Partikel, wie z. B. geschrotetes Getreide. Der Käfer gibt eine etwa vier mal so große Chinonmenge ab als die der anderen Reismehlkäfer-Arten und verdirbt deshalb befallene Ware eher, die den typischen Lysolgeruch annimmt. In Insektensammlungen kann dieser Käfer durch Fraß an Ausstellungsstücken Schaden anrichten. Auch der Große Reismehlkäfer kann Krankheitserreger und den Rattenbandwurm *Hymenolepis diminuta* Rudolphi als Zwischenwirt enthalten und auf den Menschen übertragen.

Bekämpfung

Die Bekämpfungsmaßnahmen entsprechen denen gegen den Rotbraunen Reismehlkäfers.

Großer Reismehlkäfer

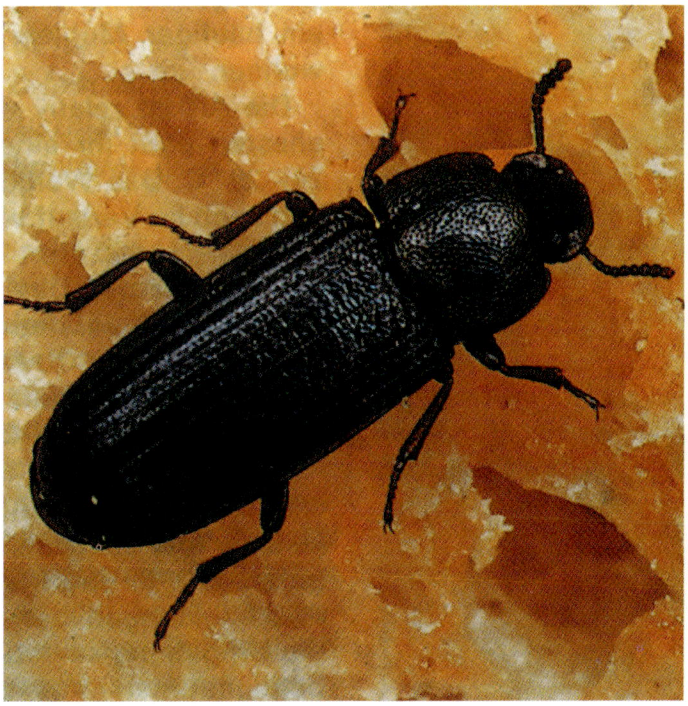

Larve

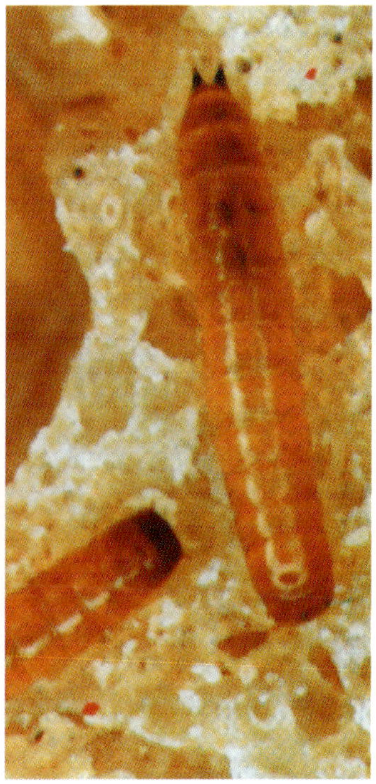

Schwarzer Reismehlkäfer – *Tribolium madens* (CHARPENTIER, 1825)

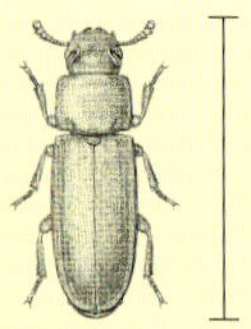

Name:
Schwarzer Reismehlkäfer
Tribolium madens (CHARP.)

Temperaturbereich:
20 °C - 35 °C

Feuchtebereich:
70 % r. F.

Befallsprodukt:
Mehl, Getreide, Getreideerzeugnisse, scheidet Chinon aus!

Befallsort:
Speicher, Lebensmittelfabriken, Haushalte

Bekämpfung:
Reinigen, Nebeln mit Insektiziden, Begasen

Aussehen

Der dunkelbraun gefärbte Schwarze Reismehlkäfer und seine Brutstadien ähneln sehr stark dem Rotbraunen Reismehlkäfer *Tribolium castaneum*. Im Verhältnis zu diesem ist der Halsschild dieser Art etwas (1,5 mal) breiter als lang. Die gesamte Körperlänge beträgt etwa 5 mm. Seine Larven werden etwas größer als die des Rotbraunen Reismehlkäfers.

Vorkommen und Biologie

Der Schwarze Reismehlkäfer entwickelt sich im Temperaturbereich zwischen 20 °C und 35 °C. Auf Weizen bei 35 °C und 70 % rel. Feuchte dauert der Entwicklungszyklus etwa 36 Tage und verlängert sich bei 20 °C auf über 200 Tage. Die Larven können den Winter in einem Ruhestadium, der Diapause, ohne körperliche Aktivität überdauern. Die längste Lebensdauer der Weibchen wird mit acht Monaten beschrieben.

Schaden

Das Schadbild entspricht dem des Amerikanischen und des Rotbraunen Reismehlkäfers *Tribolium confusum* und *Tribolium castaneum*.

Als etwas größerer Käfer als dieser scheidet er größere Mengen an Chinon aus und trägt deshalb stärker zum Verderb befallener Ware bei.

Bekämpfung

Zur Bekämpfung wendet man gegen diesen Käfer die gleiche Strategie an wie gegen den Rotbraunen Reismehlkäfer.

Spuren des Schwarzen Reismehlkäfers

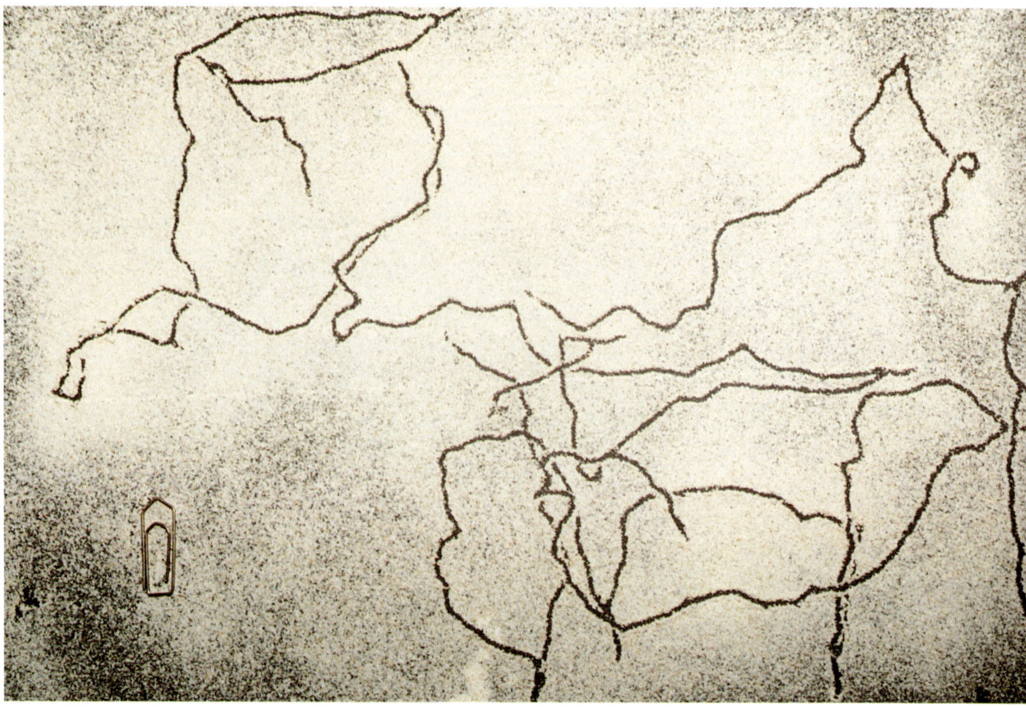

Rundköpfiger Reismehlkäfer – *Latheticus oryzae* WATERHOUSE, 1880

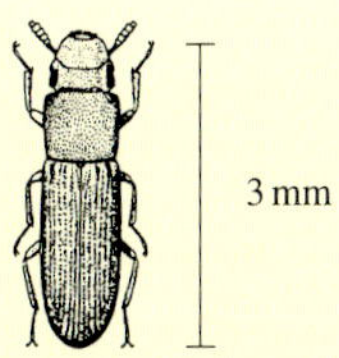

Name:
Rundköpfiger Reismehlkäfer
Latheticus oryzae WATERH.

Temperaturbereich:
wärmeliebend, 35 °C

Feuchtebereich:
feuchteliebend, 85 % r. F.

Befallsprodukt:
Reis, Tapiokamehl

Befallsort:
Speicher

Bekämpfung:
Trocknen

Aussehen

Der bis zu etwa 3 mm große, gelblichbraune Käfer ist an seinem auffallend großen Kopf mit kurzen Fühlern mit fünfgliedriger Keule zu erkennen. Seine Larven tragen am Körperende zwei kräftige lange Spitzen.

Vorkommen und Biologie

Der Rundköpfige Reismehlkäfer stammt aus Südostasien, ist in den Tropen weit verbreitet und wird vor allem mit Reis und Tapiokamehl nach Mitteleuropa eingeschleppt. Wegen seiner hohen Temperaturansprüche bürgerte er sich in Deutschland noch nicht ein. Die Weibchen legen maximal 330 Eier ab. Bei 85 % rel. Feuchte und 35 °C entwickeln sich die Käfer am besten. Der Anspruch an die hohe Luftfeuchte ist sehr ausgeprägt. Bei niedrigerer Feuchte sinkt die Entwicklungsrate stark ab.

Schaden

Der Rundköpfige Reismehlkäfer frißt an Getreidekörnern, Getreideerzeugnissen und Reis. Erzeugnisse und Körner werden in mehr oder weniger großem Umfang unregelmäßig an- oder ausgefressen.

Bekämpfung

Siehe Rotbrauner Reismehlkäfer.

Rundköpfiger Reismehlkäfer

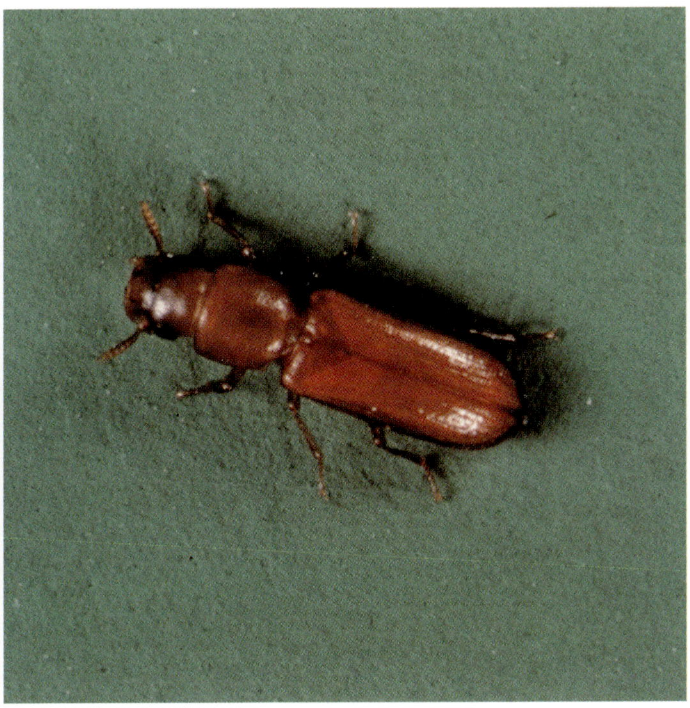

Larve mit zwei kräftigen langen Spitzen am Körperende

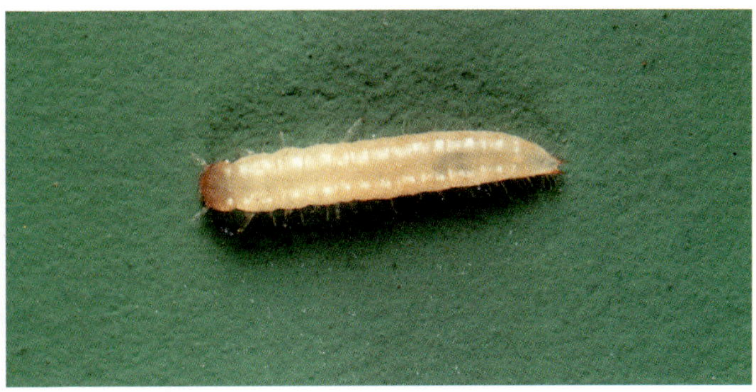

Kleinäugiger Reismehlkäfer – *Palorus ratzeburgi* (WISSMANN, 1848)

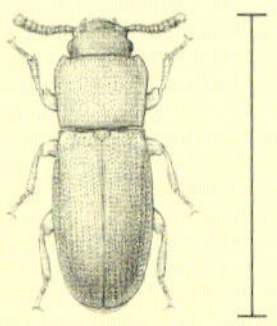

Name:
Kleinäugiger Reismehlkäfer
Palorus ratzeburgi (WISSM.)

Temperaturbereich:
17 °C - 37 °C

Feuchtebereich:
20 % r. F. - 90 % r. F.

Befallsprodukt:
Weizen, Haferflocken, Reis, Mais

Befallsort:
Speicher, Lebensmittelfabrik

Bekämpfung:
Reinigen, Begasen

Aussehen

Im Gegensatz zu den *Tribolium*-Arten stehen beim etwa 3 mm großen Kleinäugigen Reismehlkäfer die kleinen Augen seitlich vor. Die Kopfleiste endet bei dieser Art dicht vor dem inneren Augenrand als Höckerchen. Der Halsschild hat annähernd quadratische Form.

Vorkommen und Biologie

Ursprünglich lebte der Kleinäugige Reismehlkäfer in totem Holz und unter Baumrinden in Afrika. In langfristig lagerndem Getreide und auch anderen Vorräten kommt dieser Käfer meist zusammen mit anderen Insekten vor. Er ernährt sich auch vom Kot des Kornkäfers, der Vitamin-B-reich ist und auch Cholesterin enthält. Vermutlich lebt er auch räuberisch von anderen vorratsschädlichen Insekten. Seine Lebensweise entspricht weitgehend der von Käfern der Gattung *Tribolium*. Die ausgewachsene Larve bildet vor der Verpuppung aus Mehl und Getreidestaub eine Art Puppenwiege, eine ovale Kammer. Zwischen 20 °C und 37 °C und bei etwa 70 % rel. Feuchte entwickelt sich der Käfer in Weizen und Haferflocken, auf Reis, gepulvertem Ingwer, Mais, Linsen und Mandeln. Etwa 9 Tage nach der Begattung beginnen die Weibchen, täglich zwischen 3 bis 13 Eier zu legen. Die Käfer können bis zu 122 Tage hungern.

Schaden

Das Schadbild ähnelt dem des Rundköpfigen Reismehlkäfers.

Bekämpfung

Siehe Rotbrauner Reismehlkäfer.

Kleinäugiger Reismehlkäfer ca. 3 mm groß

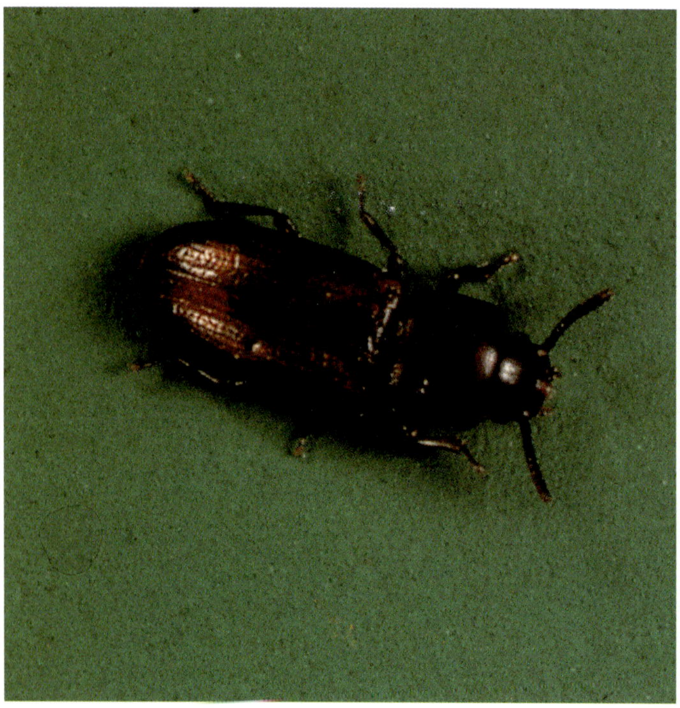

Puppe (Rückenlage) des Kleinäugigen Reismehlkäfers

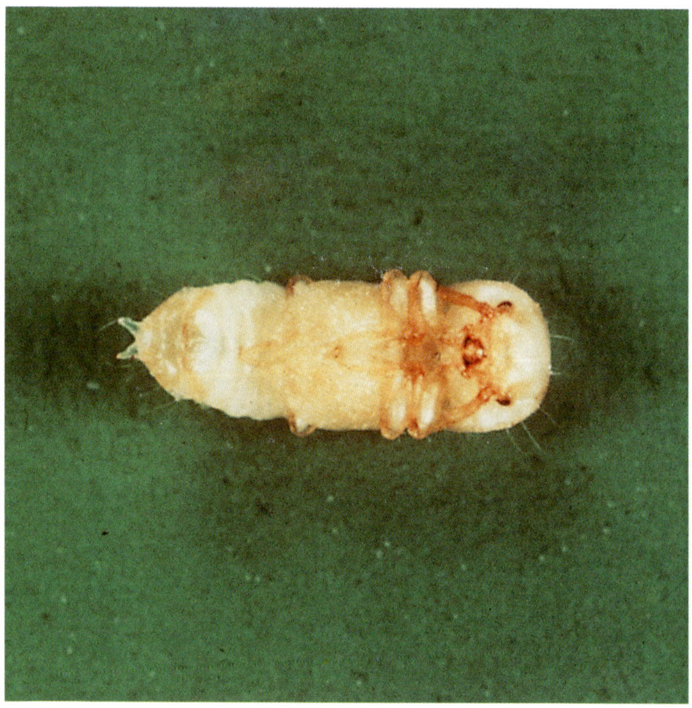

Glänzendschwarzer Getreideschimmelkäfer
– *Alphitobius diaperinus* (PANZER, 1797)

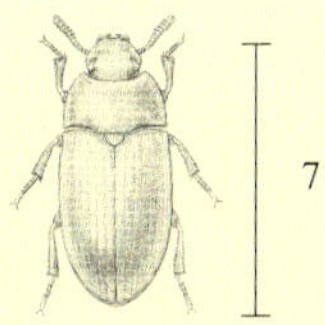

Name:
Glänzendschwarzer Getreideschimmelkäfer
Alphitobius diaperinus (PANZ.)

Temperaturbereich:
wärmeliebend

Feuchtebereich:
feuchteliebend

Befallsprodukt:
faulende, schimmelige Vorräte

Befallsort:
Bäckereien, Mühlen, Hühnerfarmen

Bekämpfung:
Trocknen, Reinigen, mechanische Barrieren

Aussehen

Der bis zu 7 mm große, glänzend schwarzbraun gefärbte Käfer hat einen ovalen Umriß. Auf den Flügeldecken trägt er feine Punktreihen in Längsstreifen. Die elliptischen, weißen, etwas eingedellten Eier messen etwa 1,5 mm. An der klebrigen Oberfläche der Eier bleiben staubige Partikel der Umgebung haften, worauf sie nur schwer zu finden sind. Die mehlwurmartige Larve wird bis zu 1,5 mm lang und trägt am Hinterende einen kleinen, kräftigen Stachel.

Vorkommen und Biologie

Der Glänzendschwarze Getreideschimmelkäfer wurde schon im vorigen Jahrhundert in Deutschland an feuchten Stellen in Mühlen und Bäckereien und unter faulenden Vorräten gefunden, nachdem er wohl aus wärmeren Ländern eingeschleppt worden war.

Schaden

Schaden durch diesen Käfer treten an Brot, Mehl und anderen Getreideprodukten auf. In Hühnerfarmen vermehrt er sich in Massen. Die Käfer stehen im Verdacht Viruskrankheiten zu übertragen, zumal sie von den Hühnern aufgepickt werden.

Bekämpfung

Entfernen der verdorbenen Produkte führt zu starker Einschränkung von Befall.

Käfer und Larve (Rückenlage) des Glänzendschwarzen Getreideschimmelkäfers

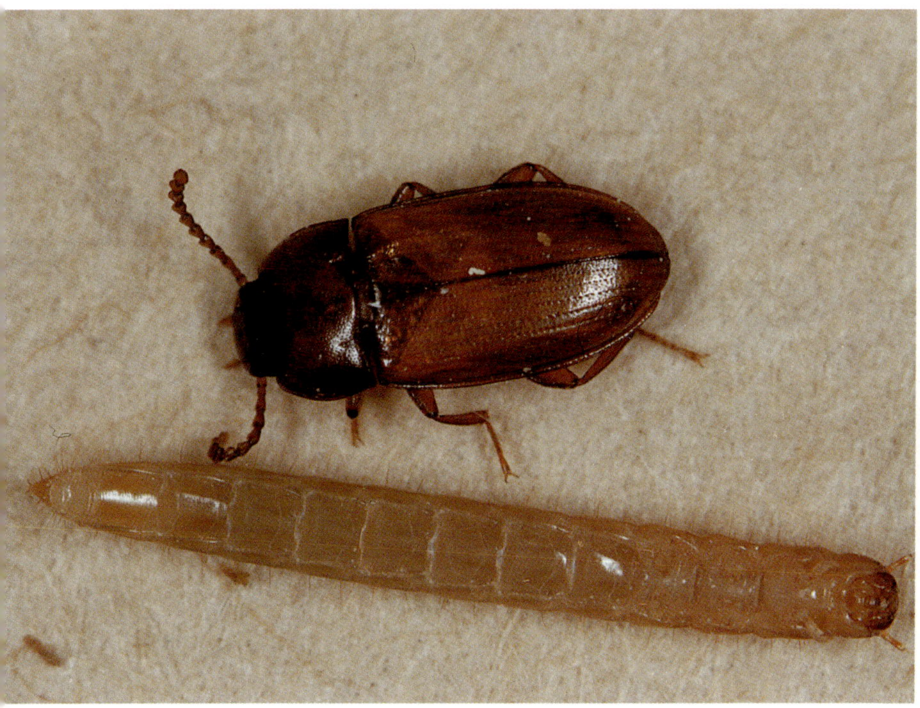

Larve, ca. 1,5 mm lang, mit kleinem Stachel

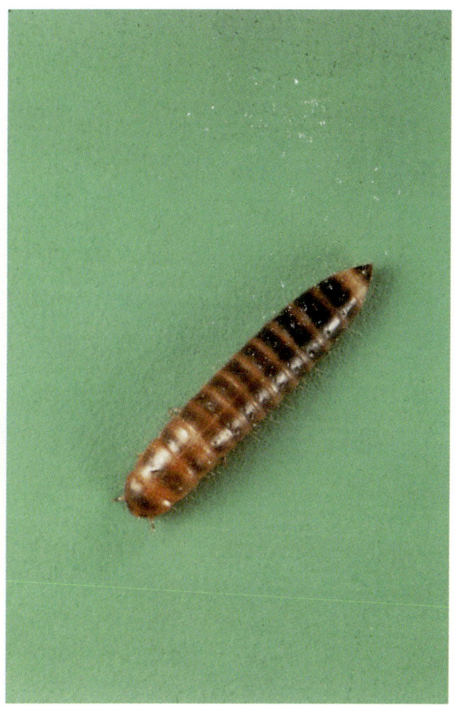

Mehlkäfer – *Tenebrio molitor* LINNAEUS, 1758

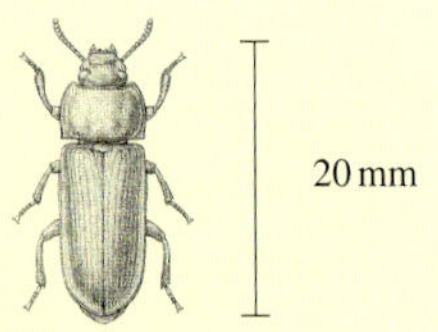

Name:
Mehlkäfer
Tenebrio molitor L.

Temperaturbereich:
18 °C - 35 °C

Feuchtebereich:
60 % r. F.- 95 % r. F.

Befallsprodukt:
Getreideprodukte

Befallsort:
Mühlen, Bäckereien

Bekämpfung:
Reinigen

Aussehen

Der fast 2 cm große, fettglänzende Käfer ist oben schwarzbraun und auf der Unterseite rotbraun gefärbt. Die Flügeldecken tragen punktierte Längsstreifen. Die längsovalen Eier messen etwa 1 mm x 2 mm. Die bis zu 3 cm langen rundlichen Larven nehmen nach den Häutungen schnell eine gelbe bis gelbbraune Farbe an, mit dunkleren Ringen an den Segmentgrenzen. Das letzte Hinterleibsglied trägt zwei kurze, nach oben gerichtete Dornen.

Vorkommen und Biologie

Der Mehlkäfer ist in Mühlenbetrieben und Bäckereien Mitteleuropas seit Jahrhunderten ein häufig anzutreffender Gast. Unter den vorratsschädlichen Insekten ist er am größten. Da er deshalb auch leicht wahrgenommen wird, kommt es nur noch selten zu massenhaftem Auftreten. Seine Larven können auch in morschem Holz mit holzschädlichen Insekten und in Vogelnestern auftreten, wo dann Mehlkäfer gelegentlich mit Holzschädlingen verwechselt werden. Als „Mehlwürmer“ sind die Larven bei Haltern von Fischen, Reptilien und Vögeln als Futter beliebt.

Käfer: schwarzbraun gefärbt; punktierte Längsstreifen auf Flügeldecken

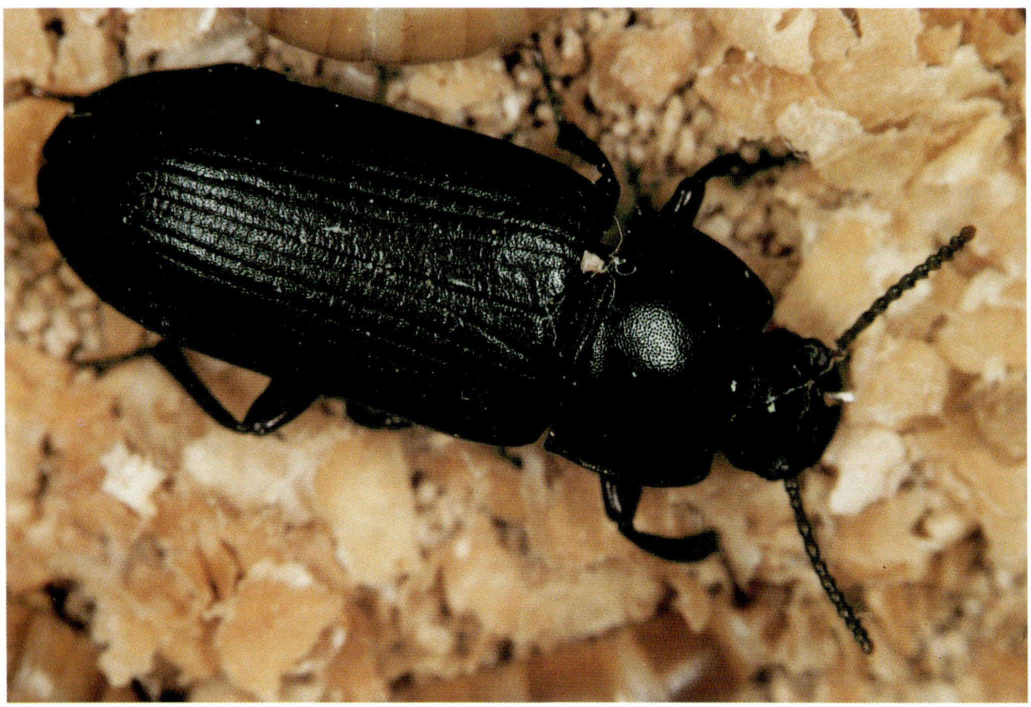

Larve, ca. 3 cm lang

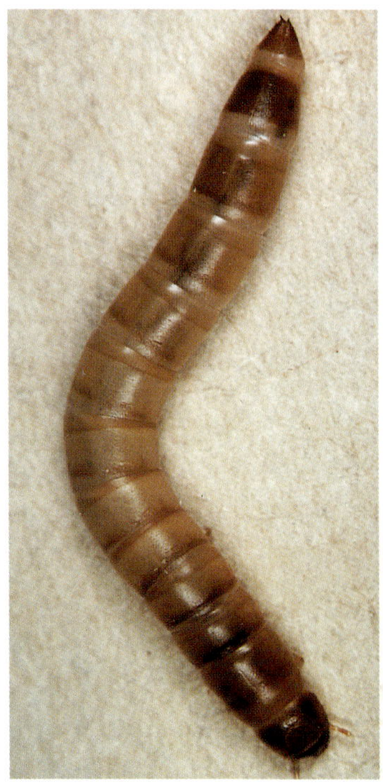

Unterhalb von 5 °C sterben die Larven, die Temperaturen von 9 °C noch länger ertragen können, ab. Die normale Entwicklung des Mehlkäfers verläuft im Temperaturbereich zwischen 18 °C und 35 °C, optimal sind 26 °C und 65 % rel. Feuchte. Frisch geschlüpfte Käfer ertragen selbst 42 °C noch über drei Stunden, ohne zu sterben. Der Käfer benötigt in ungeheizten Lägern in Deutschland mit winterlicher Unterbrechung etwa ein Jahr für eine vollständige Entwicklung bei konstanten 20 °C etwa acht Wochen. Die Larven können ohne Futter bis zu neun Monate hungern. Etwa zehn Tage nach dem Schlupf beginnen die Weibchen mit der Ablage von insgesamt bis zu etwa 500 Eiern, die sie in kleineren Gruppen bis zu 16 deponieren. Nach etwa sechs Wochen sterben die Käfer ab. Die Abbildung gibt die typischen Laufspuren des Käfers auf einer mit Mehl eingestaubten Oberfläche wieder.

Schaden

Die Mehlkäferlarven werden in erster Linie an Getreideprodukten schädlich und können sich auch an Brot, Möhren und Kartoffelscheiben entwickeln. Äußerlich sind Fraßspuren erkennbar, das Innere ist mehr oder weniger umfangreich zerfressen und mit Kot, Larven, Puppen und Insektenhäuten durchsetzt.

Die Käfer können Zwischenwirte des Rattenbandwurms sein.

Bekämpfung

Gründliche Reinigung und Beseitigung von Nahrungsresten auch hinter Maschinenverkleidungen und unter Förderbändern beugt einem Befall vor. Selten ist Begasung gegen diesen Käfer erforderlich.

Spuren des Mehlkäfers

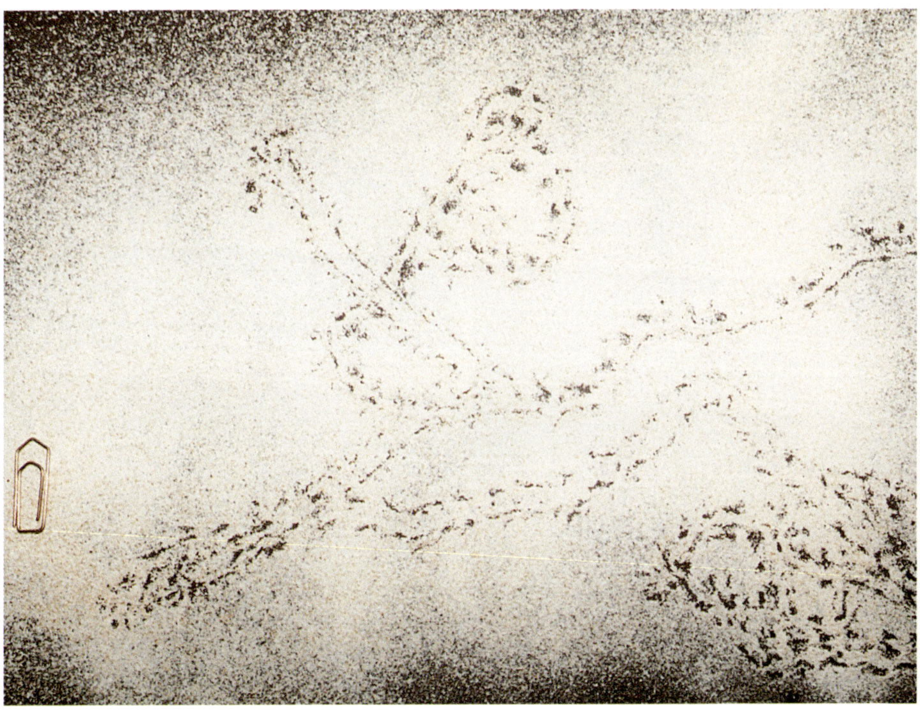

Puppe (Seitenlage)

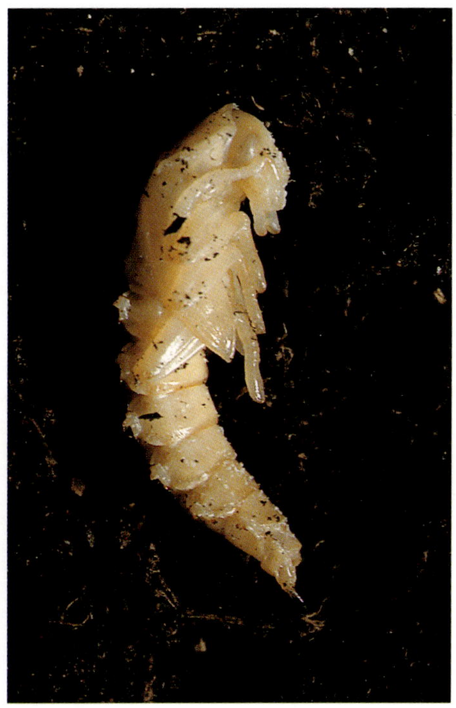

Bohrkäfer

Bostrichidae

Getreidekapuziner – *Rhizopertha dominica* (FABRICIUS, 1792)

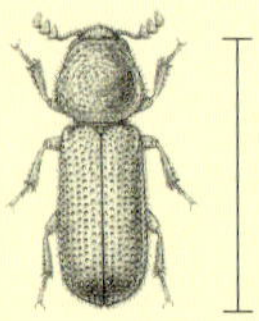

Name:
Getreidekapuziner
Rhizopertha dominica (F.)

Temperaturbereich:
wärmeliebend, 18 °C - 39 °C

Feuchtebereich:
25 % r. F. - 70 % r. F.

Befallsprodukt:
Getreide, Hülsenfrüchte, Maniok

Befallsort:
Speicher

Bekämpfung:
Kühlen, Begasen

Aussehen

Der glänzend dunkelbraune bis schwarze Käfer mißt 2,5 bis 4 mm. Der über den Kopf reichende Halsschild (Kapuze) gab dem Käfer den Namen. Der Halsschild ist besonders am Vorderrand mit zahnartigen Bildungen ausgestattet, die Fühler mit dreigliedriger Endkeule, die länger ist als der übrige Teil des Fühlers. Die Flügeldecken sind mit dichten Längsreihen und eingesenkten groben Punkten versehen und enden in einem für diesen Käfer typischen Absturz fast abrupt, der beim nahe verwandten Großen Kornbohrer *Prostephanus truncatus* noch ausgeprägter auftritt. Die weißfarbenen Eier messen 0,6 x 0,2 mm, sind länglich birnenförmig gestaltet und besitzen eine rauhe Oberfläche. Die sechsfüßige Larve ist weiß mit feiner graubrauner Behaarung, trägt eine hellbraune Kopfkapsel und hat ein spitzes, schwach gebogenes gelbes Hinterende. Die Altlarve wird bis zu 5 mm lang. Die Puppe liegt im ausgehöhlten Getreidekorn.

Vorkommen und Biologie

Die etwa ein Jahr alt werdenden Weibchen legen bis zu 500 Eier ab, einzeln oder in Schüben von 5 bis 30 Eiern. Die Eiablage wird bei einem Wassergehalt des Weizens von weniger als 7 % eingestellt. Die Junglarven schlüpfen bei 26 °C nach ungefähr neun Tagen, z.T. zu mehreren in einem Getreidekorn. Nach 29 Tagen verpuppen sich die Larven, und sechs Tage später können die Käfer schlüpfen. Die Entwicklungsdauer ist sehr temperaturabhängig, sie beträgt bei 28 °C etwa vier Wochen. Als optimales Mikroklima für eine schnelle Vermehrung gelten etwa 32 °C, 73 % relative Luftfeuchte und eine 13,5 %-ige Feuchte des Lager-

Käfer in befallenem Weizen

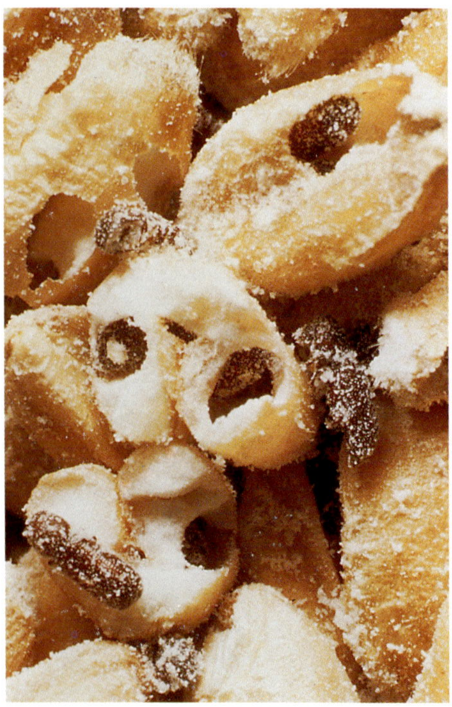

Getreidekapuziner auf Weizenkorn

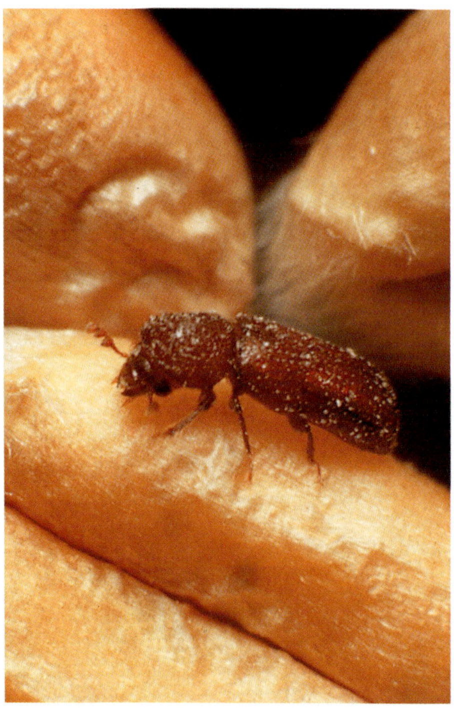

Fühler mit dreigliedriger Endkeule (200-fache Vergrößerung)

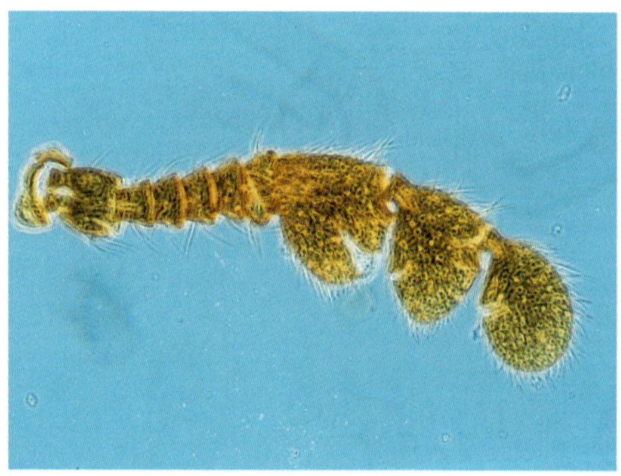

gutes. Eine Entwicklung verläuft nur im Temperaturbereich von 22 °C bis 38 °C. Der Getreidekapuziner ist seit etwa 20 Jahren im Gebiet der neuen Bundesländer eingebürgert und zeigt in zu warm lagerndem Getreide Tendenzen zur Massenentwicklung. Er tritt in Lagerhallen, Beton- und Aluminiumsilos, Getreidemieten, Behelfslägern oder auf Schüttböden auf.

Schaden

Larven und Käfer fressen am Getreide und hinterlassen an den Getreidekörnern unterschiedlich große, unregelmäßig geformte Fraßlöcher. Der Mehlkörper kann völlig aufgebraucht sein. Im Lagergetreide fällt das weiße Bohrmehl auf, von dem ein eigentümlicher honigähnlicher Geruch ausgeht. Der Masseverlust durch einen Getreidekapuzinerbefall kann sehr beachtlich sein. Eine Qualitätsminderung des Getreides resultiert aus einer Geruchs- und Geschmacksbeeinträchtigung. Befallen werden alle Getreidearten, Getreideprodukte, Reis, Hirse, Hülsenfrüchte, Trockenkartoffeln, Trockenbananen, Hartgebäck, Drogen und Maniok. Seinem Namen „Bohrkäfer“ macht dieser Käfer insofern alle Ehre, als er sich durch Kunststoffolien, Pappen und selbst dünne Metallfolien und dicke Kunststoffteile durchnagt.

Bekämpfung

Als Käferart tropischer Herkunft überlebt der Getreidekapuziner die kalte Jahreszeit außerhalb von Bauwerken in Deutschland nicht. Durch ihre im Korn verborgene Lebensweise der Brutstadien und des Käfers versagen Kontaktinsektizidanwendungen bei einer durchgreifenden Entwesung.

Es empfiehlt sich die Anwendung von Gasen mit guter Durchdringungsfähigkeit.

Larve in Seitenlage (oben) und in Rückenlage (unten)

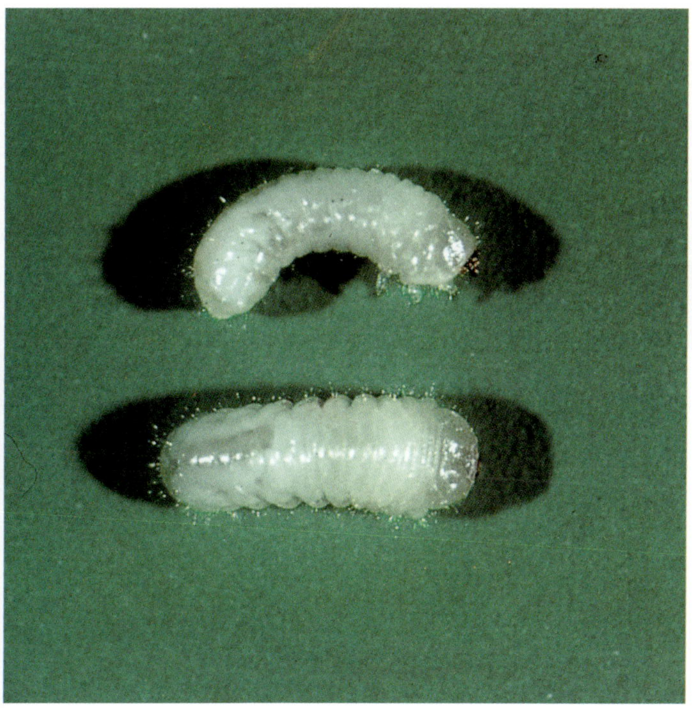

Puppe in Rückenlage

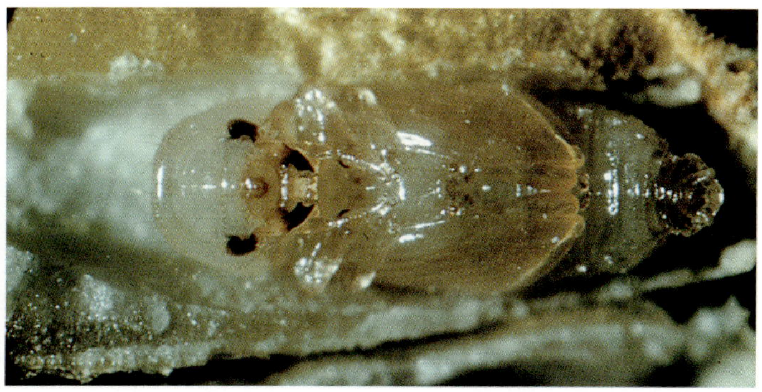

Flachkäfer

Ostomidae

Schwarzer Getreidenager – *Tenebroides mauritanicus* (LINNAEUS, 1758)

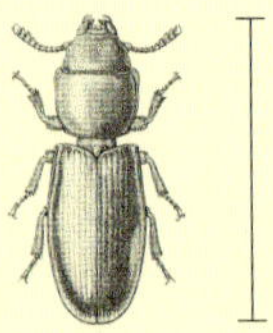

Name:
Schwarzer Getreidenager
Tenebroides mauritanicus (L.)

Temperaturbereich:
20 °C – 35 °C

Feuchtebereich:
feuchteliebend

Befallsprodukt:
Getreide, Mahlprodukte

Befallsort:
Mühlen, Bäckereien

Bekämpfung:
Reinigen

Aussehen

Der glänzend schwarze bis schwarzbraune Käfer von 6 mm bis 11 mm Länge weist eine typische halsartige Einschnürung des Halsschildes auf, an dessen Ende treten Vorderwinkel spitz vor. Das Weibchen legt die milchigweißen Eier im Vorratsgut ab. Die spärlich behaarten, weißlichen Larven erreichen eine Länge von 19 mm und tragen charakteristische Fortsätze.

Vorkommen und Biologie

Die Larven bohren sich zur Verpuppung in Holz ein oder fertigen sich aus Nahrungspartikeln einen Kokon. Die Entwicklungsdauer einer Generation beträgt unter unseren Klimabedingungen etwa ein Jahr. Die Käfer stellen wohl vorrangig anderen Schadinsekten nach, wie z. B. Mehlmilben, Larven des Kornkäfers und verwandter Arten. In Mühlenbetriebe wird er regelmäßig mit Futtermittelimporten eingeschleppt.

Der Schwarze Getreidenager kommt auch im Freien vor, z. B. unter morschem Holz.

Schaden

Larven und Käfer treten nicht sehr häufig als Schädlinge am Getreide, in Mühlenprodukten, Backwaren und Sämereien auf. Am Getreide wird bevorzugt der Keimling ausgefressen.

Bekämpfung

Da der Käfer eine recht lange Entwicklungszeit benötigt, wirkt sich eine gute Hygiene besonders stark hemmend auf seinen Populationsaufbau aus.

Schwarzer Getreidenager, glänzend schwarz bis schwarzbraun

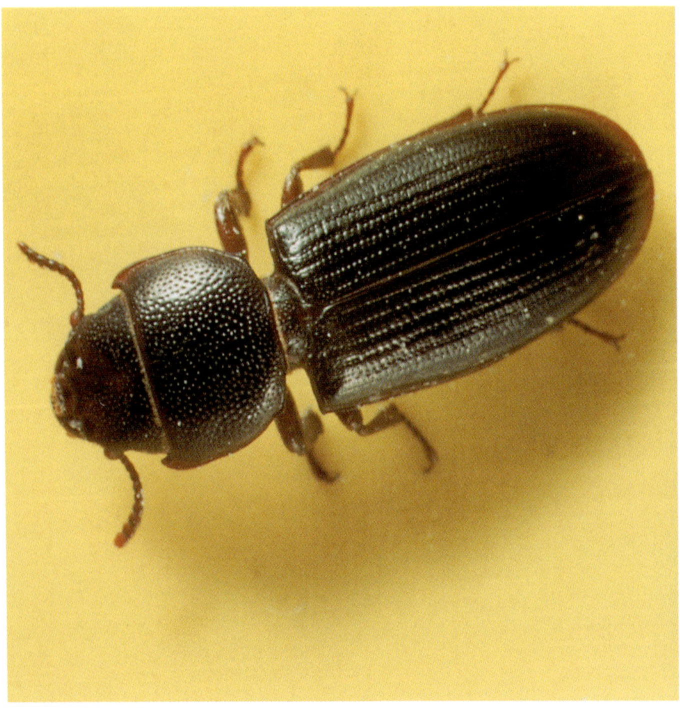

Oben: Larven; Bauchlage (oben), Seitenlage (unten)
Unten: Puppen; Bauchlage (links), Rückenlage (Mitte), Seitenlage (rechts)

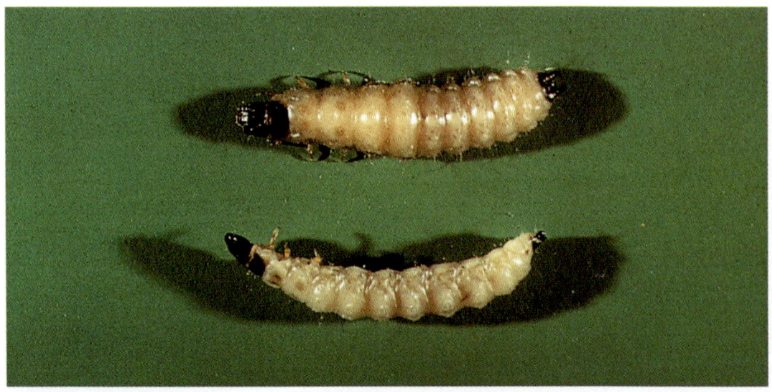

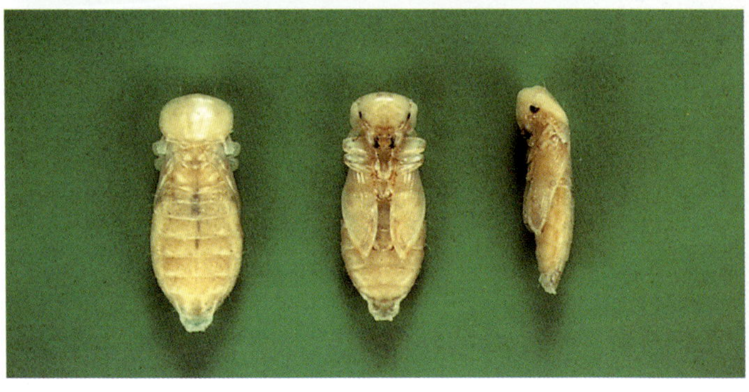

Siamesischer Flachkäfer – *Lophocateres pusillus* (KLUG, 1832)

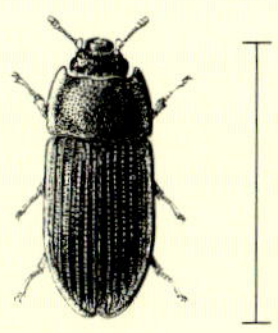

Name:
Siamesischer Flachkäfer
Lophocateres pusillus (KL.)

Temperaturbereich:
15 °C - 37,5 °C

Feuchtebereich:
> 10 % r. F.

Befallsprodukt:
Getreide, Erdnüsse, Hülsenfrüchte, Kakao, Kaffee

Befallsort:
Vorratsläger

Bekämpfung:
Reinigen, Kühlen

Aussehen

Der bis 3 mm lange, sehr flache, rotbraune Siamesische Flachkäfer trägt kurze Fühler mit dreigliedriger Endkeule. Ein kräftig punktierter Halsschild mit nach vorn vorgezogenen Vorderecken zeichnet den Käfer aus.

Auf den Flügeldecken befinden sich sechs kielförmige Längsrippen mit Punktreihen. An der etwa 5 mm langen ausgewachsenen schlanken Larve fällt eine leichte schwarze Behaarung auf. Am Ende ihres Hinterleibes befinden sich zwei hakenförmige Fortsätze.

Vorkommen und Biologie

Der Siamesische Flachkäfer wird gelegentlich nach Deutschland eingeschleppt, ohne daß er sich bis heute hier eingebürgert hat. Befallene Produkte sind Getreide, Reis, Erdnüsse, Bohnen, Kakao, Kaffee, Sesam, Maniokwurzeln, getrocknete Bananen. Er ist heute nicht nur in Ostasien (Siam) beheimatet sondern in fast allen tropischen Ländern. Grenztemperaturen für die Entwicklung dieser Käferart sind 15 °C und 37,5 °C bei jeweils mindestens 10 % rel. Feuchte. An Reis tritt dieser Schädling nur sekundär auf, also wenn ihn andere Insekten bereits angefressen haben.

Schaden

Die Schäden durch diesen Käfer an Getreideprodukten, Reis, Bohnen u. a. sind meist nicht bedeutend. Larven und Käfer fressen an diesen Substraten und verunreinigen sie durch Larven- und Puppenhäute.

Bekämpfung

Eine gute Hygiene verhindert die Einschleppung in die Vorratsläger.

Siamesischer Flachkäfer an Haferflocken

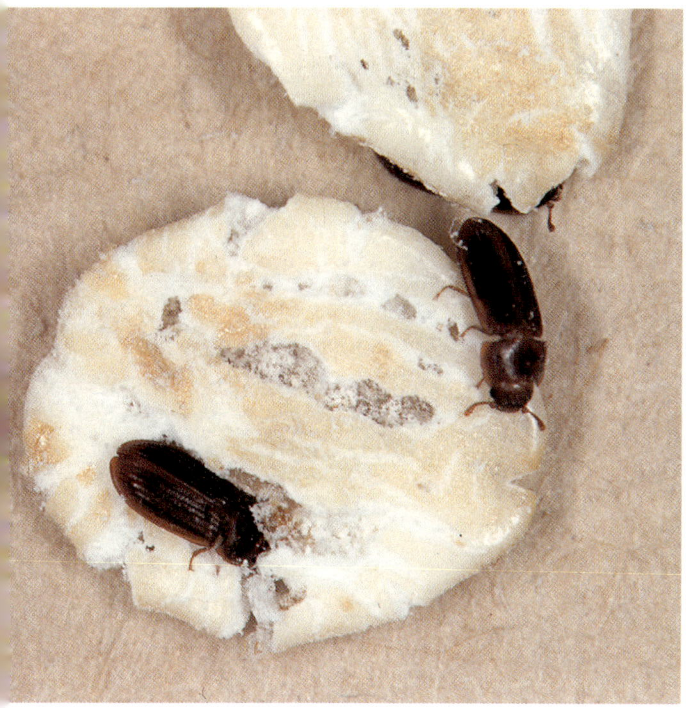

Siamesischer Flachkäfer bis 3 mm lang (oben)
Larve (unten)

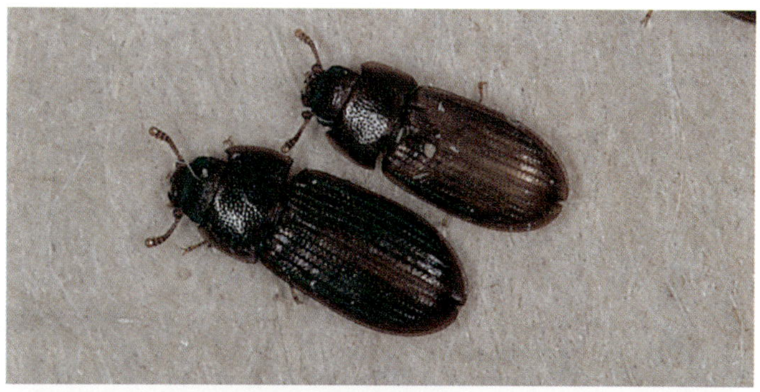

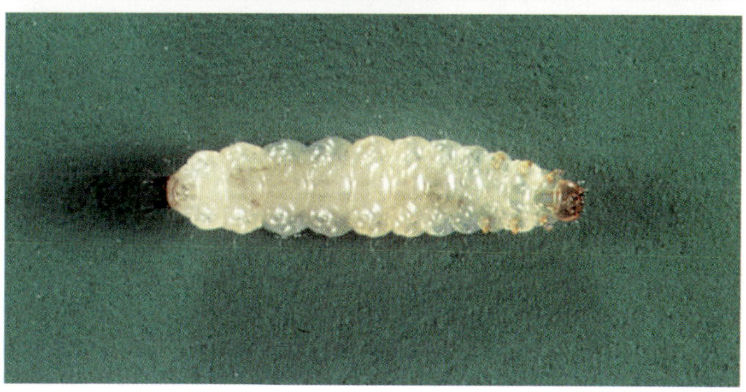

Speckkäfer

Dermestidae

Wollkrautblütenkäfer – *Anthrenus verbasci* (LINNAEUS, 1767)

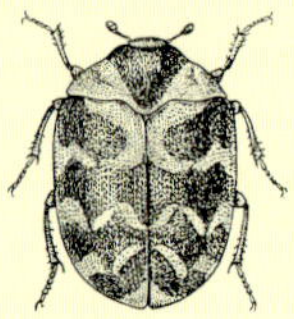

Name:
Wollkrautblütenkäfer
Anthrenus verbasci (L.)

Temperaturbereich:
18 °C – 35 °C, Larve ist winterhart

Feuchtebereich:
20 % – 75 %. r. F.

Befallsprodukt:
Vorräte überwiegend tierischer aber auch pflanzlicher Herkunft, Wollschädling

Befallsort:
Wohnungen, Speicher

Bekämpfung:
Reinigen

Aussehen

Die kleinen, oftmals sehr bunten Käfer haben einen rundlichen bis kurzovalen Körper, dessen Rücken- und Bauchseite dicht mit Schuppen bedeckt ist. An der Stirn befindet sich das Punktauge. Der 2 mm bis 3 mm lange Wollkrautblütenkäfer trägt elfgliedrige Fühler mit dreigliedriger Endkeule. Die Flügelnaht ist nicht rot beschuppt. Die Hinterecken und der Hinterrand seines Halsschildes sowie die Bauchseite ist weiß beschuppt. Die dunklen Flügeldecken sind mit drei weißen, wellenförmigen Querbinden gezeichnet. Es besteht hinsichtlich Körperform kein auffallender Unterschied zwischen den Geschlechtern.

Die etwa 5 mm langen, gelbbraunen Larven sind am ganzen Körper mit verschieden langen Borsten und Borstenbüscheln ausgestattet. Die hellbraunen Pfeilhaarbüschel überragen das Hinterende der lichtscheuen Larve.

Vorkommen und Biologie

Die Käfer leben etwa zwei Wochen. Ab Mitte Mai fliegen sie zum Blütenbesuch ins Freiland. Die Weibchen kehren zur Eiablage in die Gebäude zurück und legen die Eier in Ritzen, Falten oder anderen geschützten Stellen am Nahrungssubstrat ab. Die Fortpflanzung in Räumen ist auch ohne Aufenthalt im Freien möglich. In temperierten Räumen schlüpfen die Käfer von Januar bis September aus Eiern des vorausgegangenen Jahres. Der Wollkrautblütenkäfer hat einen einjährigen Entwicklungszyklus.

Die Fortbewegung der lichtscheuen Larven erfolgt unregelmäßig bis ruckartig. Sie leben von tierischen Produkten und an Wollwaren, Polstermöbeln, Teppiche, Fellen und Vogelbälgen. Im Gegensatz zu den Pelzkäfern fressen die Teppichkäferlarven an den Haarspitzen dichter Pelze oder Felle.

Schaden

Als Keratinfresser treten sie in Wohnungen und Lägern auf. Sie gehören zu den wichtigsten Schädlingen an Textilien und richten auch in Insektensammlungen, an Vogel- oder Säugerbälgen großen Schaden an. Die Bedeutung als Wollschädling nimmt ständig zu. In trockenen Sommern fliegen Wollkrautblütenkäfer in Wohnungen zu. 1959 fand man den Wollkrautblütenkäfer in fast allen Wohnungen in Südholland und im Raum um Aachen.

Bekämpfung

Sammlungskästen sollten möglichst insektendicht verschlossen werden. Gegebenenfalls kann ein lang wirksames Kontaktinsektizid dazugegeben werden, obgleich heute mehr Hitze und Kälte oder inerte Gase zur Sanierung empfohlen werden.

Käfer mit leichtgeöffneten Flügeldecken

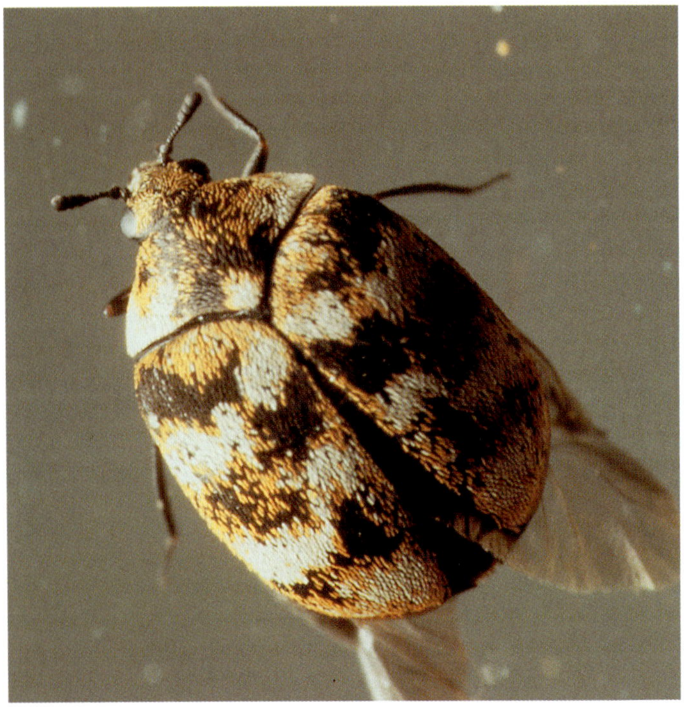

Pfeilhaare an Hinterleib der Larve (200-fach vergrößert)

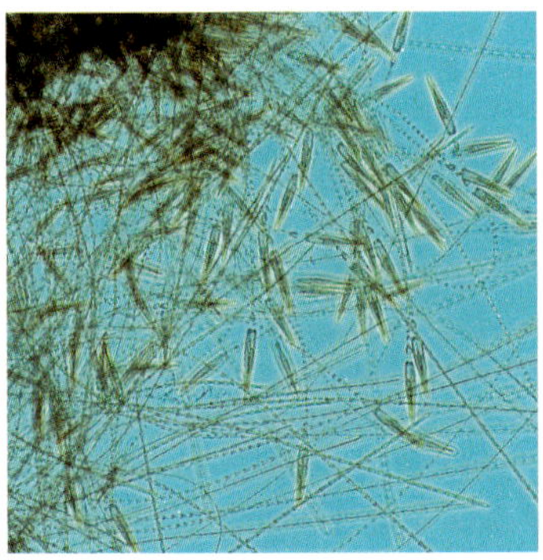

Khaprakäfer – *Trogoderma granarium* Everts, 1898

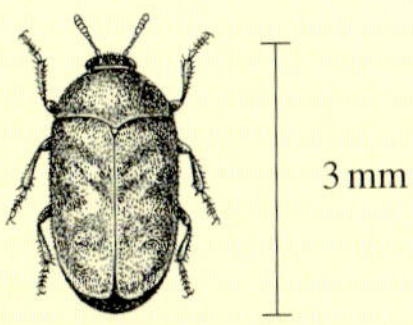

Name:
Khaprakäfer
Trogoderma granarium
Everts

Temperaturbereich:
wärmeliebend, 20 °C - 48 °C

Feuchtebereich:
trockenhart, überlebt selbst bei 0 % r. F.!, bis 73 % r. F.

Befallsprodukt:
Getreide, Getreideerzeugnisse, Ölsaaten, Fischmehl

Befallsort:
Speicher, Lebensmittelfabriken

Bekämpfung:
Begasen

Aussehen

Der Khaprakäfer hat eine ovale Form und wird bis zu 3 mm lang. Das Männchen ist etwas kleiner als das Weibchen. Man spricht deshalb bei dieser Art von Sexualdimorphismus. Der breite Halsschild schließt unmittelbar an die Flügeldecken an. Die Käfer sind mit gelbbrauner bis schwarzer Behaarung versehen und tragen auf den Flügeldecken eine leicht rötliche Zeichnung, aber keine weißlichen Farbbinden wie *Trogoderma angustum*. Die gelben Fühler haben zehn Glieder und eine viergliedrige, längliche Endkeule. Die schwarzen Augen sind leicht ausgerandet, die Beine gelblich gefärbt.

Die sechsbeinige, etwa 1,8 mm lange Junglarve ist gelbbraun gefärbt, die Altlarve mißt 5 mm. Der Körper der Larve ist typisch behaart, das Larvenhinterende trägt büschelständige Pfeilhaare.

Vorkommen und Biologie

Das Weibchen legt bis 125 0,8 mm x 0,3 mm große, längliche Eier lose in das Nahrungssubstrat, aus denen nach etwa 14 Tagen die Larven schlüpfen. Mit den Widerhaken an den Spitzen der Borsten bleiben die Larven an Verpackungsmaterialien hängen und werden verschleppt. Die gelblichweißen, feinbehaarten Puppen verbleiben in der letzten aufgeplatzten Larvenhaut. Die männliche Puppe mißt etwa 4 mm und die weibliche 5 mm. Die Entwicklung verläuft zwischen 20 °C und 48 °C. Das Entwicklungsoptimum liegt bei etwa 35 °C und ist an ausgesprochen trockenes Milieu angepaßt. Eine gute Entwicklung erfolgt selbst noch bei 3 % rel. Luftfeuchte, sogar bei 0 % rel. Luftfeuchte setzt sich die Entwicklung fort. Die Entwicklungsdauer beträgt bei optimalen Bedingungen etwa 24 Tage. Ein ungünstiges Mikroklima verlangsamt die Entwicklung um zwei bis drei Jahre. Unter dem Einfluß eines optimalen Mikroklimas kann sich eine Khaprakäfer-Population in jeder Woche verdoppeln. Der Khaprakäfer ist einer der wenigen polyphagen Käfer dieser Familie, der sich sowohl von

Khaprakäfer: Männchen (oben), Weibchen (unten)

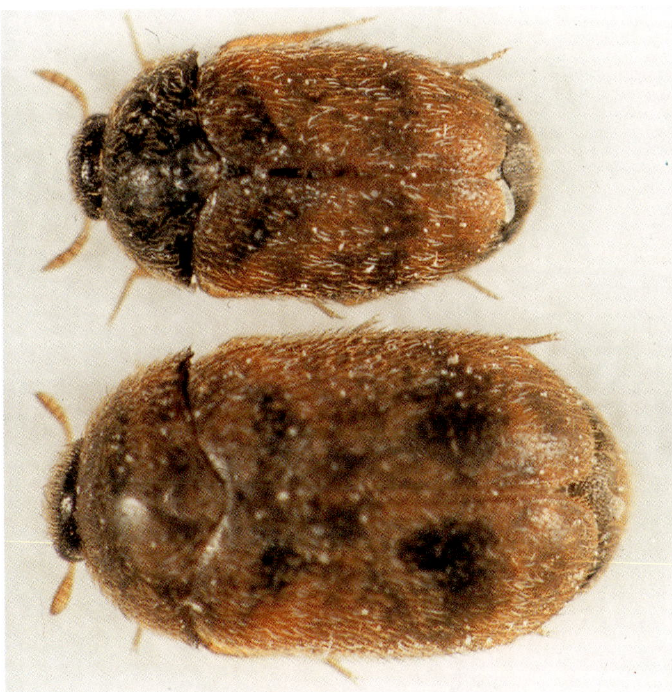

Larvenfraß an Weizen

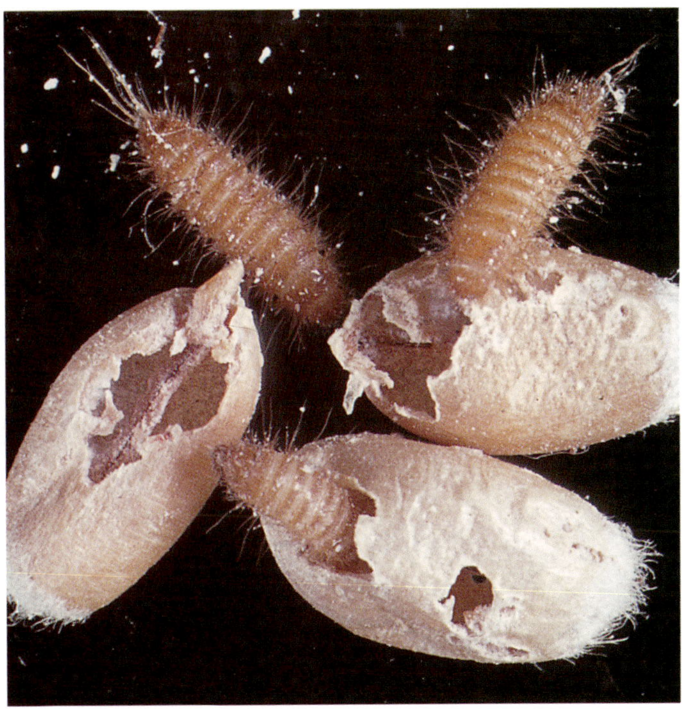

pflanzlichen Produkten (phytophag) als auch Produkten tierischer Herkunft ernähren kann. Er befällt Getreide und Ölfrüchte, Produkte aus diesen Rohstoffen, Malzläger, aber auch Trockenmilch und Fischmehl.

Die Larven nehmen zunächst Getreideteilchen an und fressen sich später in ein Getreidekorn ein. Sie sind sehr widerstandsfähig gegen widrige klimatische Bedingungen und chemische Bekämpfungsmittel. Ungünstige Umweltbedingungen können sie in einem Ruhe- bzw. Starrezustand überstehen (Diapause). Die Puppe liegt frei zwischen den Getreidekörnern. Die Larven lassen sich bei gesackter Ware meist in den sogenannten Sackohren, den Zipfeln an der Verschlußseite, äußerlich aufspüren, wo sie sich zum späteren Schlupf verpuppen.

Schaden

Der Khaprakäfer zählt zu den gefürchtetsten Schädlingsarten in warmen, trockenen Vorratslägern, vor allem in den warmen Klimazonen. Ohne Bekämpfung fressen die Larven 25 % bis 70 % der befallenen Vorräte. Seine Bekämpfung kostet z. B. in den USA jährlich etwa 10 Mill. Dollar. Das befallene Getreide riecht muffig. Der Schaden am Lagergut entsteht durch die Fraßtätigkeit der Larven. Auch Verpackungsmaterialien, wie z. B. Polyethylen und andere Folien und Gewebe, werden durchdrungen. Die befallene Ware wird durch Verunreinigung mit Ausscheidungen und Larvenhäuten zusätzlich verdorben. Seine Gefährlichkeit resultiert unter anderem auch aus seiner Anspruchslosigkeit gegenüber der Nahrung. Bisher ist er an mehr als 60 Produkten pflanzlicher Herkunft beobachtet worden. Vorrangig befällt er Weizen, Gerste, Malz, Erbsen, Mais, Reis, pflanzliche Rückstände der Ölgewinnung, Erdnüsse, Hirse, Trockenfleisch, Fischmehl und Trockenmilch. Der Khaprakäfer ist ursprünglich vor allem aus Ostindien nach Europa eingeschleppt worden. Seine Einbürgerung in unsere Klimazone scheint sich zu vollziehen.

Bekämpfung

Die diapausierende Larve dieses Käfers gehört zu den widerstandsfähigsten Stadien aller Arten vorratsschädlicher Insekten. Bei guter Abdichtung kann man diesen Schädling mit Gasen wie Phosphorwasserstoff durchgreifend bekämpfen. Kontaktinsektizide in den gängigen Anwendungsformen und Konzentrationen wirken meist nur unvollständig. Dieses Tier gehört zu den wenigen Quarantäneinsekten, die nach Entdeckung beim Import sofort vollständig zu bekämpfen sind, auch um ihrer Einbürgerung vorzubeugen.

Larve auf Kaphra

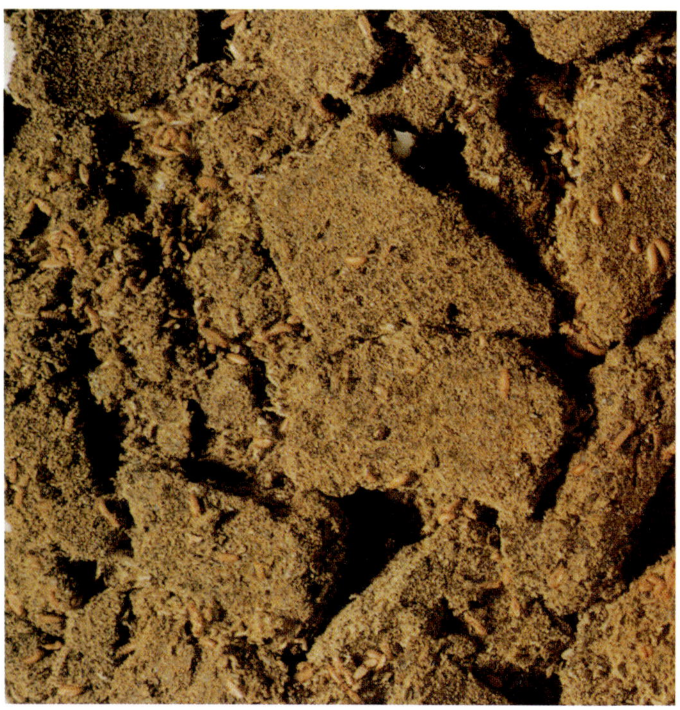

Käfer und Larven an Weizen

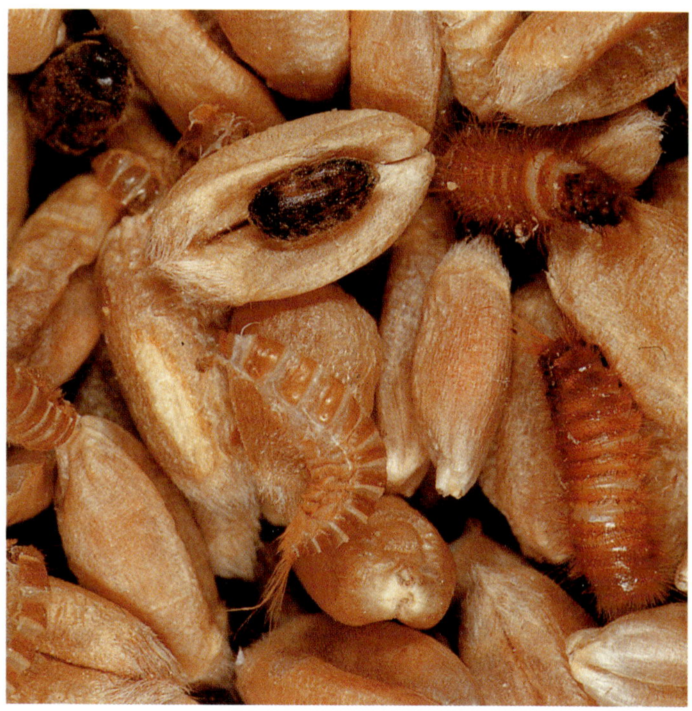

Trogoderma angustum – SOLIER, 1849

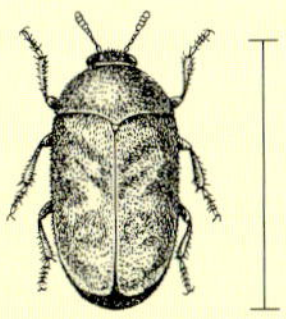

Name:
Trogoderma angustum SOL.

Temperaturbereich:
wärmeliebend

Feuchtebereich:
überdauert Trockenheit

Befallsprodukt:
pflanzliche Drogen, Getreide, Getreideerzeugnisse

Befallsort:
Wohnungen, Speicher

Bekämpfung:
Reinigen

Aussehen

Der Käfer ähnelt dem Aussehen nach dem Khaprakäfer, mit dem er eng verwandt ist. Die Flügeldecken tragen 3 gebogene Binden weißer Haare.

Vorkommen und Biologie

Trogoderma angustum ist bekannt als ein in Berliner Wohnungen insbesondere im Altbau häufig anzutreffender Schädling. Auch in Herbarien, in Museen und in pflanzlichen Drogen wird er immer wieder gefunden und erfordert eine gründliche Bekämpfung, wenn größere Fraßverluste an wertvollen Gegenständen und Waren verhindert werden sollen.

Schaden

Wie alle Larven von Speckkäfern trägt auch *Trogoderma angustum* Pfeilhaare, die leicht abbrechen und im ungünstigen Fall bei Mensch und Tier lungengängig sind. Dadurch kann es zu allergischen Reaktionen bis hin zu gefährlichen Asthmaanfällen kommen.

Bekämpfung

Siehe Khaprakäfer.

Käfer

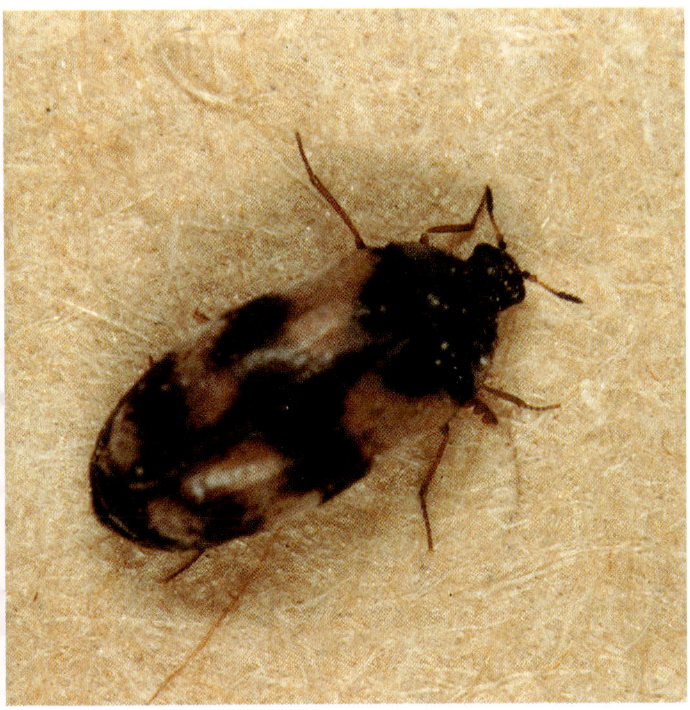

Käfer und Larven auf Mais

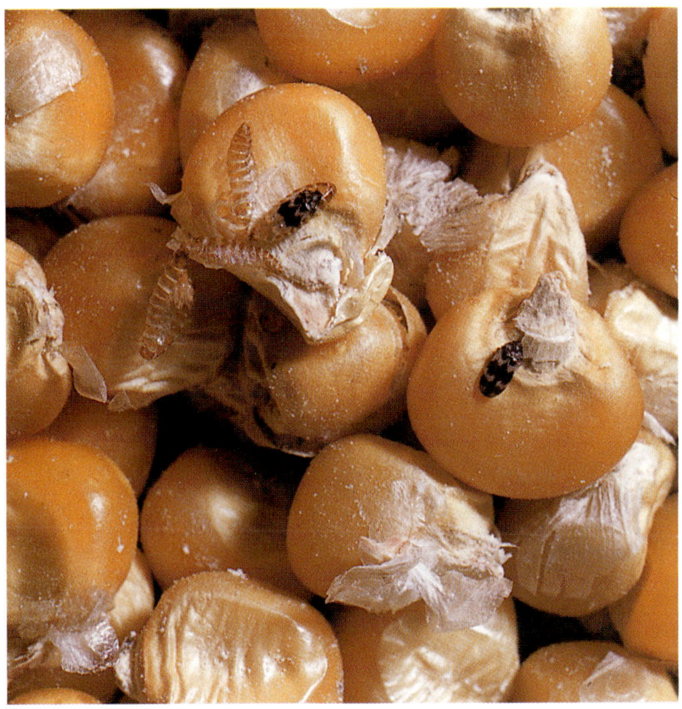

Gefleckter Pelzkäfer – *Attagenus pellio* (LINNAEUS, 1758)

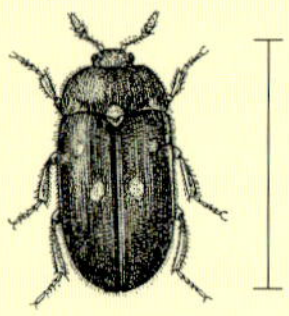

Name:
Gefleckter Pelzkäfer
Attagenus pellio (L.)

Temperaturbereich:
15 °C – 35 °C

Feuchtebereich:
überdauert Trockenheit

Befallsprodukt:
Pelze, Teppiche, Getreideprodukte

Befallsort:
Wohnungen, Speicher

Bekämpfung:
Reinigen

Aussehen

Der Gefleckte Pelzkäfer ist bis 5 mm lang, seine Flügeldecken sind schwarzbraun gefärbt und in der Mitte mit je einem länglichen weißen Punkt versehen. Am Hinterrand des Halsschildes trägt er drei weiße Flecken. Larven sind 12 mm lang, und glänzend goldgelb bis hellbraun gefärbt mit glänzenden kurzen Haaren und Schuppen. Das hellbraune Haarbüschel am Hinterende ist fast so lang wie die Larve selbst.

Vorkommen und Biologie

Das Weibchen legt kaum mehr als 50 Eier ab. Die Larven bewegen sich ruckartig fort. Auf Berührungen reagieren sie mit einer länger andauernden Erstarrung. Die Käfer fliegen als Blütenbesucher Ende Mai ins Freie und kehren zur Eiablage in die Gebäude zurück. Für die Entwicklung einer Generation benötigt diese Art wahrscheinlich mehr als ein Jahr.

Schaden

Die Larven verursachen Schäden an Pelzen, Teppichen, Stoffen und Decken durch Loch- und Haarfraß. Die Pelzhaare werden dabei unten abgefressen, so daß sie büschelweise herausfallen. Auch trockenes Fleisch, tote Insekten, Getreideprodukte oder getrocknete Pflanzen dienen ihnen als Nahrung.

Neben den Teppichkäferarten ist der Pelzkäfer heute ein größerer Wollschädling als Kleidermotte und Pelzmotte.

Bekämpfung

Insektensicherer Verschluß von Getreideprodukten u. a. Materialien dient der Vorbeugung. Häufiges und gründliches Klopfen der Teppiche hilft, die Schäden zu verringern. Temperaturen unter 0 °C reichen in wenigen Tagen bis Wochen aus, um Käfer in befallenen Waren abzutöten.

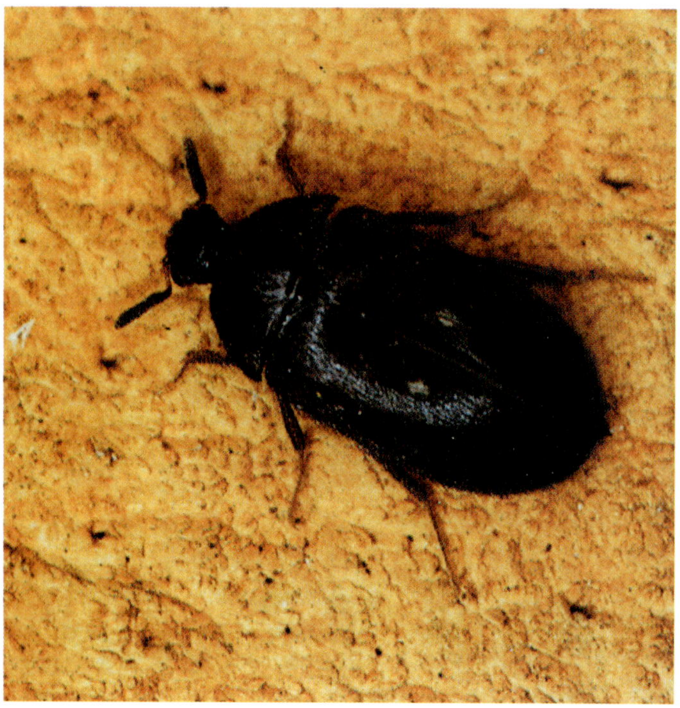

Gefleckter Pelzkäfer mit je einem weißen Punkt auf den Flügeln

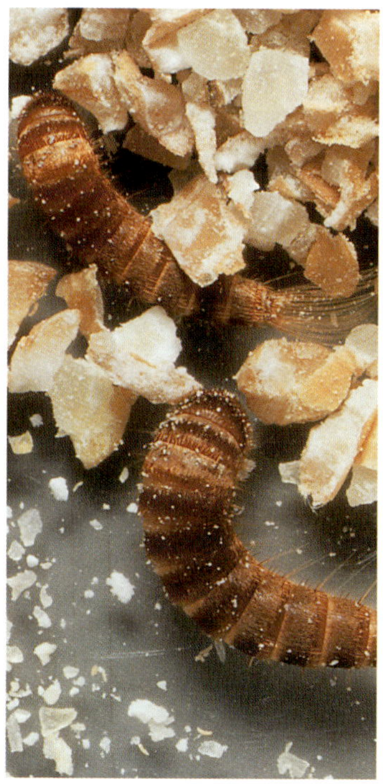

Larven

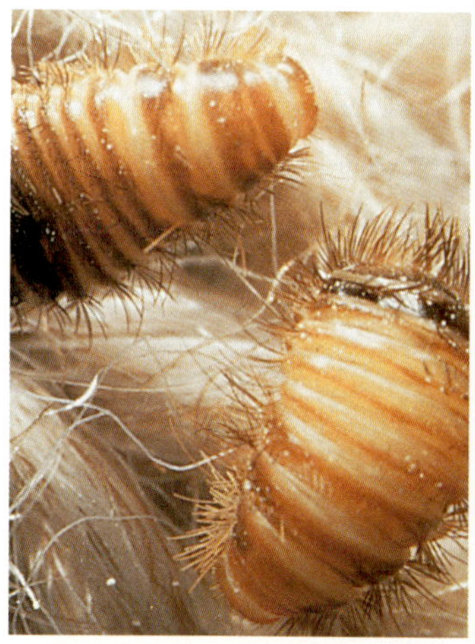

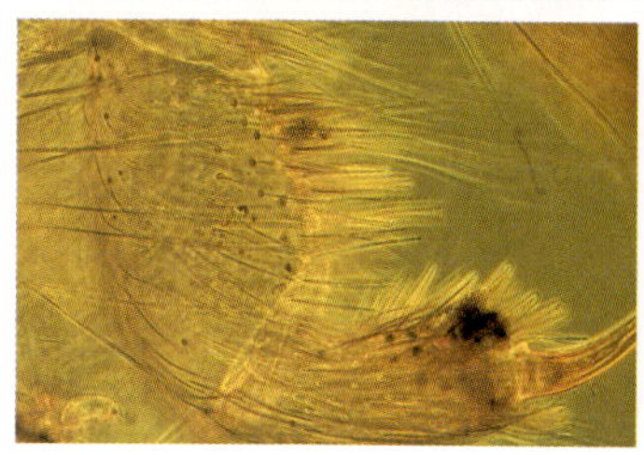

Larven (Detailaufnahme) (oben) mit Pfeilhaaren am Hinterende, 200-fach vergr.

Dunkler Pelzkäfer – *Attagenus piceus* (OLIVIER, 1790)

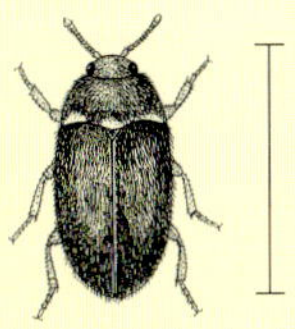

Name:
Dunkler Pelzkäfer
Attagenus piceus (OL.)

Temperaturbereich:
15 °C – 35 °C

Feuchtebereich:
überdauert Trockenheit

Befallsprodukt:
Pelze, Teppiche, Getreideprodukte

Befallsort:
Wohnungen, Speicher

Bekämpfung:
Reinigen

Aussehen

Der dunkle Pelzkäfer ist bis 5 mm lang und ähnelt stark dem Gefleckten Pelzkäfer. Sein Halsschild und die Flügeldecken sind einfarbig schwarz bis braun, fein grau oder schwarz behaart und tragen keine weiße Zeichnung. Die Beine des Käfers sind von gelbroter Farbe. Bei den braun bis dunkelbraunen, behaarten Larven fehlen Schuppen.

Vorkommen und Biologie

Die Lebensweise dieses Käfers entspricht der des Gefleckten Pelzkäfers.

Schaden

Der Dunkle Pelzkäfer tritt in Nordamerika mehr als in Europa schädigend auf.

Bekämpfung

Siehe Gefleckter Pelzkäfer.

Dunkler Pelzkäfer ohne Zeichnung auf Flügeldecken

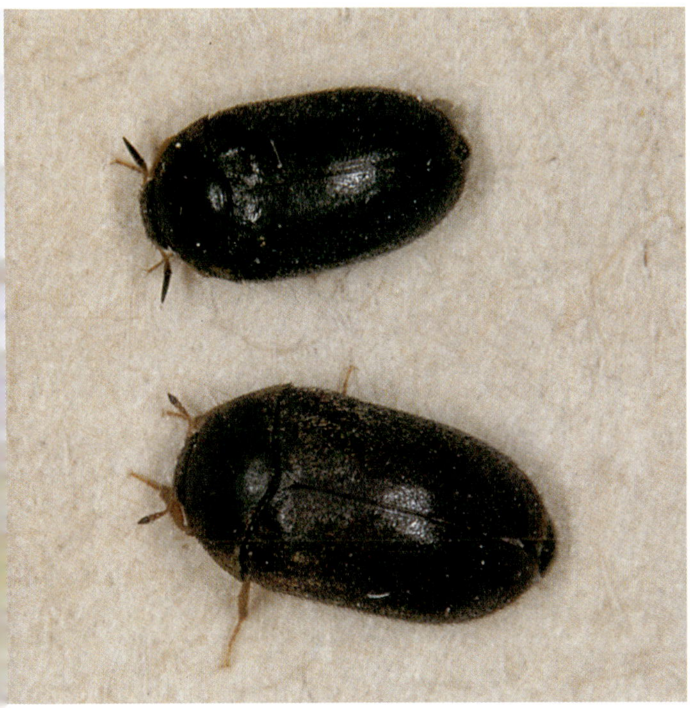

Larve mit Pfeilhaaren (oben) und Puppe des Dunklen Pelzkäfers (unten)

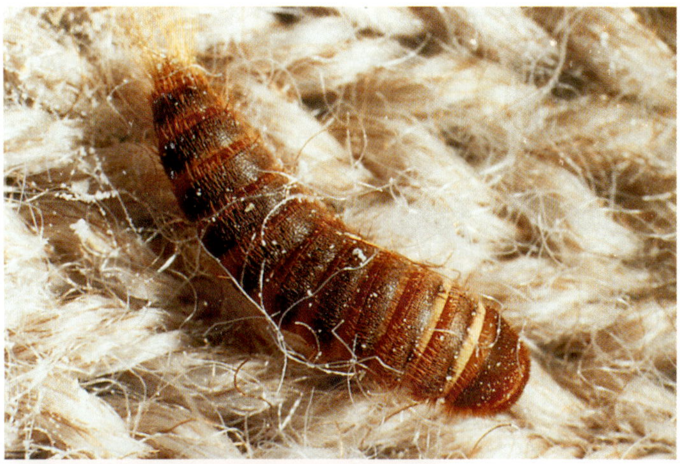

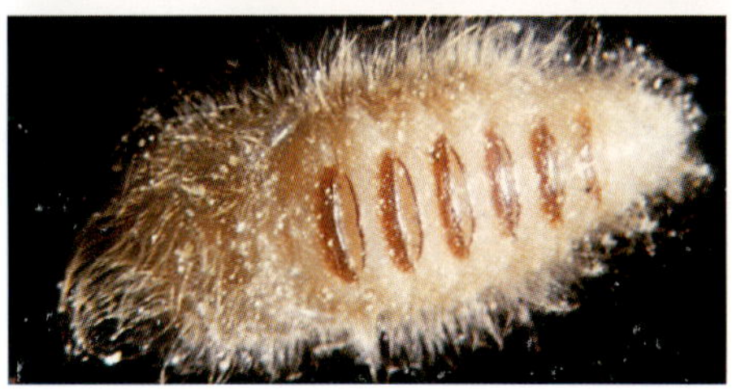

Gemeiner Speckkäfer – *Dermestes lardarius* (LINNAEUS, 1758)

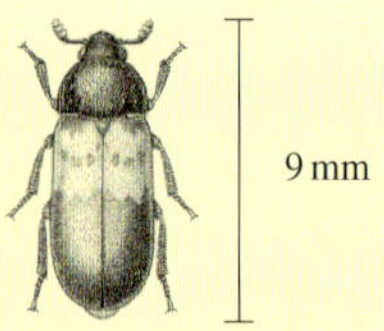

Name:
Gemeiner Speckkäfer
Dermestes lardarius (L.)

Temperaturbereich:
15 °C – 35 °C

Feuchtebereich:
feuchteliebend

Befallsprodukt:
Vorräte tierischer und pflanzlicher Herkunft

Befallsort:
Speicher, Wohnungen, Häuser, Dachböden

Bekämpfung:
Reinigen

Aussehen

Der Gemeine Speckkäfer erreicht eine Körperlänge von etwa 9 mm. Seine sonst schwarzen Flügeldecken sind auf der vorderen Hälfte gelbbraun und behaart und tragen drei große schwarzen Flecken. Die Bauchseite des Käfers ist grau behaart. Die glänzend weißen Eier sind 2 mm bis 3 mm groß. Die bis 13 mm langen Larven verjüngen sich dem Hinterende zu. Ihre Rückenseite trägt lange, bräunlich gefärbte Haare. Die Segmentgrenzen und Bauchseite sind gelblich behaart. Das vorletzte Hinterleibssegment ist rückenseitig mit zwei nach hinten gerichteten Chitinzähnen versehen.

Vorkommen und Biologie

Der Gemeine Speckkäfer ist in Mitteleuropa überwiegend ein Freilandinsekt. Er ernährt sich von Aas, und lebt in Vogel - und Wespennestern sowie auch in Bienenstöcken. Gelegentlich wandert er auch in Häuser und Vorratsläger und befällt dort pflanzliche und tierische Produkte. Das Weibchen legt zwischen 100 und 200 Eier einzeln im Nahrungssubstrat ab. Die Larven schlüpfen nach bis zu 12 Tagen, häuten sich in bis zu 24 Tagen bis zu fünf mal. Sie verpuppen sich unter anderem in Holz, Mörtel und Mauersteinen von September bis Oktober. Die Käfer schlüpfen nach etwa zwei Wochen Puppenruhe, sie überwintern in der Puppenwiege. Im Freiland entwickelt sich meist nur eine Generation, in geschützten Bauwerken wie Wohnungen, Lägern usw. Der Käfer ist flugfähig.

Gemeiner Speckkäfer; vorderer Teil der Flügeldecken gelbbraun mit 3 schwarzen Flecken

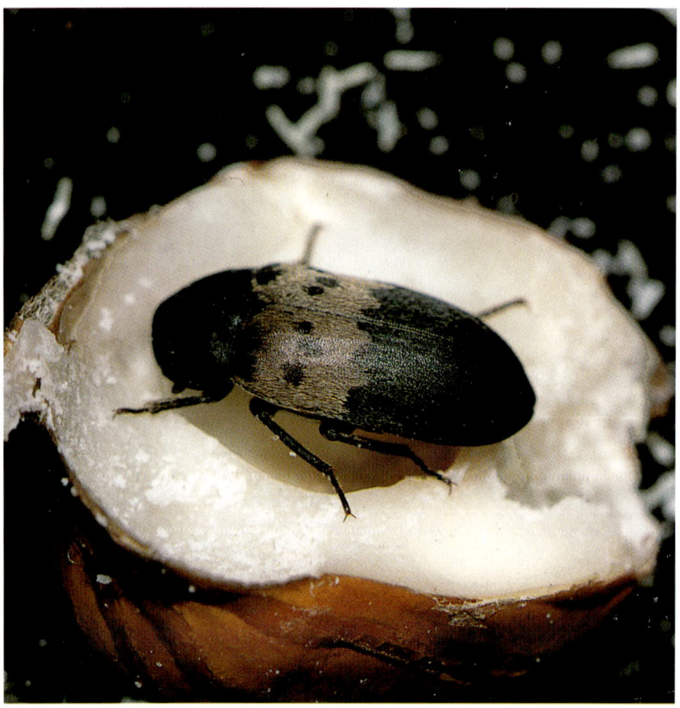

Larve mit Borsten

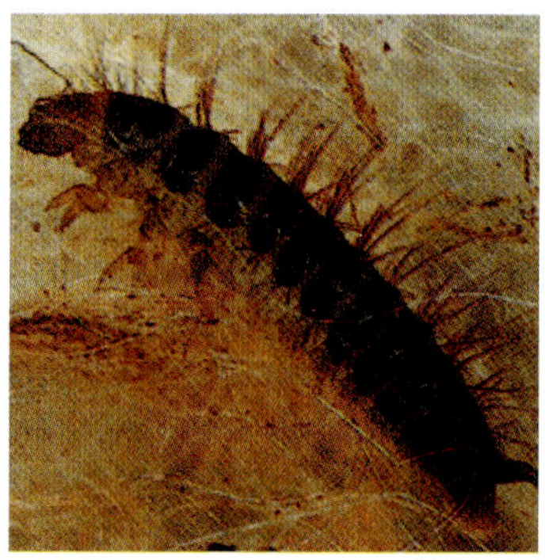

Schaden

Die Larven verderben Nahrungsmittel, wie z. B. Speck, Schinken, Wurst, Trockenfleisch, harten Käse und Trockeneigelb sowie auch Weizenmehl, Erdnüsse, Kakaobohnen und Mandeln durch ihre Fraßtätigkeit und den Kot, der in zentimeterlangen Fäden liegen bleiben kann. Sie können Schaden an Fellen, Häuten und Därmen anrichten und durchlöchern Zigarren. Die Larven benagen schlupffähige Hühner- und Entenküken in schon geöffneten Eiern und können brütenden Tieren arg zusetzen. In Spinnereien zerfressen sie aufgespulte Viskoseseide. Bei starkem und mehrjährigem Befall kann es zu größeren Fraßschäden im Holz kommen. Ihre Fraßgänge täuschen dann einen Befall mit holzzerstörenden Käferlarven vor.

Bekämpfung

Vor der Einlagerung sind die Lagerräume gründlich zu säubern. Käse und Fleisch sollten kühl gelagert werden.

Dornspeckkäfer – *Dermestes maculatus* De Geer, 1774

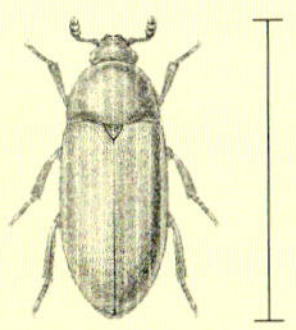

Name:
Dornspeckkäfer
Dermestes maculatus Deg.

Temperaturbereich:
15 °C - 35 °C

Feuchtebereich:
feuchteliebend

Befallsprodukt:
Vorräte tierischer und pflanzlicher Herkunft

Befallsort:
Speicher, Haushalte

Bekämpfung:
Reinigen

Aussehen

Der Dornspeckkäfer wird 6 mm bis 10 mm lang. Seine Flügeldecken sind einfarbig braun bis schwarz und mehr oder weniger mit helleren Haaren durchsetzt. Nahtspitzen der Flügeldecken weisen dornartige Bildungen auf. Bauchseitig erscheint der Käfer wegen seiner Behaarung weiß mit seitlich regelmäßig angeordneten Flecken.

Die Larven sind bis 16 mm lang, mit nach vorn gerichteten Chitinhaken auf dem vorletzten Hinterleibssegment.

Vorkommen und Biologie

Die Weibchen legen mehrere hundert Eier in Schüben am Nahrungssubstrat ab.

Schaden

Die Larven bevorzugen rohe Felle, Larvenfraß an Lederseite und befallen auch Viskoseseide.

Bekämpfung

Befallene Häute sollte man für mindestens 14 Tage im Gerfrierfach bei etwa -18 °C aufbewahren, um alle Käfer und Brutstadien abzutöten. Falls Bedenken wegen Einbuße der Qualität bestehen, läßt sich mit inerten Gasen oder Phosphorwasserstoff begasen. Dies muß durch Fachleute vorgenommen werden. Vorbeugend können Lagerräume und Häute eingestäubt oder eingenebelt werden. Befallene Stücke sollten getrennt gelagert werden und darüber hinaus durch Luftzug trocken gehalten werden. Vor einer Neubelegung ist eine gründliche Reinigung unerläßlich.

Dornspeckkäfer; einfarbig braun bis schwarz

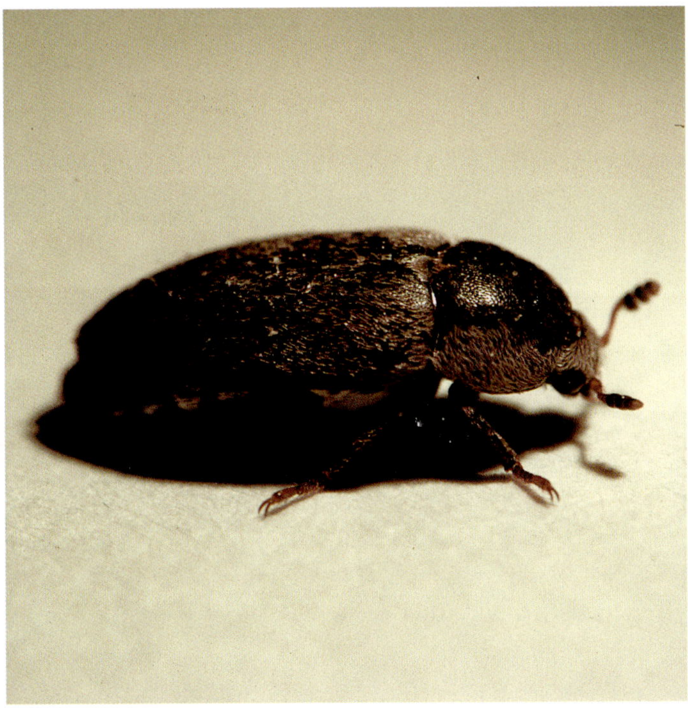

Massenhafter Käferbefall an Knochen (oben)
Puppe in Rückenlage (unten links), Larve (unten rechts)

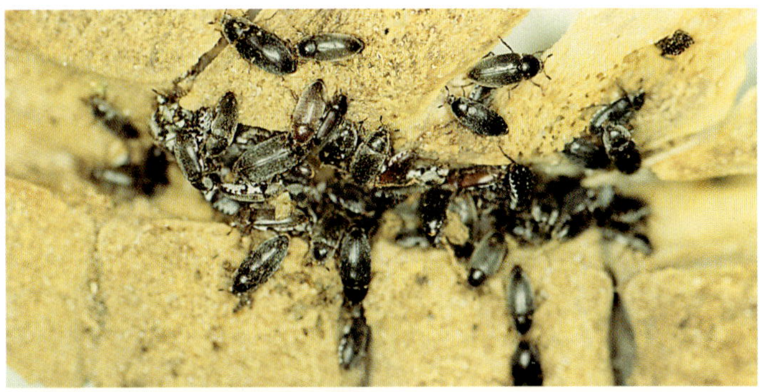

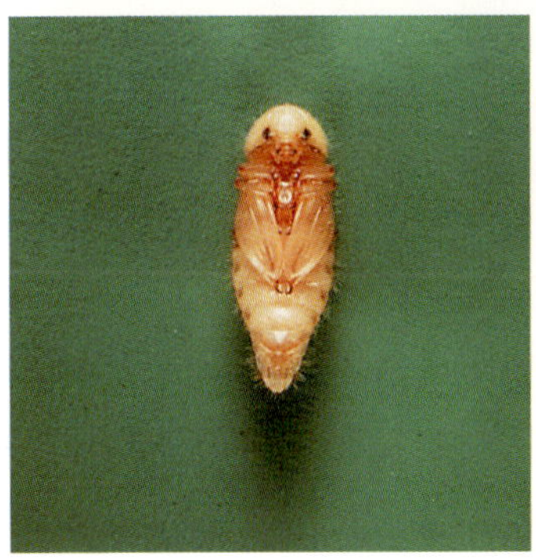

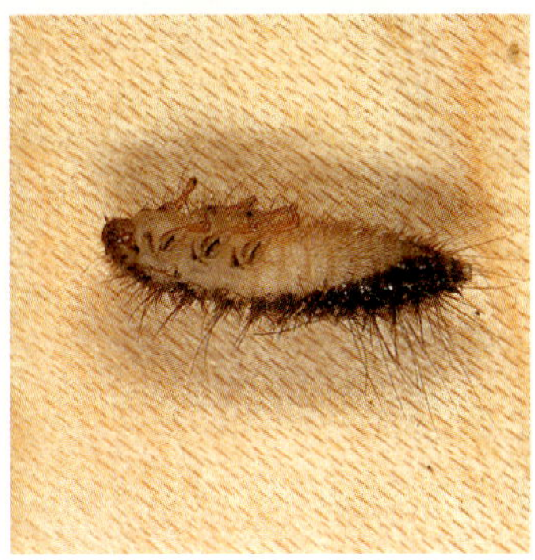

Peruanischer Speckkäfer – *Dermestes peruvianus* (La Porte de Castelnau, 1840)

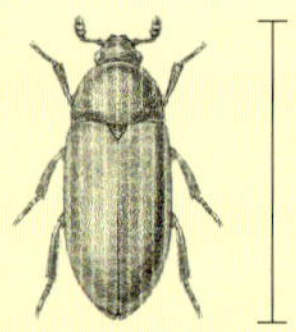

Name:
Peruanischer Speckkäfer
Dermestes peruvianus Cast.

Temperaturbereich:
wärmeliebend

Feuchtebereich:
feuchteliebend

Befallsprodukt:
Fischmehl, Felle, Därme

Befallsort:
Großküchen, Lebensmittelfabriken

Bekämpfung:
Reinigen, Begasen

Aussehen

Der Peruanische Speckkäfer hat glänzende, gelblichweiß gefärbte Flügeldecken und kommt mit einer Körperlänge von 7,5 mm bis 10 mm vor. Ihm fehlen die weißen Flecken auf den Flügeln, die den Gemeinen Speckkäfer auszeichnen. Die hellbraunen, bis etwa 17 mm langen Larven haben am Hinterende nach hinten gebogene Chitinhaken. Seine länglichen, leicht gekrümmten, milchigweißen Eier messen etwa 2,5 mm x 0,7 mm.

Vorkommen und Biologie

Sie werden häufig mit Fellen und Därmen aber auch Fischmehl aus Chile und Peru eingeschleppt und treten verstärkt als Plage in Häusern im Großstadtbereich, in Großküchen und in der Lebensmittel-verarbeitenden Industrie auf, wo sie in ihrem Auftreten inzwischen dem Gemeinen Speckkäfer den Rang ablaufen.

In seinem biologischen Verhalten und seiner Lebensweise entspricht der Peruanische Speckkäfer in etwa dem Dornspeckkäfer. Die aus maximal 600 Eiern frisch geschlüpften Larven attackieren, wie ältere Larven und Käfer auch, die Eier der eigenen Art. Die Larven dieser Art neigen nicht so ausgeprägt zum Einbohren in festere Stoffe. Die gesamte Entwicklung dauert zwischen 60 Tage bis etwa 300 Tage und verläuft bei 25 °C und 80 % rel. Feuchte besonders schnell. Die Käfer leben etwa bis zu 250 Tagen.

Schaden

Die Schäden entsprechen in etwa denen des Dornspeckkäfers und des Gemeinen Speckkäfers.

Bekämpfung

Siehe Dornspeckkäfer.

Peruanischer Speckkäfer

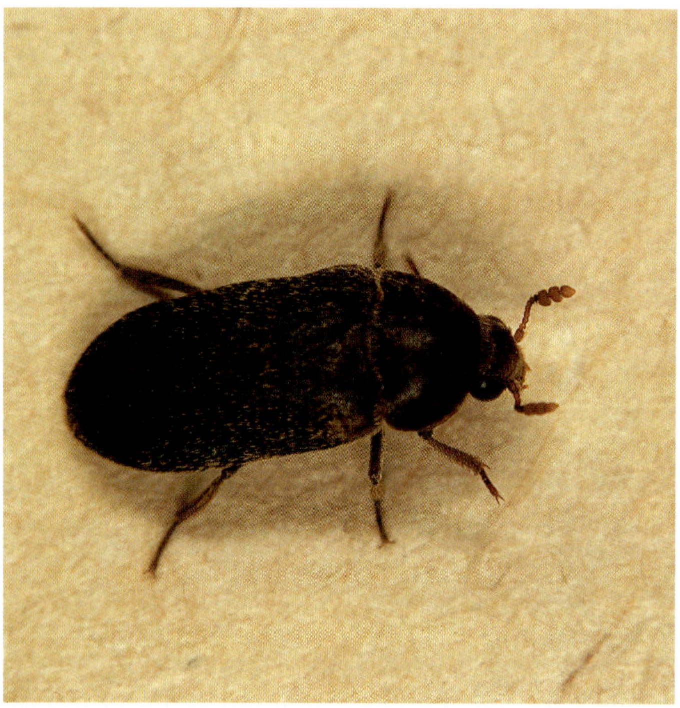

Haut einer Larve des Peruanischen Speckkäfers (200-fache Vergrößerung)

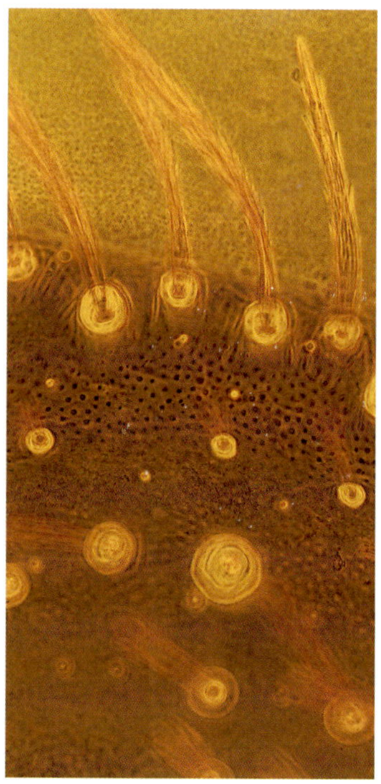

Messingkäfer – *Niptus hololeucus* FALDERMANN, 1836

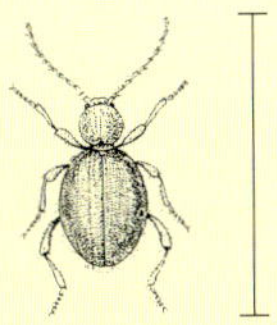

Name:
Messingkäfer
Niptus hololeucus FALD.

Temperaturbereich:
20 °C – 25 °C

Feuchtebereich:
feuchteliebend, 70 % r. F.

Befallsprodukt:
Getreide, Getereideerzeugnisse, pflanzliche Drogen

Befallsort:
Federn, pflanzliches Polstermaterial, alte Häuser, Fehlböden

Bekämpfung:
Reinigen, Trocknen, Begasen

Aussehen

Der Käfer ist etwa bis 5 mm lang. Sein Körper trägt eine sehr dichte, goldgelbe Behaarung. Der skulpturierte Halsschild verjüngt sich nach hinten. Die Flügeldecken sind fast kugelig abgerundet. Die etwa 1 mm großen, runden Eier tragen eine klebrige Oberfläche. Die weiß-gelblichen Larven erreichen ausgewachsen eine Länge von bis zu 7 mm, haben einen braungelben Kopf mit rotem Längsstrich an beiden Seiten und eine lange, fein rotbraune Behaarung. Am After tragen sie einen kleinen, flachen V-förmigen Fleck. Im Gegensatz ist beim Kräuterdieb ein großes V sichtbar.

Vorkommen und Biologie

Das Weibchen heftet bei zusagenden Temperaturen bis zu 30 Eier an der Unterlage an. Es bewältigt dafür größere Entfernungen und trägt so zur Verbreitung der Art bei. An der klebrigen Eioberfläche bleiben kleine Teilchen des Umgebungssubstrats haften. Die Larven liegen mit eingekrümmtem Hinterleib im befallenen Vorratsgut. Die Verpuppung erfolgt in einem Gespinstkokon, dessen Hülle kleine Nahrungsteilchen enthält. Die Entwicklung vom Ei bis zur Imago dauert bei 20 °C ungefähr 7 Monate, bei 25 °C und 70 % rel. Luftfeuchte nur 70 Tage.

Schaden

Die Larven und Käfer fressen an pflanzlichen und tierischen Stoffen. Sie werden auch an Textilien schädlich, ohne sich darin zu entwickeln. Bei Getreidekörnern beginnt ihre Fraßtätigkeit am Keimling. In älteren Häusern sind die Käfer häufiger im Füllmaterial, wie z.B. Häcksel, in den Fehlböden bzw. Zwischendecken anzutreffen. Der Schaden kann groß sein.

Messingkäfer mit goldgelber Behaarung

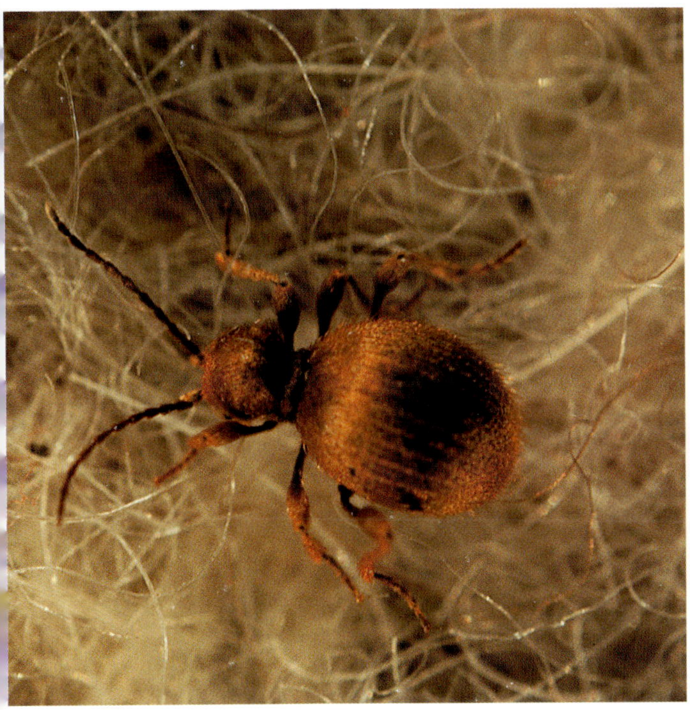

Massenhafter Käferbefall

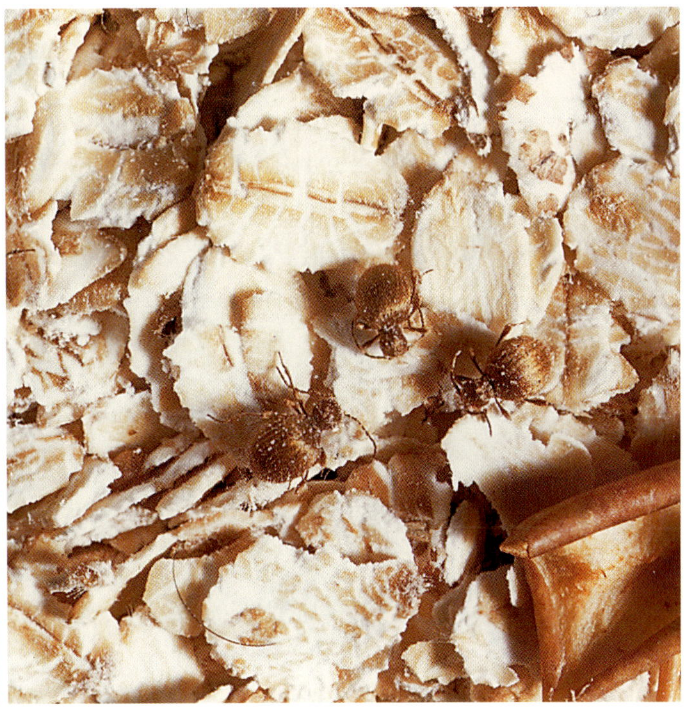

Befallen werden Getreide, Getreideprodukte, Backwaren, Feigen, Drogen, Tabakwaren und Borsten, Federn sowie pflanzliches Polstermaterial. Holz bleibt verschont. Im Gefolge von Baumaßnahmen kommt es bei Modernisierung oder Rekonstruktion durch höhere Raum- und Materialfeuchte des öfteren zu Massenbefall. Bei ihren Wanderungen in alten Häusern befallen die Käfer verschiedenste Materialien, die sie auch durchfressen, wie z. B. Bücher und Leder.

Bekämpfung

Die Bekämpfung bereitet häufig große Schwierigkeiten, die bei der Suche nach der Befallsquelle durch bautechnische Gegebenheiten entstehen. Grundsätzlich müssen alle Hohlräume geprüft werden, z. B. Geschoßdecken mit Häckselfüllung, Hohlräume in Dachschrägen und Dachgeschoßausbauten, nur zugweise genutzte oder zeitweise ungenutzte Schornsteine, geleerte, nicht gereinigte Jauche- oder Fäkaliengruben. Helfen mehrmalige Insektizidbehandlungen nicht, muß das gesamte Gebäude z. B. mit Brommethan durchgreifend begast werden, wobei alle Käfer und Brutstadien abgetötet werden. Anderenfalls ist die Dielung aufzunehmen, das organische Füllmaterial zu entfernen und zu prüfen, ob Langzeitmittel ohne Dampfdruck, wie z. B. Kieselgur, eingesetzt werden können.

Eier des Messingkäfers

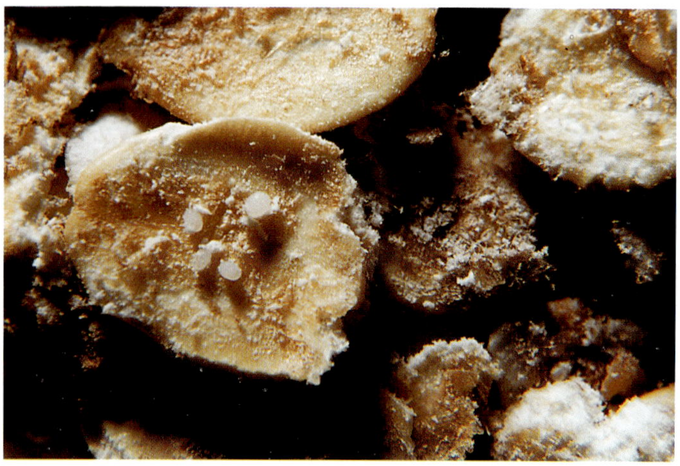

Weiß-gelbliche Larven bis zu 7 mm lang

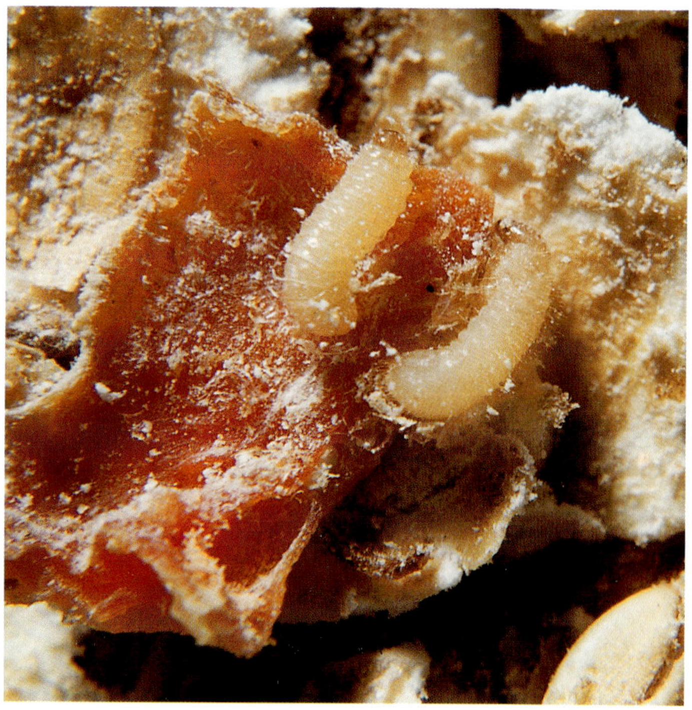

Kugelkäfer – *Gibbium psylloides* (CZENPINSKI, 1778)

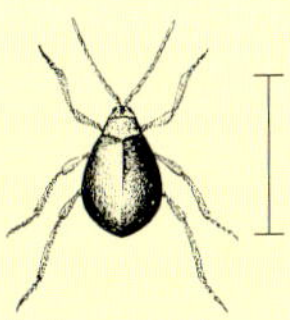

Name:
Kugelkäfer
Gibbium psylloides (CZENP.)

Temperaturbereich:
23 °C – 25 °C

Feuchtebereich:
feuchteliebend, 70 % r. F.

Befallsprodukt:
Weizen, Brot, pflanzliche Drogen und Gewürze, Federn

Befallsort:
Häuser, Lebensmittelfabriken

Bekämpfung:
Reinigen, Begasen

Aussehen

Der Kugelkäfer gehört mit dem Messingkäfer *(Niptus hololeucus)* zur Familie der Diebkäfer. Durch seinen eiförmigen Körperumriß, seine hochgewölbten, glasartig glänzenden, braunroten Flügeldecken, die feine und dichte, goldgelbe Behaarung seiner Fühler und Beine, durch seinen kurzen konischen Halsschild und den stark nach unten gerichteten Kopf kann er deutlich von anderen Käfern unterschieden werden. Die Flügeldecken dieses etwa 3 mm großen, spinnenähnlich aussehenden Käfers sind kugelig aufgetrieben, etwa dreimal so breit wie seine Bauchplatten, mit starken Punktreihen versehen und verwachsen, weshalb er flugunfähig ist. Die ca. 0,5 mm großen Eier sind mit einem klebrigen Überzug versehen, werden einzeln in das Nährsubstrat abgelegt und haften an der Unterlage oder sind von kleinen Partikeln der Umgebung eingehüllt. Die elfenbeinfarbigen Larven des Kugelkäfers haben einen zur Bauchseite eingekrümmten Körper, eine kräftige gelbgefärbte Kopfkapsel mit dunkelbraunen Mundwerkzeugen. Die Behaarung ist stärker als beim Messing- oder Australischen Diebkäfer. Der Käfer ist lichtscheu und liebt Feuchtigkeit.

Vorkommen und Biologie

Das Tier war vor 70 Jahren in Europa, Ägypten, Indien und Nordamerika zu finden. Die Larven schlüpfen bei 25 °C nach etwa sechs Tagen und fressen ihre Eischale auf. Hierbei werden wohl wie beim Brotkäfer und anderen Insekten wichtige Darmsymbionten aufgenommen. Die Entwicklung vom Ei zum Käfer dauert bei 23 °C und 70 % rel. Luftfeuchte etwa 100 Tage. Ohne Futter kann der Käfer bis etwa 50 Tage überleben. Die Käfer legen in einer Minute etwa 45 cm zurück. Im Gegensatz zu Kräuterdieb und Australischem Diebkäfer können sie, wie der Messingkäfer, an senkrecht stehenden Glaswänden nicht emporlaufen, selbst wenn diese verschmutzt sind. Bei Berührung stellen sich die Käfer mehrere Minuten tot (Tanatose).

Schaden

Ähnlich wie Messingkäfer treten die Kugelkäfer während der wärmeren Jahreszeit in älteren Wohnhäusern und Fabriken von Zeit zu Zeit massenhaft auf. Tagsüber verstecken sie sich hinter Scheuerleisten und in Ritzen, nachts und in der Dämmerung laufen sie auf dem Fußboden und an den Wänden umher und sammeln sich gern an feuchteren Stellen. Der Kugelkäfer frißt an Weizen, Kleie, trockenem Brot, Baumwollsamen, Paprika, Cayenne Pfeffer, Opium, Kamille, Mohn, Kleister, Heu, Schafwolle, Federn, toten Motten und Kunstseide.

Bekämpfung

Saubere Läger und geschlossene Vorratsbehälter beugen dem Befall vor. Bekämpfung in Fabriken erfolgt am besten mit einer Begasung.

Kugelkäfer mit glasartig glänzenden braunroten Flügeldecken

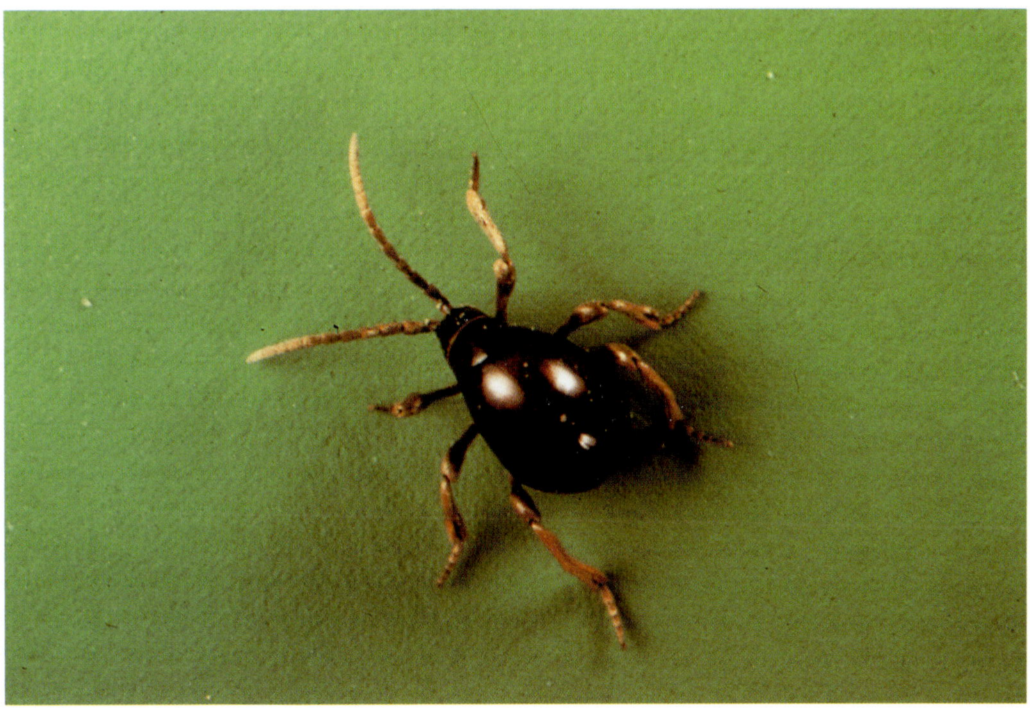

Australischer Diebkäfer – *Ptinus tectus* BOIELDIEU, 1856

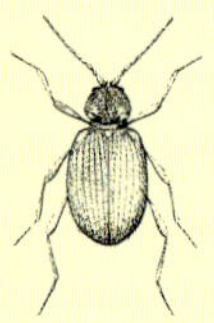

Name:
Australischer Diebkäfer
Ptinus tectus BOIELD.

Temperaturbereich:
5 °C - 30 °C

Feuchtebereich:
> 65 % r. F.

Befallsprodukt:
feuchtes Getreide, Getreideprodukte

Befallsort:
Speicher, Häuser

Bekämpfung:
Trocknen, Reinigen

Aussehen

Die Käfer erreichen Körperlängen von 4 mm. Die hell- bis kastanienbraunen Imagines tragen dichte, anliegende, gelbbraune bis grauweiße Behaarung und wenige lange Haare. Die Flügeldecken sind kurz und oval und bei Weibchen und Männchen gleich. Flügeldecken sind durch zehn Punktreihen und dazwischenliegenden Streifen mit anliegender Behaarung und eine Reihe etwas abstehender Borstenhaare gekennzeichnet. Am Halsschild befinden sich vier stumpfe, kaum vorstehende Zähnchen mit wenig abstehendem Haarpolster.

Die weißen, schwach opalisierenden und oberflächlich klebrigen Eier messen bis 0,6 mm und werden einzeln oder in Schüben im Abstand von mehreren Tagen abgelegt.

Die weißfarbene Puppe gleicht der des Messingkäfers. Die ovalen, oft sehr zahlreich aneinanderliegenden Kokons können fest und dickwandig oder lockerer und dünnwandig ausgebildet sein. Sie bestehen fast ausschließlich aus Sekretfäden mit nur wenigen Fremdpartikeln.

Vorkommen und Biologie

Die Weibchen des Australischen Diebkäfers legen bei drei Eigelegen im Jahr bei Raumtemperaturen innerhalb von etwa vier Wochen insgesamt jeweils etwa 100 bis maximal über 900 Eier ab. Die ausgewachsenen Larven erreichen nach bis zu vier Häutungen Körperlängen von bis zu 5 mm. Sie ähneln in Form, Farbe, Behaarung und in der Ausbildung des Analflecks den Larven des Messingkäfers. Zum Unterschied zu diesem verspinnen die Larven des Australischen Diebkäfers Partikel des Nahrungssubstrates und anders als bei den übrigen Diebkäferarten kann es bei hoher Raum- oder Lagergutfeuchte schon nach der ersten Häutung zur Absonderung von Spinnfäden kommen.

Die Eiablage und die Entwicklung kommen bei Temperaturen unter 5 °C zum Stillstand und die Entwicklung endet bei Temperaturen über 30 °C. Die verpuppungsreifen Larven suchen nach dem Ab-

Käfer auf Getreide

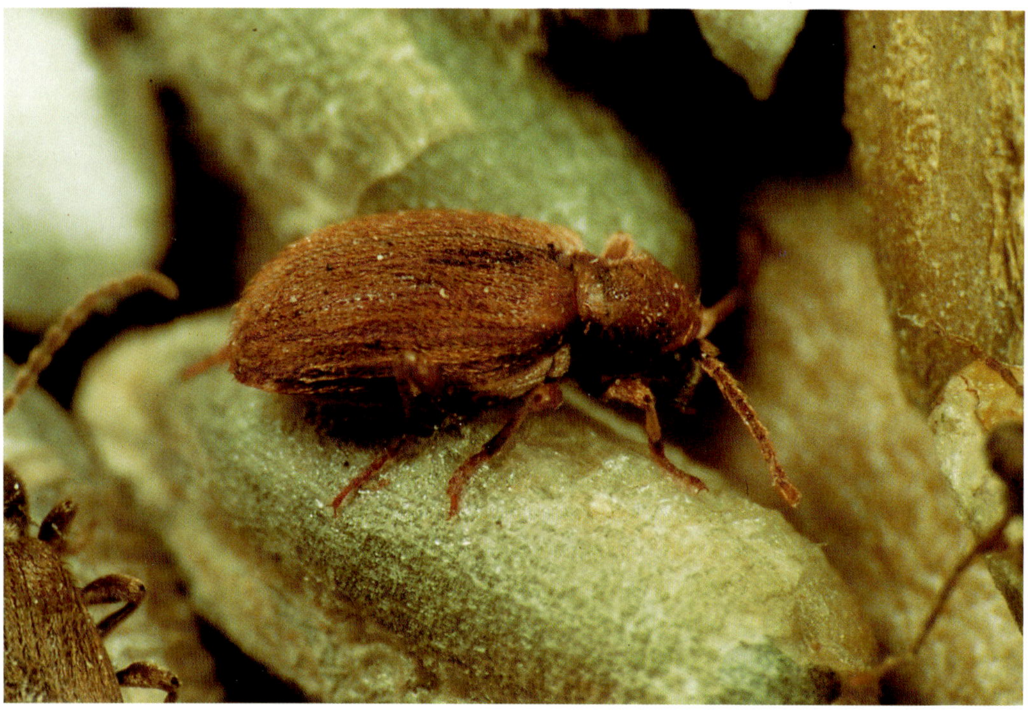

wandern vom Nahrungssubstrat gezielt Stellen auf, die für die Zeit der Metamorphose und der späteren Verpuppung Schutz bieten, wie z. B. Ritzen und Sackgewebe.

Die Entwicklung zur schlupffähigen Larve nimmt bei 24 °C etwa 16 Tage in Anspruch. Bei Fehlen geeigneter Stellen zur Eiablage entwickeln sich im legereifen Weibchen verbliebene Eier weiter. Diese Larven schlüpfen nach der Eiablage bereits nach wenigen Tagen und erklären Zeitunterschiede im Larvenschlupf. Bei Raumtemperatur dauert die Puppenruhe etwa einen Monat. Der Käfer verläßt nach etwa drei Wochen durch ein rund genagtes Loch den Kokon. Jungkäfer fressen sich auch durch festere Umhüllungen wie Pappe und Sackgewebe hindurch.

Als Herkunftsregionen werden Australien, Tasmanien und Neuseeland angesehen. Der Australische Diebkäfer ist seit etwa 1920 in Deutschland verbreitet und seit den 30-er Jahren mit großen Populationsstärken so auffällig geworden, daß er zur häufigsten und wirtschaftlich wichtigsten Diebkäferart wurde.

P. tectus kommt in Wohn- und Lagerräumen vor und ist als Bewohner von Vogelnestern auch im Freien überlebensfähig.

Schaden

Die Australischen Diebkäfer fresssen sich auch in Kartonagen, weicheres Holz und andere festere Materialien ein. Die lichtscheuen Larven und Käfer fressen an Stoffen und Materialien pflanzlicher und tierischer Herkunft, wie z. B. Weizen, Roggen, Mais, Haferflocken, Grieß, Weizenmehl und -kleie, Malz, Rohkakao, Schokoladenpulver, Verpackungsmaterialien, entomologischem Sammlungsmaterial, Fisch- und Blutmehl, Kasein, Vogelfedern und Wollstoff. Der Schaden wird überwiegend durch die Genußuntauglichkeit von Lebensmitteln durch Verunreinigung, Verfilzung und Fraß sowie durch Schäden an Materialien durch Lochfraß verursacht.

Bekämpfung

Aufgrund seiner dem Messingkäfer ähnlichen Lebensweise ist auch seine Bekämpfung vergleichbar.

Der Hitzetod tritt bei den Käfern bei 41 °C nach 4 Stunden ein und bei Altlarven bei 38 °C, woraus sich eine rückstandsfreie Bekämpfungsmethode entwickeln läßt. Auch inerte Gase wie Kohlenstoffdioxid und Stickstoff können zur Abtötung dieser Käfer herangezogen werden, wenn es gelingt, die zu behandelnden Gebäudeteile gasdicht zu verschließen. Gut geeignet ist die durchgreifende Begasung mit Brommethan.

Massenbefall mit Australischen Diebkäfern

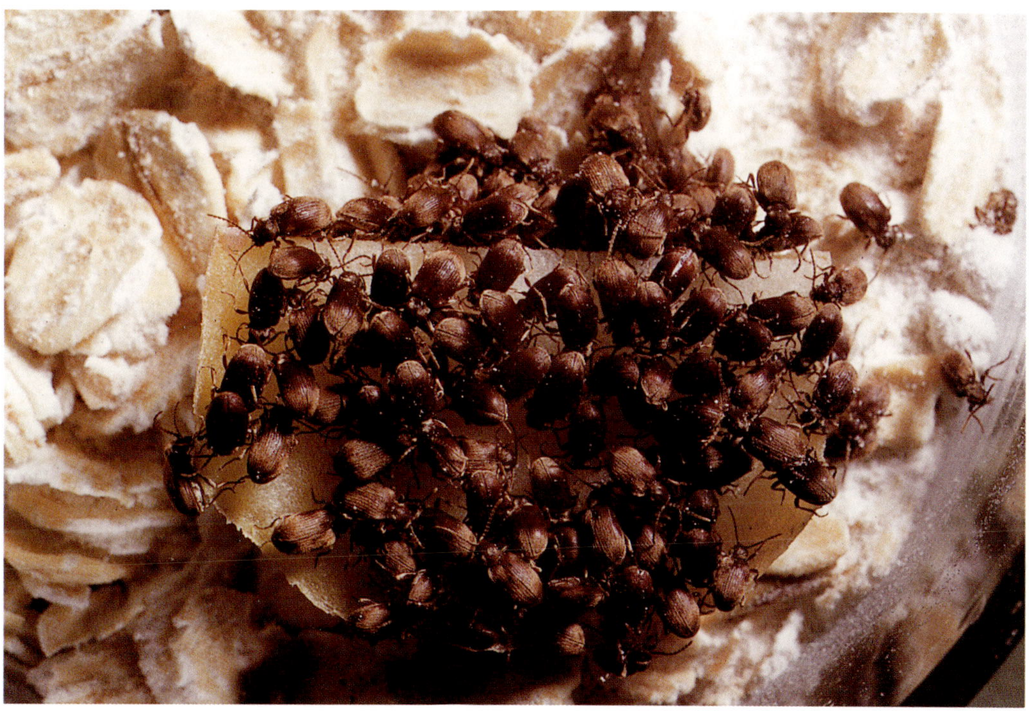

Kräuterdieb – *Ptinus fur* (LINNAEUS, 1758)

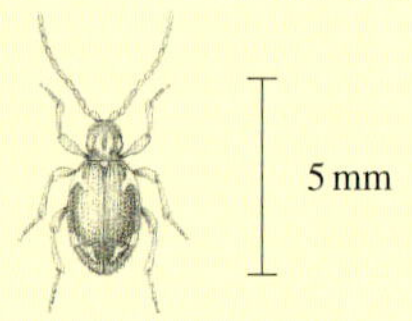

Name:
Kräuterdieb
Ptinus fur (L.)

Temperaturbereich:
kälteliebend

Feuchtebereich:
> 65% r.F.

Befallsprodukt:
Getreide, Getreideprodukte, pflanzliche Drogen, Samen, Wurst

Befallsort:
Speicher, Mühlen, Haushalte

Bekämpfung:
Reinigen, Trocknen, Begasen

Aussehen

Die braunen, bis 5 mm langen Käfer besitzen einen Halsschild, der schmaler ist als die Flügeldecken und der zwei gelbbehaarte, bis zur Mitte reichende Längsbeulen und zwei kurze Haarlängsreihen aufweist. Die Flügeldecken sind kerbartig punktiert und tragen zwei querbindenähnliche helle Flecken. Diese sind beim Männchen schlank-länglich, beim Weibchen oval gestaltet und stärker gewölbt. Bei dieser Käferart unterscheiden sich die Imagines der beiden Geschlechter deutlich (ausgeprägter Sexualdimorphismus). Männchen und Weichen tragen feine, gelbbraune Haare an der Bauchseite und an den Beinen. Die Eier des Kräuterdiebs sind etwa 0,6 mm groß und weiß. Seine Larve ist gelb behaart und weist am After einen Fleck in der Gestalt eines langgestreckten V auf (vgl. Australischer Diebkäfer). Das eingekrümmte Hinterende der Larve trägt eine Gabel (Abdominalgabel). Die Puppe ist gelblich weiß, wenig behaart und läßt die Umrisse des Jungkäfers erkennen.

Vorkommen und Biologie

Das Weibchen legt von Oktober bis Juni Eier an geschützten Stellen ab. Die Larven häuten sich dreimal, verpuppen sich im August in einem ovalen, festen Kokon aus verklebten Teilchen des Nahrungssubstrats.

Die optimale Entwicklung verläuft bei 23 °C und 70 % rel. Luftfeuchte in 132 Tagen in Fischmehl. Die ausgewachsene Larve tritt im Kokon bei 23 °C in eine 200-tägige, bei 20 °C in eine 280-tägige Diapause. Der Käfer verbleibt nach dem Schlupf zur Aushärtung des Chitinskeletts noch längere Zeit in der Puppenhülle liegen und lebt etwa neun Monate.

Schaden

Larve und Käfer fressen im Vorratsgut und ernähren sich auch von Getreidestaub. Die verpuppungsreifen Larven durchbohren auf der Suche nach einer geschützten Ruhestelle Verpackungshüllen von Lebensmitteln. Der Schaden ist zum Teil sehr groß. Betroffen sind Mühlen, Haushalte, Drogenläger und Lebensmittelgeschäfte. Zu den befallenen Produkten zählen Getreide, Getreideprodukte, Backwaren, Drogen, Tabak, Sämereien, Pfeffer, Paprika, Kakao, ausgestopfte Tierbälge, Leder, Federn, Pelze, geräucherte Wurstwaren und Rauchfleisch.

Im angetrockneten Tapetenleim hinter Tapeten entwickeln sich aus den abgelegten Eiern die Käfer und durchlöchern dann beim Schlupf das Tapetenpapier.

Bekämpfung

Eine gründliche Reinigung des Getreides behebt meist das Käferproblem, insbesondere wenn die relative Feuchte im Lager und im Vorratsgut auf weniger als 65 % eingestellt werden kann.

Kräuterdieb, braungefärbt bis 5 mm lang

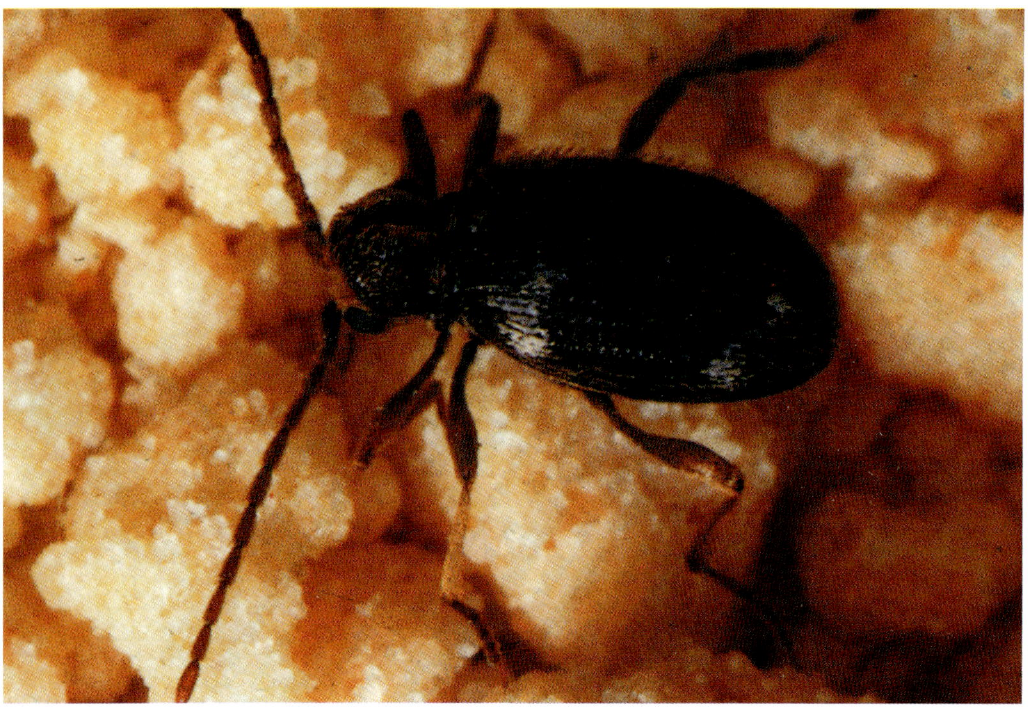

Gelbbrauner Diebkäfer
– *Ptinus clavipes* PANZER, 1792

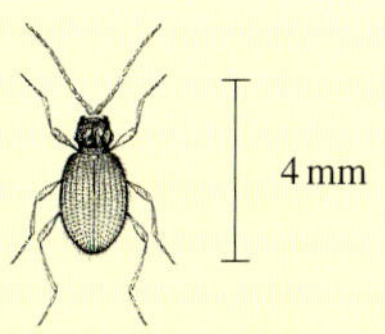

Name:
Gelbbrauner Diebkäfer
Ptinus clavipes PANZ.

Temperaturbereich:
kälteliebend

Feuchtebereich:
feuchteliebend

Befallsprodukt:
Trockenfrüchte, Samenkerne

Befallsort:
Vogelnester, Speicher

Bekämpfung:
Trocknen, Reinigen

Aussehen
Der Gelbbraune Diebkäfer ist bis zu 3 mm lang und zeichnet sich durch braun-gelbrote Flügeldecken ohne hellere Flecken oder Querbinden aus.

Vorkommen und Biologie
Der Gelbbraune Diebkäfer tritt an Kamillenblüten, getrockneten Pilzen, Trockenfrüchten, Kakao, Samenkernen, Federn, Häuten, Büchern ja selbst in Rattenkot und auch im Freien in Spatzennestern auf.

Die Biologie gleicht der des Kräuterdiebs, mit dem dieser Käfer häufig gemeinsam vorkommt. Die Larven des Gelbbraunen Diebkäfers durchlaufen unterhalb von 20 °C eine Winterruhe (Diapause) und dehnen die Entwicklung dadurch bis auf etwa ein Jahr aus. Die Käfer schlüpfen meist im Spätsommer oder Herbst.

Schaden
Der Schaden entspricht dem des Kräuterdiebs. Wegen seiner langen Entwicklung schädigt der Gelbbraune Diebkäfer normalerweise nur lang lagernde Vorräte.

Bekämpfung
Siehe Kräuterdieb.

Kleiner Diebkäfer
– *Ptinus pusillus* STURM, 1837

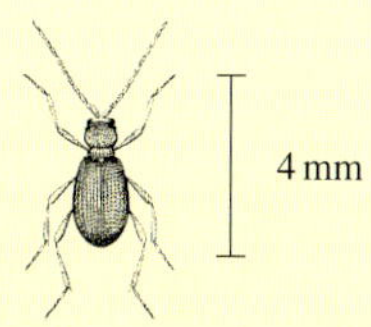

Name:
Kleiner Diebkäfer
Ptinus pusillus STURM

Temperaturbereich:
17,5 °C – 25 °C

Feuchtebereich:
feuchteliebend

Befallsprodukt:
Vorräte pflanzlicher Herkunft

Befallsort:
Häuser, Speicher

Bekämpfung:
Trocknen, Reinigen

Aussehen
Die Käfer dieser Art haben eine Größe von 1,8 mm bis 3 mm. Der Halsschild des Männchens trägt kleine Seitenwülste und nicht wie beim Kräuterdieb Längsschwielen mit Haarkämmen. Beim Weibchen ist der Halsschild gerundet. Die beiden Geschlechter unterscheiden sich morphologisch (Sexualdimorphismus). Der rostrote Körper des Käfers trägt dichte, gelblich gefärbte Behaarung mit den beiden schwach entwickelten Querbinden auf den Flügeldecken.

Vorkommen und Biologie
Die Biologie des Kleinen Diebkäfers entspricht der des Kräuterdiebs. Die Larvalzeit dauert bei 25 °C durchschnittlich 59 Tage. Bei tieferen Temperaturen treten die Larven in eine Diapause, wodurch die Entwicklungszeit auf mehr als ein Jahr ausgedehnt wird. Der fertige Käfer verweilt bei 17,5 °C nach einer langen Larvalzeit noch etwa 30 Tage sowie bei 25 °C nach einer kurzen Larvalzeit etwa 100 Tage im Kokon.

Schaden
Die wirtschaftliche Bedeutung der zu dieser Gattung zählenden Käfer war in früherer Zeit wahrscheinlich größer, als sie noch als Hausbewohner (Diebe) bezeichnet wurden. Dies läßt sich auch den im heutigen Wohnbereich des Menschen veränderten Klimabedingungen zuordnen, die durch zentrale geregelte Heizung eher warm und trocken sind, als wie früher kühl und feucht.

Bekämpfung
Siehe Kräuterdieb.

Glanzkäfer

Nitidulidae

Getreidesaftkäfer – *Carpophilus dimidiatus* (FABRICIUS, 1792)

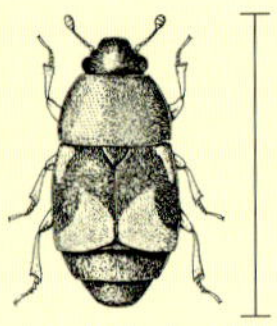

Name:
Getreidesaftkäfer
Carpophilus dimidiatus (F.)

Temperaturbereich:
wärmeliebend

Feuchtebereich:
feuchteliebend

Befallsprodukt:
ölhaltige Samen, Getreide

Befallsort:
Lebensmittelfabriken, Speicher

Bekämpfung:
Trocknen, Reinigen, Dichlorvos-Insektenstrip, Pirimiphos-methyl-Anwendung, Begasen

Aussehen

Dieser Saftkäfer ist durch seine hinten schief abgestutzten Flügeldecken gekennzeichnet, die zwei bis drei Hinterleibsringe unbedeckt lassen.

Die etwa 3 mm langen, feinbehaarten, kastanienbraunen Käfer haben gelbrote Fühler und Beine. Das dritte Glied der Fühler ist deutlich länger als das zweite und trägt eine gedrungen ovale, häufig dunklere Endkeule. Die Flügeldecken haben vor der Mitte einen flachen Längseindruck neben der Naht. Die etwa 0,8 mm x 0,3 mm großen, ovalen Eier besitzen eine opalisierende glatte Schale. Die Larven wachsen bis auf 6 mm Länge heran, bevor sie sich verpuppen. Die Puppe dieser Art trägt kein inneres Dornenpaar am Halsschildhinterrand.

Vorkommen und Biologie

Bei 25 °C entwickelt sich die Larve etwa in vier Wochen zum Käfer, die durchschnittlich 138 Tage leben.

Dieser Käfer gehört zu den häufig eingeschleppten vorratsschädlichen Insekten und befällt ölhaltige Samen, wie Kakaobohnen, Erdnüsse, Kopra, Palmenkerne, Mandeln, Pistazien, Muskatnüsse und auch Getreide. Im Süden der USA tritt er auf dem Feld an beschädigten Maiskolben an verdorbenen Körnern auf, was zu seinem Namen geführt hat.

Schaden

In befallene Samen und Früchte werden Gänge gefressen, bis eine krümelige Masse übrig bleibt, in der Larven und Kotbrocken gefunden werden. Dieser Käfer tritt an Kakaobohnen, Reis und Getreide, in Nußkernen und Erdnüssen sowie als Sekundärschädlinge auch an Expellern auf.

Bekämpfung

Für die Bekämpfung dieses Käfers steht, wie für andere vorratsschädliche Insekten, Phosphorwasserstoff als Begasungsmittel unter gasdichten Planen zur Verfügung. Die Läger mit Paletten- oder Sackstapeln sollten regelmäßig gründlich inspiziert werden, um massenhaften Befall zu verhindern. Zur Vermeidung von Zuflug können amtlich zugelassene Spritz-, Sprüh- und Nebelpräparate eingesetzt werden, die allerdings keine große Eindringtiefe in Ritzen haben und lediglich auf frei vorkommende Stadien wirken. Dichlorvos-abgebende Strips haben sich zur Behandlung der leeren Lagerräume gegen fliegende Insekten bewährt. Vor Einlagerung von Ware empfiehlt sich neben einer gründlichen Reinigung auch die Behandlung von Ritzen, Holzwänden und Mauerwerk mit einem geeigneten Spritzmittel, das hinzuwandernde Tiere für eine gewisse Zeit abtötet.

Käfer und Larve des Getreidesaftkäfers

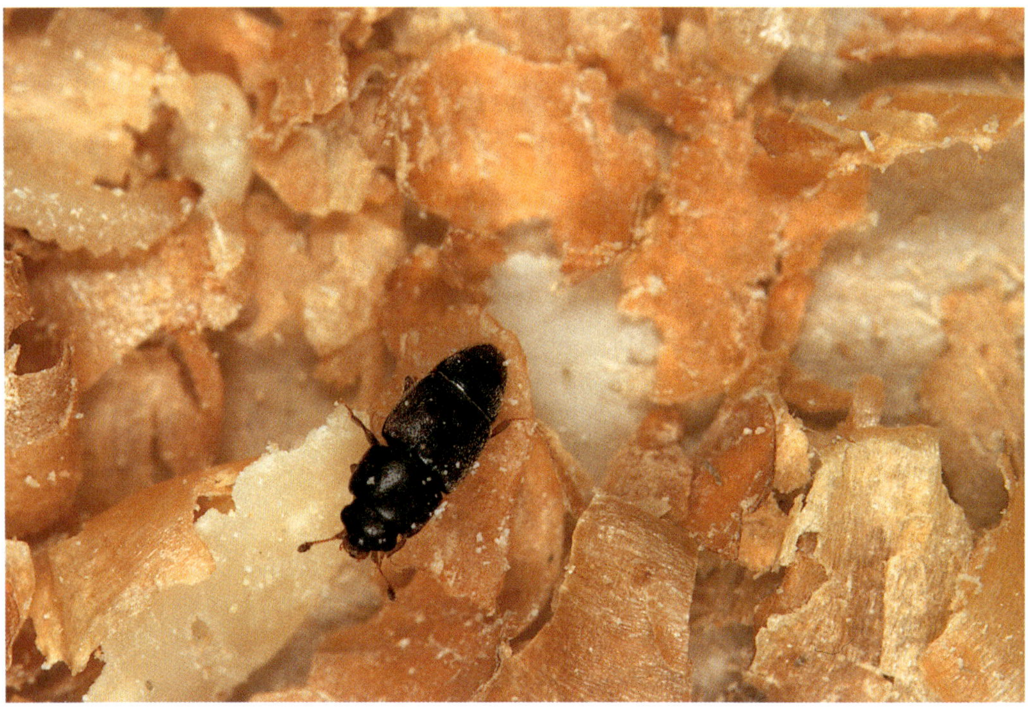

Backobstkäfer – *Carpophilus hemipterus* (LINNAEUS, 1758)

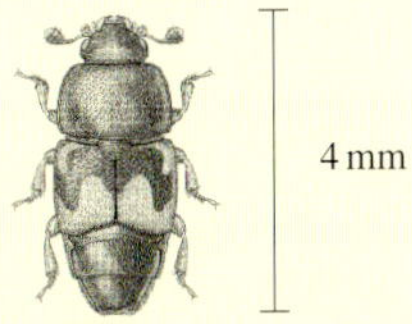

Name:
Backobstkäfer
Carpophilus hemipterus (L.)

Temperaturbereich:
wärmeliebend

Feuchtebereich:
feuchteliebend

Befallsprodukt:
Backobst, feuchtes Getreide, Nüsse

Befallsort:
Lebensmittelfabriken, Speicher

Bekämpfung:
Trocknen, Reinigen, Dichlorvos-Insektenstrip, Begasen

Aussehen

Der bis zu 4 mm lange, dunkelbraun bis schwarz gefärbte Käfer besitzt einen stark von oben nach unten abgeplatteten Körper und verkürzte, hinten schräg zur Naht abgeschnittene Flügeldecken. Die Beine und die mit einer dreigliedrigen Keule versehenen elfgliedrigen Fühler sind rotgelb. Die Flügeldecken tragen an den Schultern und den Flügelenden je einen gelben Fleck. Die glatt glänzenden Eier sind mit etwa 1 mm Länge dreimal so lang wie breit. Aus ihnen entwickeln sich Larven, die bis zu 8 mm Länge wachsen. Die elfenbeinfarbene Puppe besitzt mehrere Paare typischer, nach außen weisender Dornen.

Vorkommen und Biologie

Die Eier werden vom Weibchen einzeln in das Fruchtfleisch von Früchten abgelegt. An Pfirsichen wurden bis zu 2134 Eier pro Weibchen gezählt, an Feigen 146. Aus den Eiern schlüpfen lebhafte, lichtscheue Larven, welche die Früchte vollständig ausfressen und sich dreimal häuten. Unterhalb von etwa 19 °C und 50 % rel. Feuchte entwickelt der Käfer sich nicht. Dementsprechend werden z. B. in Trockenfeigen, die einen Wassergehalt von weniger als 20 % haben, was einer Gleichgewichtsfeuchte von 40 % entspricht, Eier nicht mehr abgelegt.

In etwa vier Wochen entwickelt sich eine neue Generation, wobei höhere Wassergehalte von Trockenfeigen die natürliche Sterberate der einzelnen Entwicklungsstadien stark beeinflussen. Die Eier überleben bei höherem Wassergehalt eher, die anderen Stadien sterben dabei eher ab.

Schaden

In befallene Samen und Früchte werden Gänge gefressen, bis eine krümelige Masse übrig bleibt, in der Larven und Kotbrocken gefunden werden. Dieser Käfer tritt in Mitteleuropa vorwiegend an Backobst und getrockneten Früchten wie Feigen, Pflaumen, Aprikosen, Pfirsichen und Datteln auf. Mit seinem Kot kann er Hefen und Bakterien übertragen, wodurch bei massenhaftem Befall die Früchte schnell verdorben werden. Die sehr aktiven Käfer dringen schnell in viele Vorräte ein und wurden auch an Mais, Getreide, pflanzlichen Drogen, Nüssen, Erdnüssen und Backwaren gefunden. Dort können sie sich nur dann entwickeln, wenn diese Vorräte feucht genug sind. Gelegentlich treten diese Käfer auch im Freien an Baumsaft auf.

Bekämpfung

Zur Bekämpfung wird Trocknung des Lagergutes bei 60 °C und Vernichtung befallener Vorräte empfohlen.

Backobstkäfer; je ein gelber Fleck auf Schulter und Flügelenden

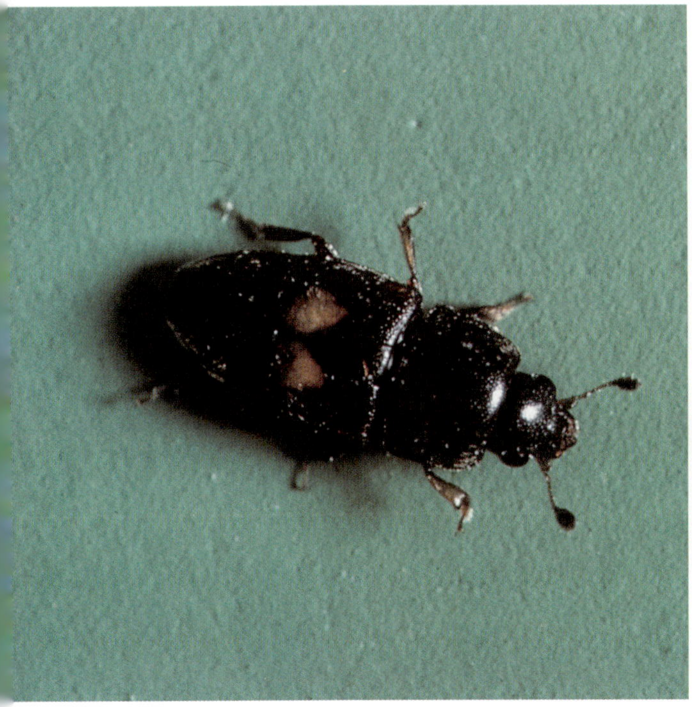

Puppen; Seitenlage (oben), Bauchlage (Mitte), Rückenlage (unten)

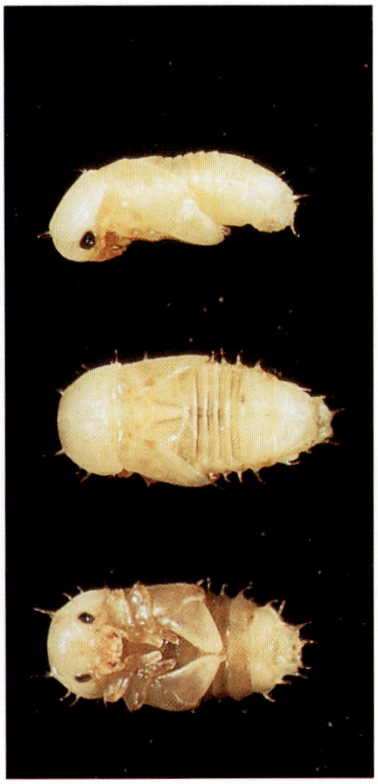

Nagekäfer

Anobiidae

Brotkäfer – *Stegobium paniceum* (LINNAEUS, 1761)

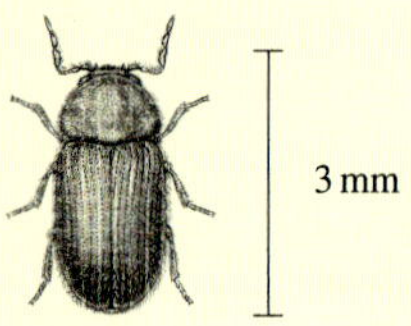

Name:
Brotkäfer
Stegobium paniceum (L.)

Temperaturbereich:
15 °C - 35 °C

Feuchtebereich:
30 % r. F. - 100 % r. F.

Befallsprodukt:
Getreide, Getreideerzeugnisse, pflanzliche Drogen, Leder, Bucheinbände

Befallsort:
Speicher, Fabriken, Haushalte

Bekämpfung:
Begasen, Kühlen, Reinigen

Aussehen

Der Brotkäfer erreicht eine Körperlänge von 1,8 bis 4 mm, ist rostrot bis braun gefärbt und trägt dichte, kurze, gelbfarbige Behaarung. Die Fühler besitzen eine dreigliedrige Endkeule, deren Glieder besonders lang sind. Der Halsschild ist seitlich scharf gerandet und ohne Höcker. An dieser Form läßt sich dieser Käfer vom sehr ähnlichen und nah verwandten Tabakkäfer unterscheiden. Die Flügeldecken sind nicht doppelt so lang wie breit und mit feinen Punktreihen versehen.

Die weißlichen Eier des Brotkäfers sind 0,4 mm groß.

Die Junglarven messen 0,5 mm, und die ausgewachsenen Larven erreichen 5 mm. Sie sind behaart und weißfarben. Von der hellbraunen Kopfkapsel setzen sich die kräftigen dunkelbraunen Mundwerkzeuge deutlich ab. Von vorn betrachtet ähnelt der Kopf einem leicht gestauchten Tropfen. Die viergliedrigen Beine der Larven haben Klauen, die bei Junglarven besonders lang werden. Neben diesen Halte- oder Fortbewegungsanhängen der Beine verfügen sie noch über sog. Nachschieber, beiderseits vom After vorstülpbare Zäpfchen, die mit zu einer schnellen Fortbewegung verhelfen.

Brot- und Tabakkäfer sind schwierig zu unterscheiden.

Vorkommen und Biologie

Die Weibchen des Brotkäfers legen bis zu 100 Eier verstreut im Lagergut oder an dunklen Stellen ab. Erst im zusagenden Nährsubstrat beginnen die Larven mit dem Sekret ihrer Speicheldrüsen unter Einbindung kleiner Nahrungsteilchen mit der Anfertigung des Kokons. In diesem Kokon häuten sie sich und verpuppen sich auch. Der geschlüpfte Jungkäfer bleibt noch 10 bis 14 Tage in seiner schützenden Hülle. Erst nach erfolgter Aushärtung des Exoskeletts, der Ausfärbung und der Ausreifung der Geschlechtsorgane nagt er sich durch die Wandung des Kokons ins Freie, d. h. meistens in das Nahrungssubstrat. Die Paarung er-

Käfer, rostrot bis braun gefärbt

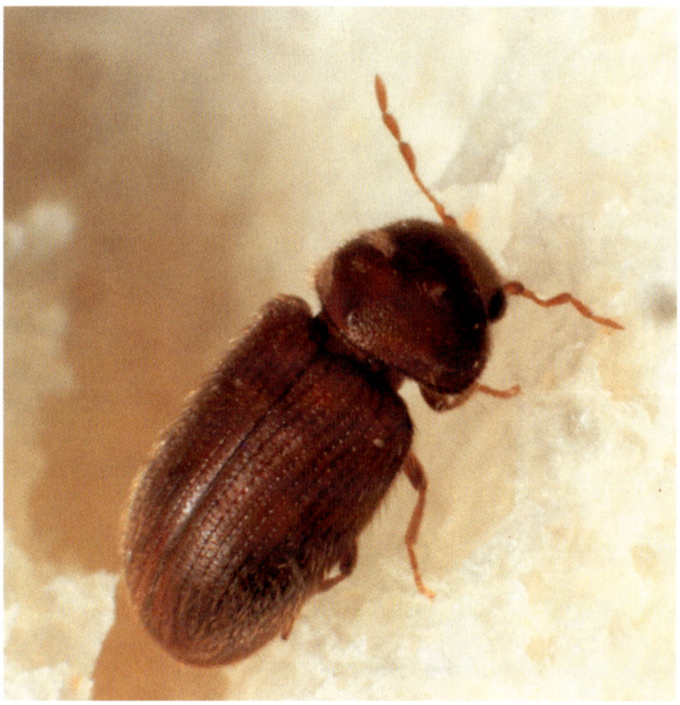

Brotkäferbefall in Spaghettis

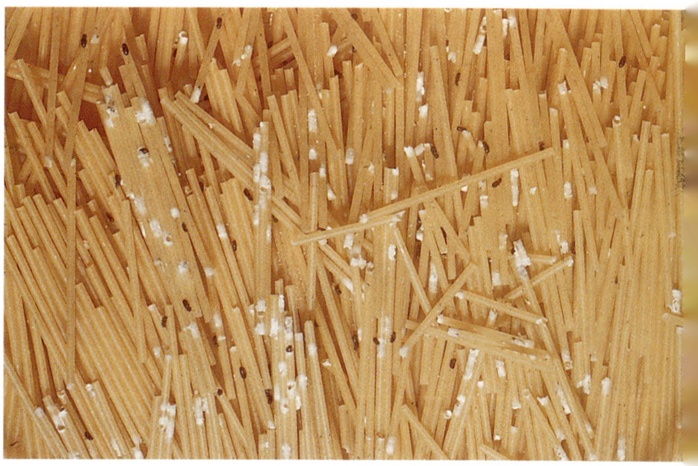

folgt recht bald, und wenige Tage danach beginnt das Weibchen mit der Eiablage, die sich bis zu drei Wochen hinziehen kann. Danach verlassen die Weibchen meistens ihre verdeckten Aufenthaltsstellen und sitzen an Fenstern oder Wänden. Die Entwicklung vom Ei bis zum Käfer dauert bei 17 °C über 200 Tage und bei 26 °C etwa 66 Tage. Unter günstigen raumklimatischen Bedingungen können im Jahr zwei Generationen zur Entwicklung kommen. Die Käfer nehmen keine Nahrung zu sich.

Schaden

Der Schaden an Nahrungsgütern und Materialien entsteht durch Verunreinigung, Gespinnstverklebung der Nahrungspartikel und durch die Fraßtätigkeit der Larven. Als Allesfresser bevorzugen sie besonders trockene Back- und Teigwaren, stärkehaltige, trockene pflanzliche Stoffe, Lagergetreide, außerdem getrocknete Pflanzen und Drogen, Kakao, Schokolade, Tabak, Leder, Bucheinbände. Der Brotkäfer gehört zu den häufigsten Schädlingen in Haushalten, Apotheken und in Drogerien.

Die Überlebensfähigkeit des Brotkäfers wird an seiner Fähigkeit deutlich, selbst biozide Stoffe wie Strychninweizen ohne Schaden aufnehmen zu können. Die Vielfältigkeit seines Nahrungsspektrums ist Ausdruck dieser Eigenschaft und erklärt auch die Ursache seiner Schadwirkung. Vielleicht ist seine ausgedehntere Verbreitung vergangener Jahrzehnte heute unter anderem dadurch eingeschränkt worden, daß in der Buchbinderei und zum Anbringen von Tapeten andere Grundstoffe zur Herstellung von Leim verwendet werden. Sicher hat die heutige Herstellung befallsgefährdeter Waren, ihr Vertrieb über moderne Handelsnetze und ihre meistens nur kurzzeitige Aufbewahrung im modernen Haushalt seine weitere Verbreitung aufgehalten.

Bekämpfung

Zur Befallsvorbeugung dient die Reinigung der Läger und der insektendichte Verschluß von Vorratsbehältern sowie die Vernichtung befallener Substrate. Als natürlicher Gegenspieler wurde *Lariophagus distinguendus* beobachtet.

Larven und Fraßspuren

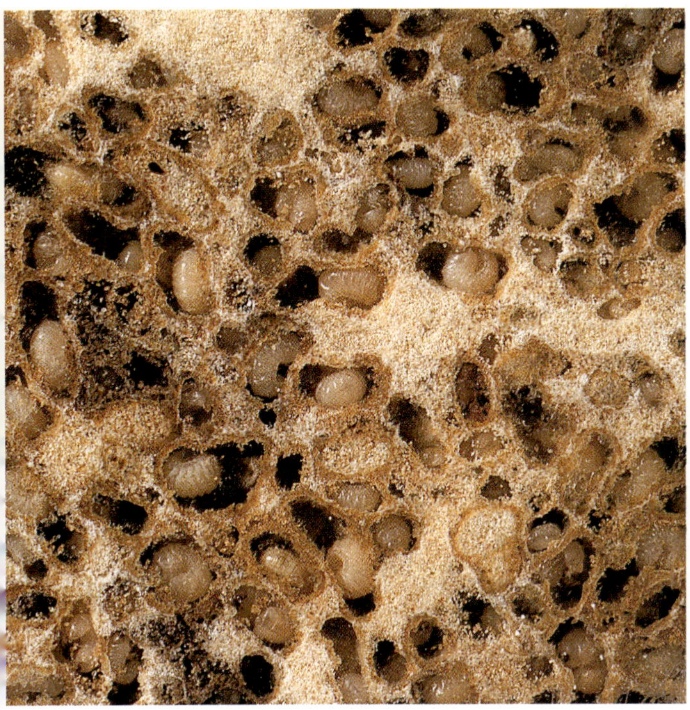

Brotkäferbefall an Pilzen

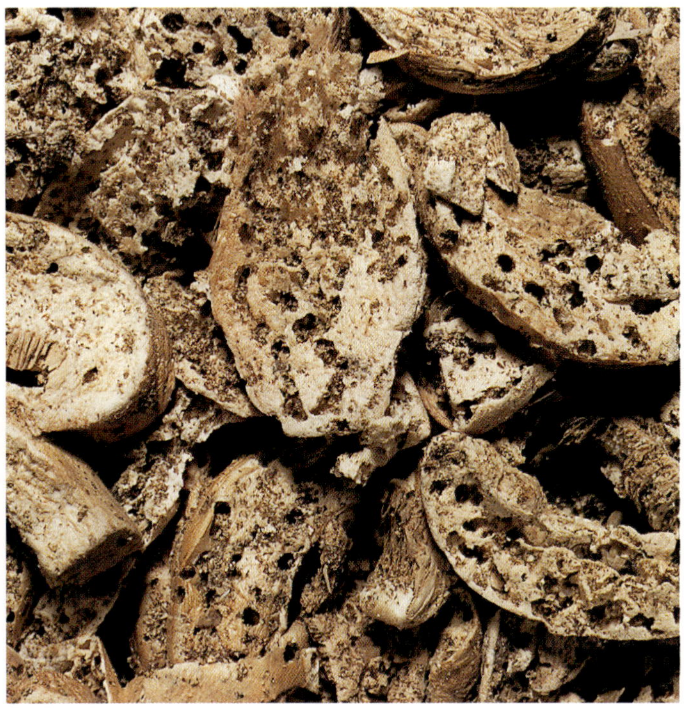

Tabakkäfer – *Lasioderma serricorne* (FABRICIUS, 1792)

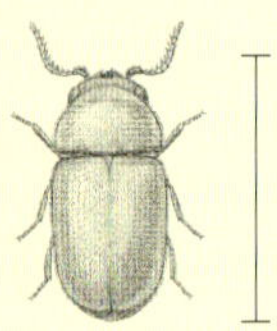

Name:
Tabakkäfer
Lasioderma serricorne (F.)

Temperaturbereich:
> 10 °C

Feuchtebereich:
verträgt Trockenheit

Befallsprodukt:
Tabak, pflanzliche Drogen, Getreideerzeugnisse, Dörrobst, Gewürze

Befallsort:
Tabak- und Gewürzindustrie, Speicher

Bekämpfung:
Reinigen, Pheromon- und Lichtfallen, Kühlen, Begasen

Aussehen

Der Käfer wird etwa 4 mm lang, ist braunrot bis braungelb gefärbt, von gedrungener Körperform, mit dichter grauer Behaarung. Fühler innen gesägt. Halsschild überdeckt den Kopf. Die unregelmäßig punktierten und schwach behaarten Flügeldecken weisen annähernd parallel verlaufende Längsrillen auf. Die weißen Eier sind oval und 0,5 mm groß. Die geschlüpften Larven messen 0,5 mm bis 1,4 mm, der Körper ist gelblich weiß mit relativ dichter, gelblich-bräunlicher Behaarung. Der Kopf sowie die Beine mit den klauenartigen Endgliedern sind braun. Die Puppen messen 3 mm bis 4 mm.

Vorkommen und Biologie

Die Käfer paaren sich meistens wenige Tage nachdem sie die Puppenwiege verlassen haben. Die Eiablage erfolgt bereits kurz nach der Paarung. Das Weibchen legt bis zu 100 Eier in 8 bis 14 Tagen einzeln an pflanzliches Lagergut einschließlich Tabak ab. Die Junglarven sind lichtscheu, sehr mobil und werden später träger. Die älteren, gelblich farbenen Larven mit brauner Behaarung und mit von vorn gesehener, runder Kopfkapsel liegen mit bauchseitig eingebogenem Hinterleib im Nahrungssubstrat und haben dann Körperlängen von etwa 4 mm erreicht. Sie entwickeln sich bei Temperaturen über 21 °C, sterben schon bei 10 °C langsam ab. Sie können sich auch auf Tabak und Tabakerzeugnissen entwickeln und vermehren, weil sie mit Hilfe von Symbionten im Darm Nikotin abbauen und so entgiften können. Die Junglarve nimmt diese Symbionten bereits beim Durchfressen der Eihülle auf.

Die Puppen des Tabakkäfers ruhen in recht festen Köchern. Die Köcherwand besteht aus zusammengeklebten Substratteilchen und Kotpartikeln. Der Puppenköcher wird von den Larven kurz vor der Metamorphose mit Hilfe von Speichelsekret geformt.

Die Kokons werden an Innenseiten der Verpackungsmaterialien angeheftet, wie z. B. an Tüten, Schachteln, Säcken usw. Bei 25 °C vollzieht sich

Tabakkäfer mit braunroter bis braungelber Farbe

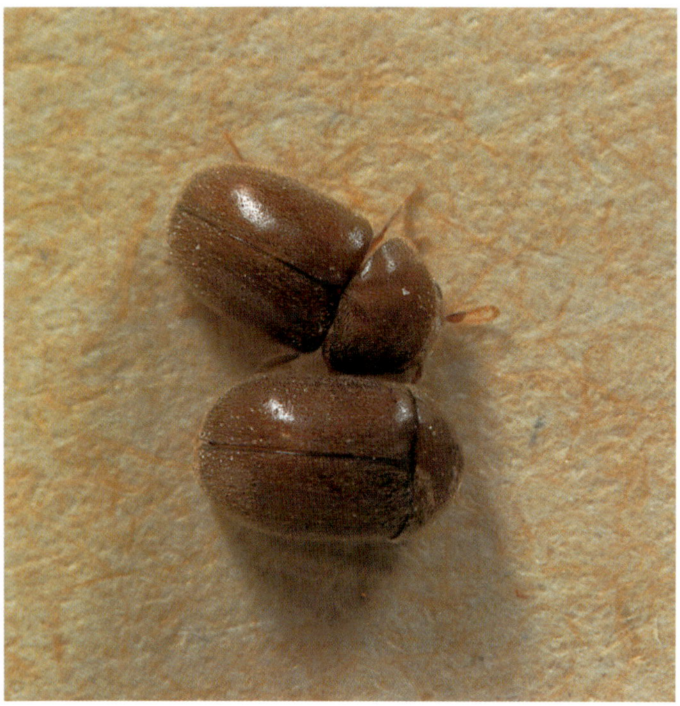

Eier (oben)
Larven (unten)

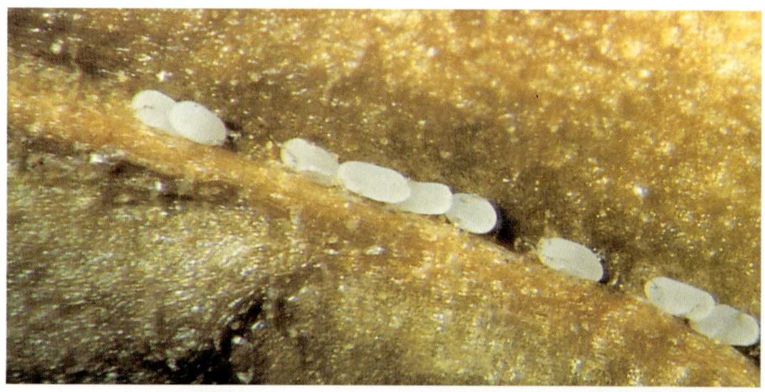

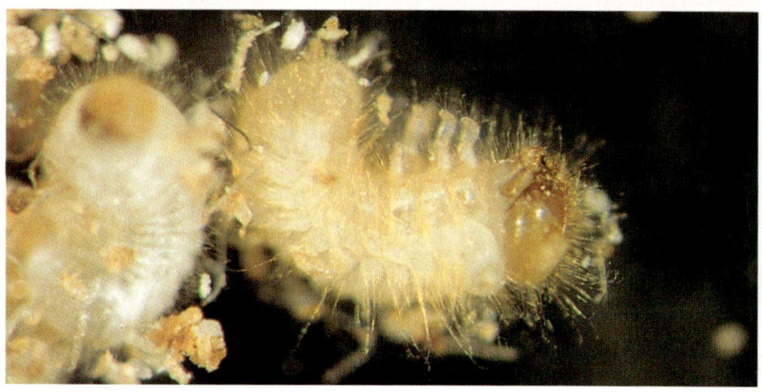

die Entwicklung vom Ei bis zum Vollkerf in ungefähr zwei Monaten.

Schaden

Der Schaden entsteht durch Fraßtätigkeit. Befallen werden hauptsächlich Tabak, Tabakwaren, Tabaksamen, ferner viele andere pflanzliche Stoffe, vorrangig Drogen, dann Reis, Feigen, Datteln, Dörrobst, Kakao, Trockenfisch, Paprika und andere Gewürze.

Der Schaden an Zigarren ist dann besonders schwerwiegend, wenn Deckblätter durchnagt sind, sodaß die Zigarre nicht mehr zieht.

Bekämpfung

Die Tabakindustrie unternimmt große Anstrengungen, um Verluste durch den Tabakkäfer gering zu halten. Zunächst werden Pheromon- und UV-Lichtfallen eingesetzt, um eine gute Früherkennung zu erzielen. Bei positiven Befunden wird der befallene Bereich in Lägern und Produktion intensiv durchsucht und meist auch der Befallsherd gefunden, der dann entfernt wird. Routinemäßig wird Phosphorwasserstoff eingesetzt, um Rohtabak durchgreifend zu entwesen. Auch die Behandlung mit Kälte (-20 °C), mit Stickstoff sowie mit Kohlenstoffdioxid unter Hochdruck von 20 bar bis 40 bar zeigte gute abtötende Wirkung.

Das A und O bei der Bekämpfung dieses Schädlings ist aber eine sehr gute Hygiene und Säuberung der Fabrikationsräume, wo sich z. B. in Zigarettenmaschinen häufig versteckte Nester des Schädlings halten, von denen aus die frisch gefertigte Ware befallen wird.

Abtötung des Tabakkäfers *Lasioderma serricorne* in Tabak durch Kühlung

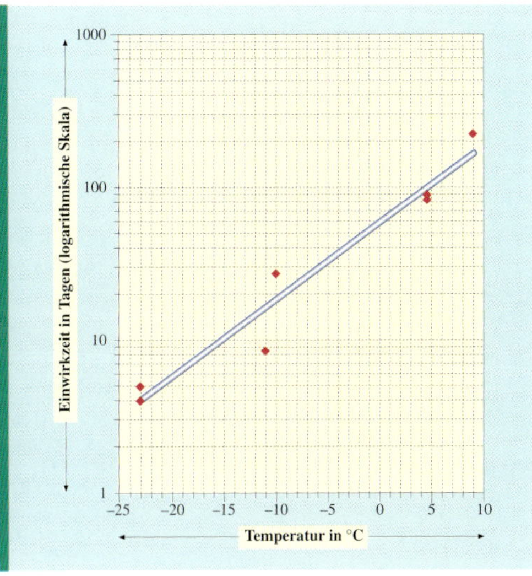

Puppe (Seitenlage)

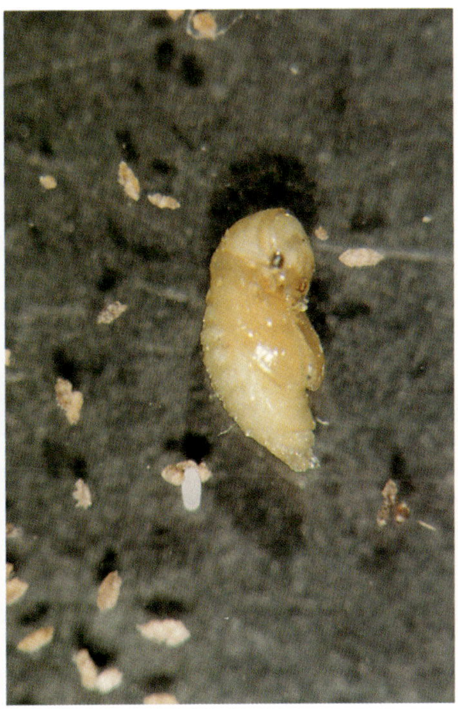

Käfer; links mit aufgerissener Haut infolge Hochdruck- / CO_2-Behandlung

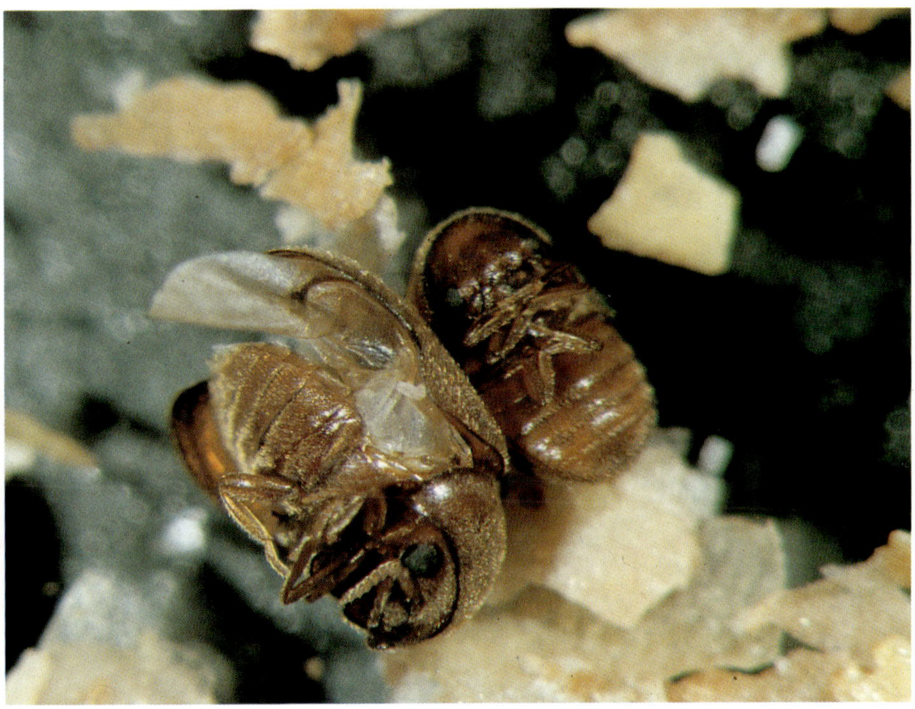

Moderkäfer

Lathrididae

Moderkäfer – *Coleoptera, Lathrididae*

Aussehen

Die Moderkäfer treten in Körperlängen von 0,8 mm bis 3 mm auf. Im Gegensatz zu den Schimmelkäfern (*Cryptophagidae*) mit gewöhnlich fünf Fußgliedern besitzen alle Käfer dieser Familie lediglich drei Fußglieder. Die Artbestimmung ist schwierig und erfordert einen Spezialisten.

Vorkommen und Biologie

Die kleinen Käfer können wie die Schimmelkäfer, mit denen sie auch vergesellschaftet auftreten, sowohl im Freien als auch in Häusern massenhaft vorkommen, wenn Schimmelpilze z. B. an zu feucht gelagerten Vorräten als Nahrung zur Verfügung stehen. Auf diese Organismen sind sie für ihre Entwicklung angewiesen. Obwohl sie keine Vorratsschädlinge sind, werden sie in Massen sehr lästig. Aus diesem Grunde wurden sie zu den Schädlingen an Getreide gezählt.

Massenhaftes Auftreten von Moderkäfern

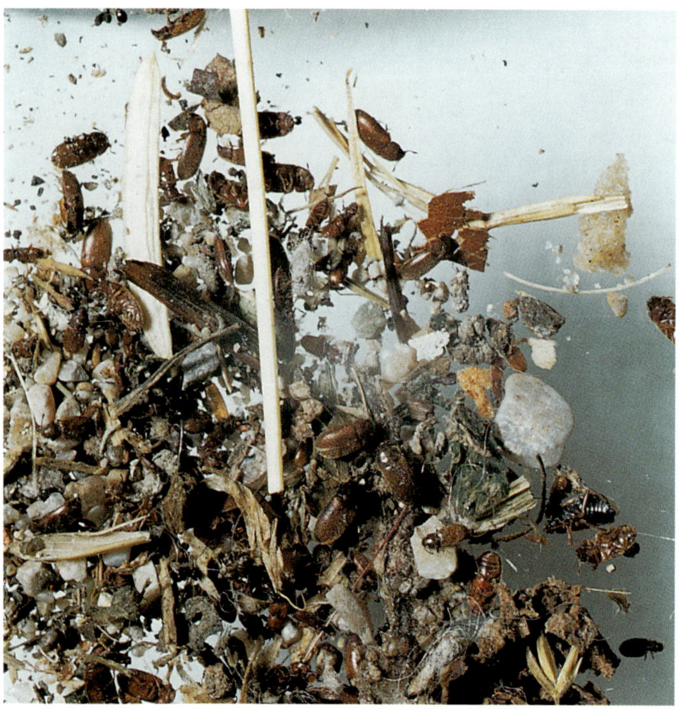

Schaden

Die Schäden durch die Moderkäfer beschränken sich auf den Schimmelfraß und den Verderb, weil stark Käfer-befallene Ware nicht mehr handelsfähig ist.

Bekämpfung

Bei der Bekämpfung sollte zunächst geklärt werden, um welche Käfer es sich handelt. Hierbei leisten die Spezialisten des Deutschen Pflanzenschutzdienstes gern Hilfestellung oder verweisen auf Fachinstitute, wie z. B. das Institut für Vorratsschutz der Biologischen Bundesanstalt für Land- und Forstwirtschaft. Liegt Befall ausschließlich mit Moderkäfern vor, kann von einer chemischen Bekämpfung abgesehen werden, wenn genügend Zeit bleibt, eine ausreichende Trocknung des Lagergutes und der Lagerstelle vorzunehmen. Die Käfer wandern dann ab oder sterben aus. Eine durchgreifende Begasungsmaßnahme tötet Käfer und andere Stadien dieser Arten wie auch die vorratsschädlichen Insekten schnell ab. Zu Vermeidung eines Befalls mit Moder- und Schimmelkäfern müssen die klimatischen Bedingungen im Lager und im Vorrat derart gehalten werden, daß Pilze (s. Seite 96/97) nicht wachsen können: die rel. Feuchte im Raum und im Lagergut zwischen den Partikeln muß unterhalb von 65 % gehalten werden.

Behaarter B

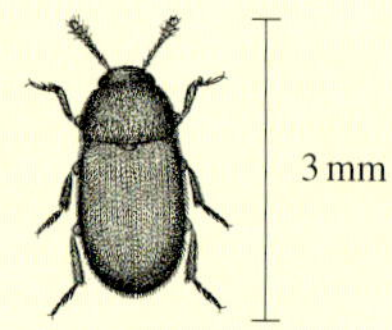

Name:
Behaarter Baumschwammkäfer
Typhaea stercorea (L.)

Temperaturbereich:
kühl bis warm

Feuchtebereich:
>65 % r. F.

Befallsprodukt:
feuchtes, pilzbefallenes Getreide und feucht gelagerte Vorräte

Befallsort:
Speicher

Bekämpfung:
Trocknen

Aussehen

Der bis zu 3 mm große, gelb- bis rotbraun gefärbte Käfer trägt feine gepunktete Längsreihen auf den Flügeldecken und ist an seiner starken Behaarung zu erkennen. Man kann ihn mit dem Brotkäfer verwechseln, von dem er sich aber durch die dreigliedrige Keule seiner elfgliedrigen Fühler unterscheidet. Auch ist sein Kopf nicht unter einem kapuzenförmigen Halsschild verborgen. Kopf und Körper seiner bis zu 5 mm langen Larven sind lang beborstet.

Vorkommen und Biologie

Der Behaarte Baumschwammkäfer befällt weltweit zu feucht gelagertes Getreide. In Nordamerika trat er bereits auf dem Feld an Körnern in abgefallenen Maiskolben auf, wo er an Schimmelpilzen fraß, ohne die Körner

nschwammkäfer – *Typhaea stercorea* (Linnaeus, 1758)

deutlich zu beschädigen. In Deutschland kann man diesen Käfer auch im Freien unter Baumrinden und vergehendem, feuchtem Holz finden. In Scheunen und Bauernhäusern ist er sehr verbreitet, wo er sich an feuchtem Heu und Stroh wie auch an Getreide entwickelt und bei Massenentwicklung auch in die Wohnräume über wandert. Mit Vorräten wie Erdnüssen, Walnüssen, Sojabohnen, Kaffee- und Kakaobohnen wird er häufig massenhaft importiert, wenn auf der Überfahrt Wasserschäden aufgetreten sind.

Schaden

Der Hauptschaden besteht bei diesem Käfer nicht in seinem Fraß an den Vorräten, sondern daß er durch massenhaftes Auftreten den Weitervertrieb befallener Ware verhindert. Sein Auftreten deutet in jedem Fall auf Pilzbefall der Ware hin, die meist zu feucht gelagert wurde.

Bekämpfung

Bei Getreide und den meisten anderen befallenen Vorräten reichen Trocknung und anschließende Reinigung als Bekämpfungsmaßnahmen aus, da der Käfer sich in trockener Ware nicht weiterentwickelt. Soll befallene Ware kurzfristig vermarktet werden, kann der Käfer mit Phosphorwasserstoff durchgreifend abgetötet werden. In jedem Fall ist gegen möglichen Befall mit allen hier aufgezählten Moderkäfern, anderen Insekten und Milben, die sich von Schimmelpilzen ernähren, Trocknung der Ware auf Gleichgewichtsfeuchten im Lager und zwischen den Partikeln der Ware von weniger als 65 % anzuraten. Dies ist die untere Feuchtigkeitsgrenze als Wachstumsbedingung für Pilze. Aus entsprechenden Tabellen können die Wassergehalte der einzelnen Produkte entnommen werden (Tab.), die zu diesen relativen Feuchten führen (z. B. nach Frank, 1983).

Produkt	Wassergehalt in Gewichtsprozent, der zu einer Gleichgewichtsfeuchte von 70 % führt
Nüsse	4–9
Vollmilchpulver	7
Magermilchpulver	10
Haferflocken	11
Weizenmehl	13–15
Trockenfrüchte	18–25

Die Tabelle auf Seite 97 gibt die für das Wachstum einzelner Pilzarten erforderliche Gleichgewichtsfeuchte an.

Behaarter Baumschwammkäfer mit feinen gepunkteten Längsreihen auf Flügeldecken

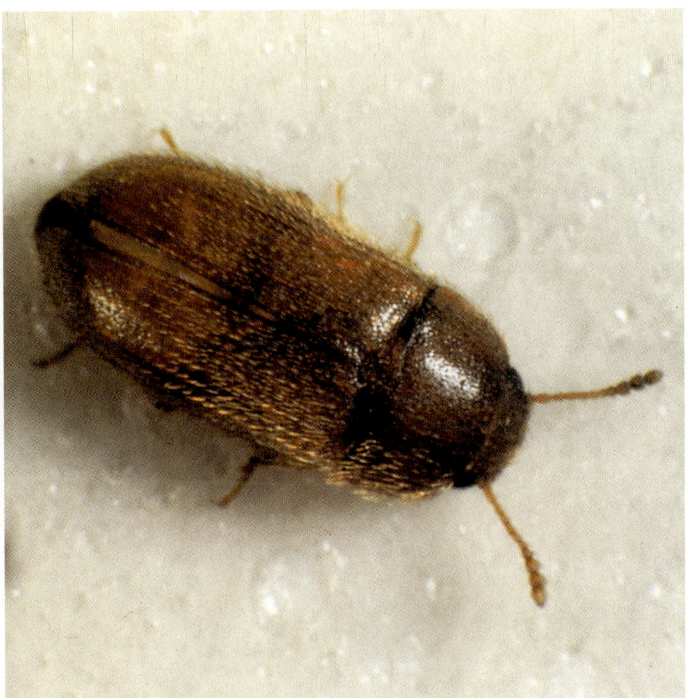

Larve, ca. 5 mm lang; Kopf und Körper beborstet

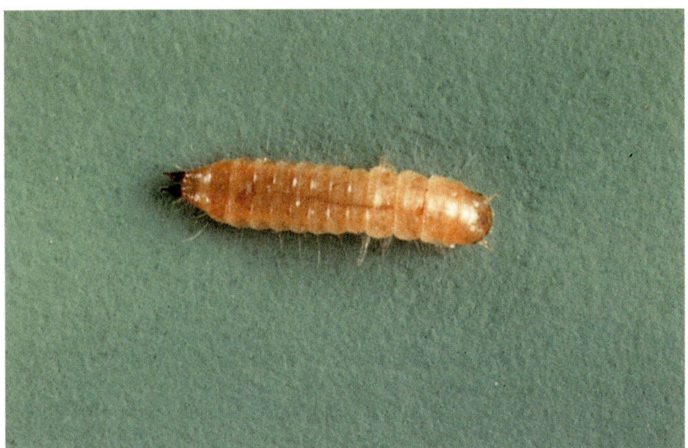

Samenkäfer

Bruchidae

Erbsenkäfer – *Bruchus pisorum* (LINNAEUS, 1758)

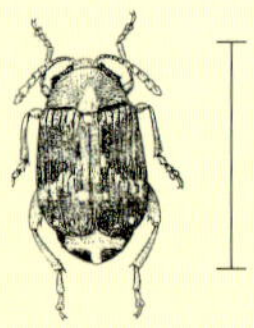

Name:
Erbsenkäfer
Bruchus pisorum (L.)

Temperaturbereich:
20 °C – 35 °C

Feuchtebereich:
> 50 % r. F.

Befallsprodukt:
Leguminosensamen

Befallsort:
Speicher, Haushalte

Bekämpfung:
Reinigen

Aussehen

Wie andere Bohnenkäfer zeichnet sich auch der Erbsenkäfer durch einen kurzen, gedrungenen Körper von ovalem Umriß aus. Der Kopf ist schnauzenartig verlängert, verhältnismäßig lang, mit elfgliedrigen Fühlern und großen Augen versehen. Der Käfer ist 5 mm lang. Sein Halsschild trägt Zähnchen an den Seitenrändern. Auf dem weiß behaarten Hinterleibsende befinden sich zwei tiefschwarze, große ovale Flecken vor der Spitze. Die Behaarung der Flügeldecken erscheint als eine geschwungene Querbinde. Fühlerbasis und Vorderschienen sind rotgelb.

Vorkommen und Biologie

Der Erbsenkäfer gilt als Großschädling an Erbsen, die er anfliegt, wenn die Pflanzen zu blühen beginnen. Dort legt das Weichen seine gelben, 1,5 mm langen Eier einzeln an junge Erbsenhülsen ab. Die weiße Larve bohrt sich nach dem Schlupf in die Wand der Hülse, um sich anschließend in den Samen einzufressen. Im Innern der befallenen Erbse entsteht eine Höhle, die an einer Stelle von Innen bis zur Samenschale reicht. Von außen ist dieser Gang als durchscheinendes Fenster sichtbar. Die Käfer schlüpfen bei warmer Witterung noch im Herbst durch das Fenster und bleiben auf dem Feld oder überwintern bei kühlem Wetter in der Puppenwiege in der Erbse. In diesem Fall werden sie mit den befallenen Erbsen in den Speicher eingelagert. Nach dem Schlupf im Lager fliegen die Erbsenkäfer wieder aufs Feld oder sterben auf dem Speicher ab. Dort können sie weitere gelagerte Erbsen nicht befallen und sind nicht vermehrungsfähig. Denn die Eiablage erfolgt ausschließlich an den unreifen Hülsen.

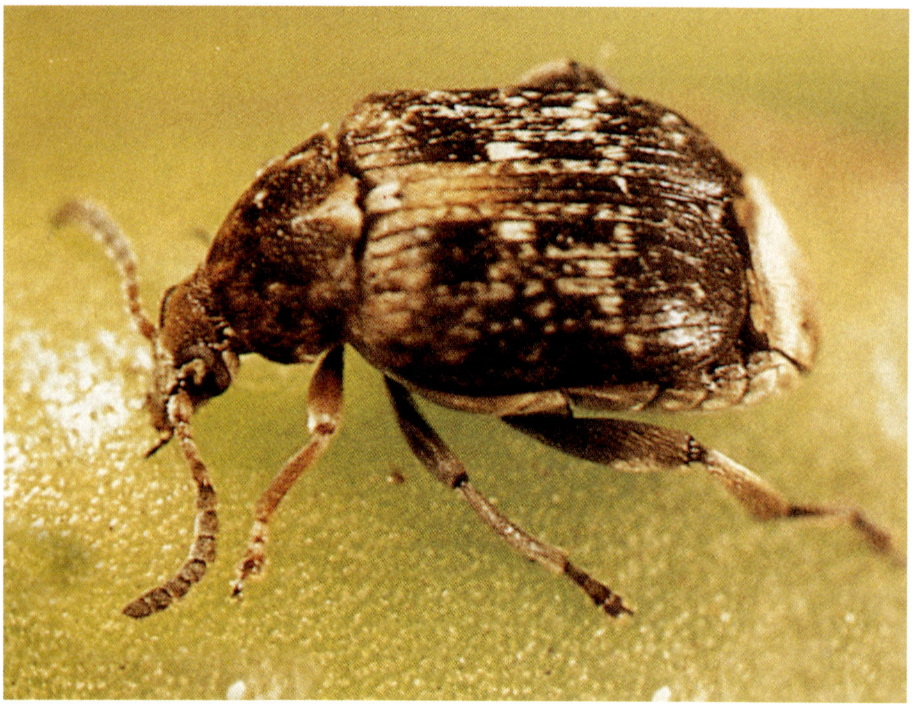

Erbsenkäfer, weiß behaartes Hinterleibsende mit zwei schwarzen, ovalen Flecken

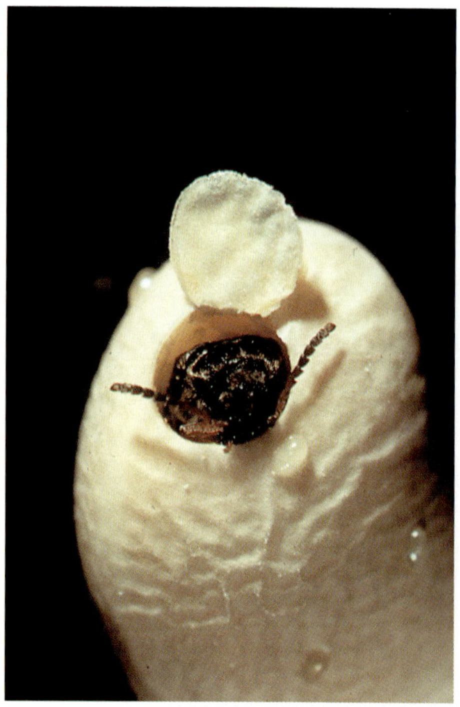

Käfer schlüpft aus einer Erbse

Schaden

Bei den Samenkäfern lassen sich zwei Gruppen unterscheiden:

- Arten, die sich im Freiland vermehren. Hier befallen sie die noch unreifen Hülsen. Die Käfer schlüpfen später im Lager aus den reifen Samen und fliegen zur Eiablage wieder in den Feldbestand zurück (z. B. Erbsenkäfer und Linsenkäfer).
- Arten, die sich in den warmen Klimazonen im Freiland und im Lager vermehren. Unter unseren Klimabedingungen vermehren sie sich nur im Lager, mit Ausnahme des Speisebohnenkäfers. Sie sind echte Vorratsschädlinge.

Bekämpfung

Entsprechend der Biologie des Käfers kann auf Bekämpfungsmaßnahmen im Lager weitgehend verzichtet werden, da von diesen Käfern nicht die Gefahr eines weiteren Populationsaufbaues ausgeht.

Erbsenkäfer befällt auch Ackerbohnen

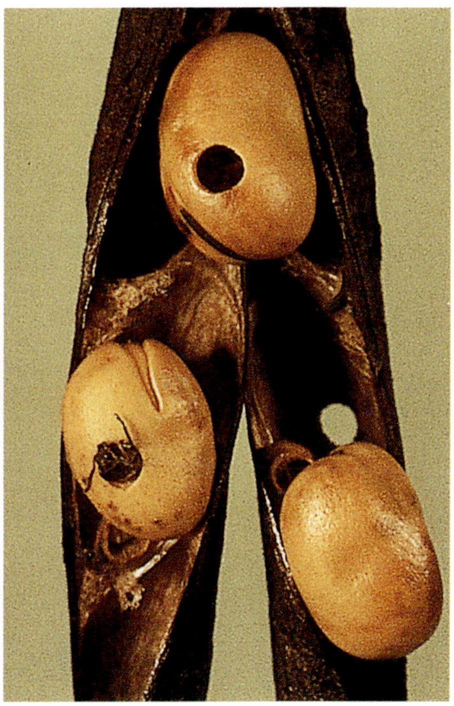

Larve an Erbsen

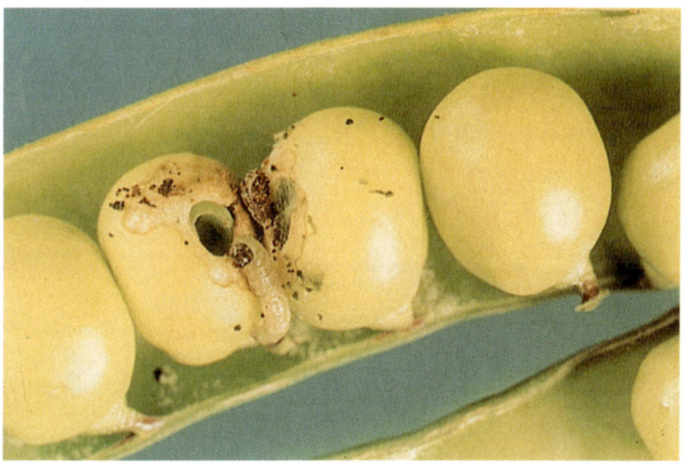

Speisebohnenkäfer – *Acanthoscelides obtectus* (SAY, 1831)

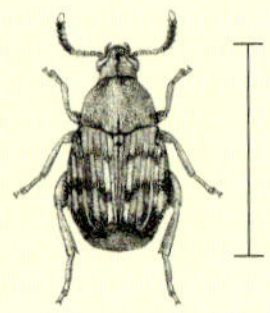

Name:
Speisebohnenkäfer
Acanthoscelides obtectus (SAY)

Temperaturbereich:
13 °C – 35 °C

Feuchtebereich:
> 50 % r. F.

Befallsprodukt:
Bohnen, Erbsen, Linsen

Befallsort:
Speicher

Bekämpfung:
Reinigung, Kühlen, Begasen

Aussehen

Dieser birnenförmige, etwa 4 mm lange, bräunliche Käfer trägt auf den Flügeln hellgraue Längsflecken und ist auf der Oberseite grüngelb und auf der Unterseite hellgrau behaart. Seine Beine und auch die Fühler sind teilweise rötlich gefärbt. An den hinteren Beinen befinden sich mehrere Dornen. Im Gegensatz zu den anderen *Bruchus*-Arten besitzt der Speisebohnenkäfer an den Seiten seines Halsschildes keinen Zahn.

Aus dem länglich geformten, etwa 0,7 mm langen Ei schlüpft eine etwa 0,6 mm lange, Larve, die sich im Innern der befallenen Bohne viermal häutet, auf etwa 4 mm Länge heranwächst und verpuppt.

Vorkommen und Biologie

Der Speisebohnenkäfer wurde vor etwa 50 Jahren aus warmen Gebieten Amerikas nach Deutschland eingeschleppt und ist hier weit verbreitet. Nachdem er zunächst nur durch Importe zu einem Schädling an lagernden Bohnenbeständen wurde, tritt er inzwischen insbesondere bei warmer Witterung auch im Freiland auf. Er kommt in fast allen wärmeren Länder der Erde, wie z. B. in Südeuropa, Afrika, Indien, China und Madeira als sehr bedeutender Schädling in Leguminosensamen vor.

Die Weibchen legen bis zu 85 weißfarbene Eier lose zwischen geerntete Bohnen ab oder im Freien bei welken oder vertrockneten Speisebohnenpflanzen durch einen in die Hülsennaht genagten Spalt. In warmen Ländern erfolgt der Befall bereits überwiegend auf dem Felde. Die bei Zimmertemperatur nach etwa vier Wochen schlüpfende Larve läuft gut und frißt sich in die Bohne ein. Vor der Verpuppung frißt sie die Samenhaut kreisförmig ein, so daß der aus der Puppe schlüpfende Käfer den von außen erkennbaren Deckel als Schlupfloch lediglich hinauszuschieben braucht. Er nimmt als Blütenbesucher erst im Freiland Nahrung auf und überlebt die kalte Jahreszeit im Freien nicht oder nur an geschützten Stellen. Eine Weiterentwicklung ist nur im Samen unter zusagenden Lagerraum-

Befallene Bohnen

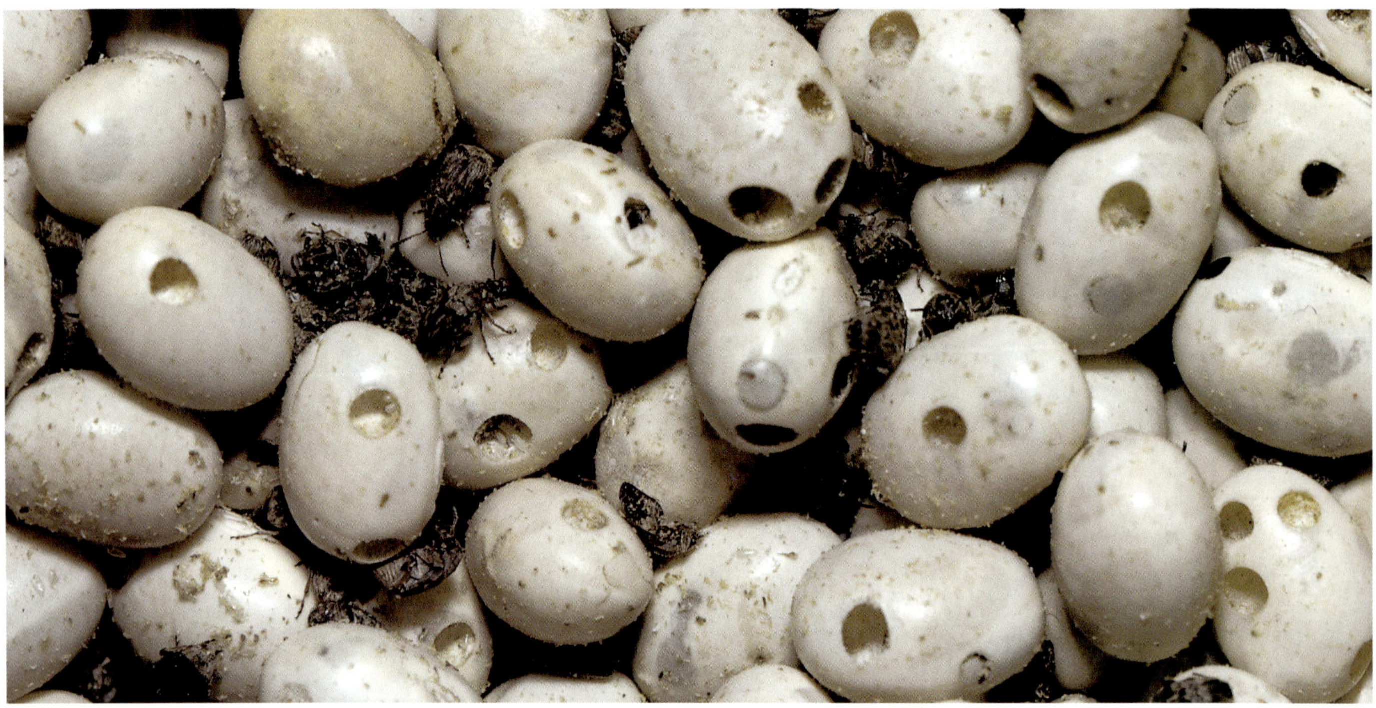

temperaturen möglich. Der Käfer befällt in Speichern und zum Teil bereits im Freien vor allem Speisebohnen, Erbsen, Linsen, Kichererbsen, Sojabohnen, Busch-, Stangen- und Feuerbohnen.

Schaden

Bis zu 28 Käfer können sich in einer Bohne entwickeln, die dadurch vollständig zerfressen wird. Die runden Ausflugslöcher sind bei Speisebohnen und Erbsen etwa 1,7 bis 2,4 mm groß, bei Linsen lediglich 1,2 bis 1,7 mm. In wärmeren Ländern nimmt der Schaden häufig einen bedeutenden Umfang an und kann auch in Deutschland bedeutend sein. Schwerwiegend für die Lebensmittel-verarbeitende Industrie ist sein Auftreten in Kleinpackungen. Häufig wird der Befall erst verzögert offenkundig und veranlaßt den betroffenen Hersteller zu sehr aufwendigen Rücknahme- und Regreßaktionen. Der Imageverlust wiegt fast noch schwerer und ist nur sehr langwierig und mühsam auszugleichen.

Bekämpfung

Zu den wichtigen Maßnahmen im Rahmen eines Bekämpfungskonzepts gehört eine peinlich genaue Inspektion der Lagerstelle vor der Einlagerung sowie der Ware im Zuge der Annahme. Da dieser Käfer anders als andere Samenkäfer die Speicherräume nicht verlassen muß, um sich fortzupflanzen, ist die vollständige Tilgung eines Befalls um so bedeutsamer.

Zweimonatiges Lagern bei 0 °C tötet die Tiere ab, ohne die Keimfähigkeit der Bohnen zu schädigen. Bei derart gekühlter Saat muß bei Entnahme aus dem Kühlraum gelüftet werden, um Schimmelbildung nach Kondensation zu vermeiden. Diese Art der Entwesung ist verhältnismäßig teuer, aber rückstandsfrei. Heute wird die Kälte auch unter Verwendung von flüssigem Stickstoff oder Kohlenstoffdioxid eingesetzt. Auch Erhitzen auf Temperaturen von etwa 55 °C überleben die Larven nur sieben Minuten, erwachsene Larven und Puppen etwa 25 Minuten, Käfer etwa vier Minuten. Eier sterben bei 52 °C bereits nach zehn Minuten ab. Diese Laborergebnisse müssen in die Praxis umgesetzt werden, wo die verzögerte Wärmeübertragung längere Einwirkzeiten zur durchgreifenden Entwesung erforderlich macht. Bei flach ausgebreiteten Bohnen dauert die erfolgreiche Behandlung bei 55 °C eine Stunde, bei Sackware bis zu einem Tag. Der Einsatz von Mikrowellen zur Schädlingsabtötung wird diskutiert.

Vergleichsweise preiswert ist die Verwendung staubförmiger Mittel, die das Eindringen der Larven in die Bohnen verhindern. Benetzung der Saat mit Ölen verhindert gleichfalls das Einbohren der Larven.

Eine schnelle durchgreifende Befallstilgung wird mit Phosphorwasserstoff erreicht. Falls die Ware hochgradig gasdicht umhüllt werden kann, kommen auch Stickstoff oder Kohlenstoffdioxid als Begasungsmittel in Frage, die etwas längere Einwirkzeiten als Phosphorwasserstoff erfordern. Bei leichtem Aufwärmen der befallenen Produkte läßt sich die wirksame Behandlung auch mit den inerten Gasen in etwa einer Woche abwickeln.

Larven in aufgeschnittenen, befallenen Bohnen

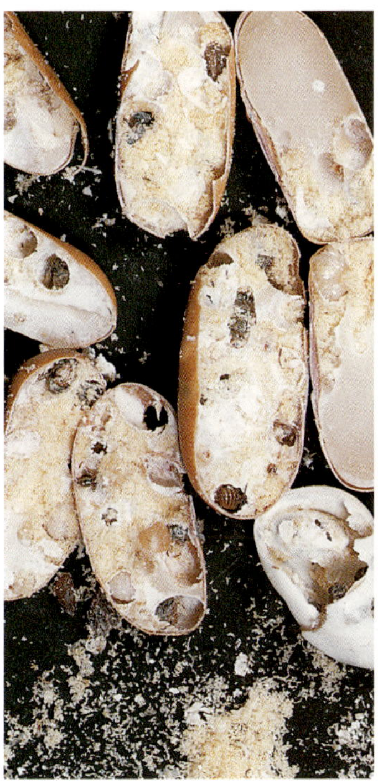

Käfer, ca. 4 mm lang

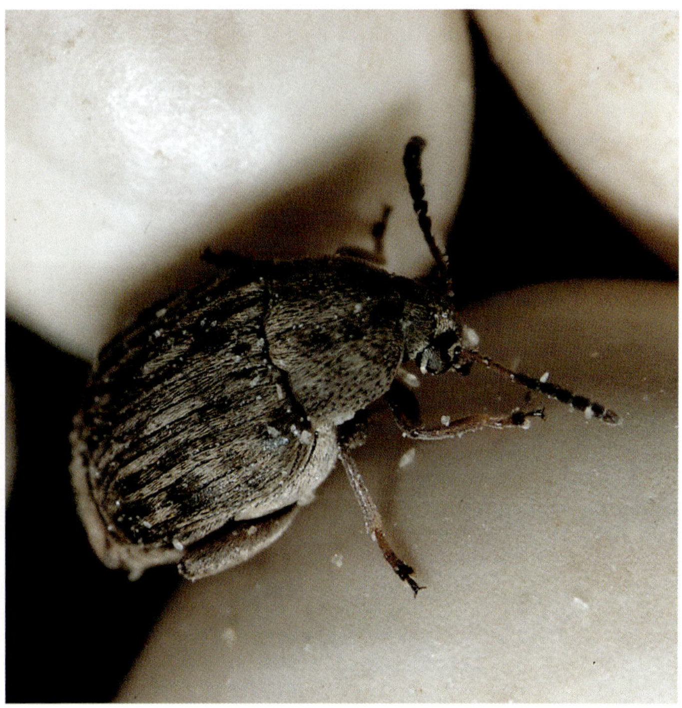

Zünsler

Pyralidae

Speichermotte – *Ephestia elutella* (HÜBNER, 1796)

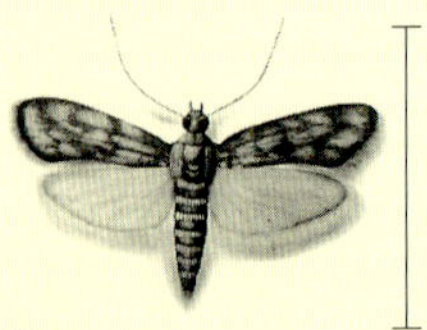

Name:
Speichermotte
Ephestia elutella (HBN.)

Temperaturbereich:
15 °C – 35 °C

Feuchtebereich:
30 % r. F. – 70 % r. F.

Befallsprodukt:
Getreide, Getreideerzeugnisse, Kakao, Nüsse, Schokoladenartikel

Befallsort:
Speicher, Lebensmittelfabriken, Haushalte

Bekämpfung:
Reinigen, Dichlorvos-Insektenstrip, Nebeln oder Sprühen mit Insektiziden, Begasen

Aussehen

Die Falter der Speichermotte sind ca. 10 mm lang. Ihre Flügelspannweite beträgt etwa 15 mm. Die braungrauen oder blaugrauen, gemusterten Vorderflügel sind etwas glänzend, haben helle Querbinden, sind kaum gezackt und dunkel gesäumt. Die Hinterflügel haben eine weißgraue Farbe. Die gelblichen Eier sind ca. 0,5 mm groß, längsoval und mit skulpturierter Oberfläche. Die ausgewachsenen Larve ist bis zu 15 mm lang. Ihre durchscheinende Färbung hängt vom Futter ab und kann weiß, gelblich, rosafarben oder auch bräunlich sein. Kopf und Nackenschild der Larve sind braun, ihre Körperoberfläche trägt bräunliche Flecken, in deren Zentrum meist Borsten sitzen, deren Anordnung und Größe mit Hilfe des Binokulars zur Artbestimmung herangezogen werden kann. Die Verpuppung der Wanderlarve, dem fünften Larvenstadium, erfolgt in einem dichtgesponnenen, weißen Kokon außerhalb des Nährsubstrates. Die dunkelbraune Puppe läßt am Hinterende bei genauer Betrachtung eine Geschlechtsbestimmung zu.

Vorkommen und Biologie

Befallen werden in Lägern Getreide verschiedener Arten, Kakaokerne, Schokolade, Schokoladenprodukte, Samen, Nußkerne verschiedener Arten, Tierfutter, Trockenobst und im Freiland Stroh (Strohdächer) und Heu, was ihr auch den Namen Heumotte gegeben hat. In deutschen Getreidelägern sind Speichermotten die vorherrschenden Kleinschmetterlinge. Durch Symbionten im Darm können die Larven selbst Tabak verdauen, ohne am Nikotin zu verenden.

Das Weibchen legt bis zu 300 Eier in die Nähe von Substrat für die schlüpfenden Larven, z. B. auf Getreidekörner. Die Eier rieseln bis zu etwa 5 cm in das Getreide. Die Ent-

Falter (links); weibliches Geschlechtsorgan eines Falters (200-fach vergrößert) (rechts oben); männliches Geschlechtsorgan eines Falters (200-fach vergrößert) (rechts unten)

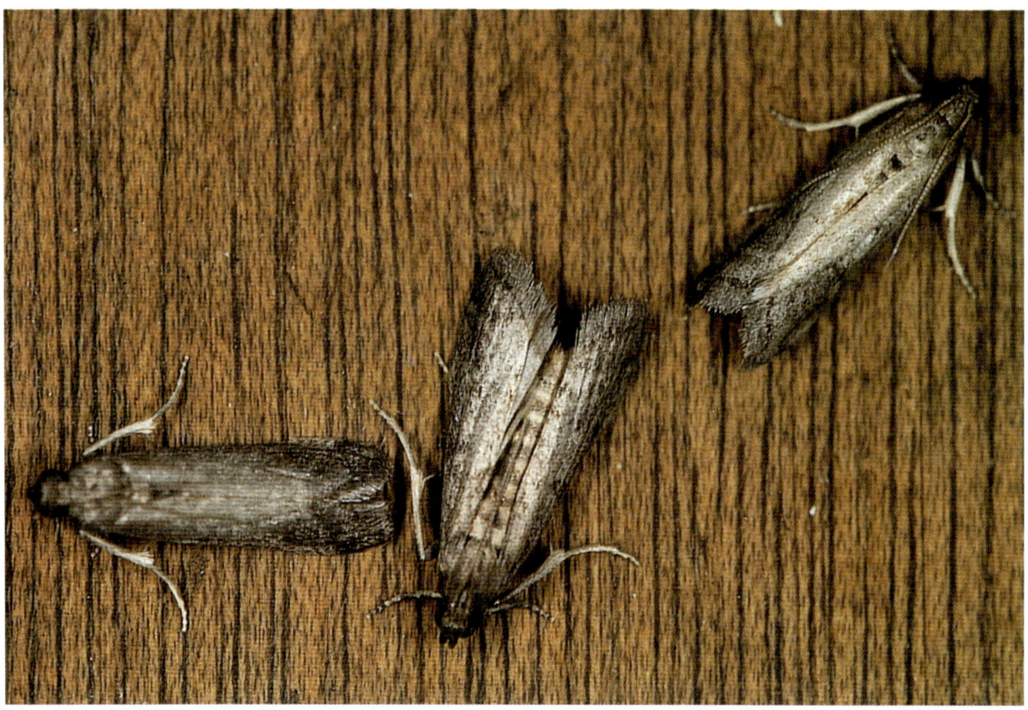

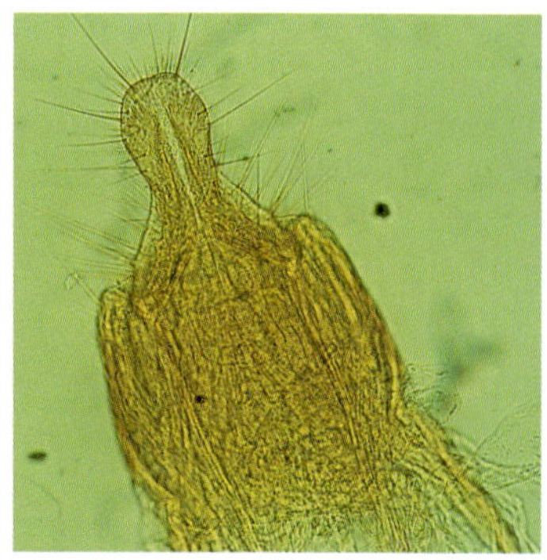

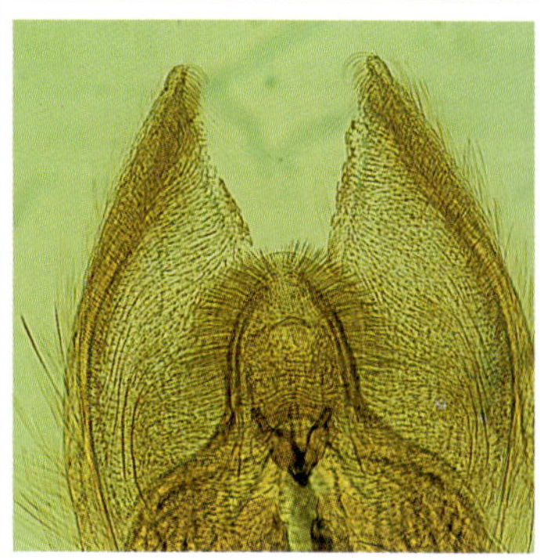

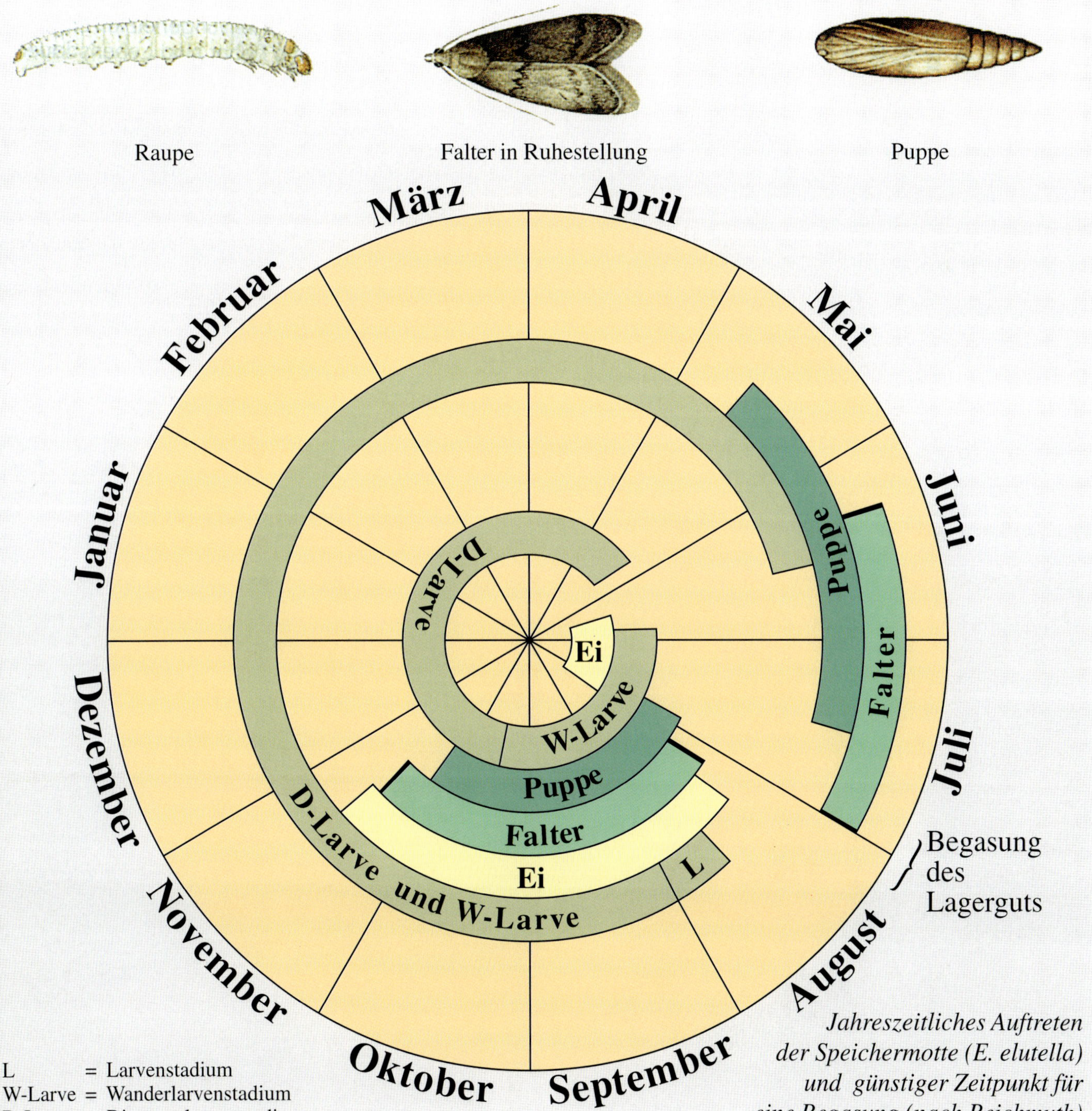

L = Larvenstadium
W-Larve = Wanderlarvenstadium
D-Larve = Diapauselarvenstadium

Jahreszeitliches Auftreten der Speichermotte (E. elutella) und günstiger Zeitpunkt für eine Begasung (nach Reichmuth)

wicklung zur nächsten Faltergeneration dauert im Sommer etwa sechs Wochen. In einem Jahr entwickeln sich in unserem Klima etwa zwei Generationen. Der Falterflug erfolgt schwerpunktsmäßig in der wärmeren Jahreszeit zwischen Mai und September.

Die im Herbst ausgewachsenen Larven überwintern als Diapause-Larven und verpuppen sich im kommenden Frühjahr. Die Puppe lagert in Ritzen in ihrem Kokon.

Schaden

Das Schadbild der Speichermotten ähnelt dem der Mehlmotten. Die Larven, das einzige Freßstadium dieser Tiere, bevorzugen trockene oder getrocknete Produkte und Waren und besiedeln vorwiegend deren Oberflächenbereich, wohl um den schlüpfenden Falter die Möglichkeit zum leichten Abflug und eine schnelle Partnerfindung zu ermöglichen. In Fabrikations- und Verpackungsräumen in Schokoladen- und Süßwarenfabriken, aber auch durch Befall von Lebensmittelpackungen auf dem Vertriebsweg verursachen sie besonders unangenehme Schäden.

Bekämpfung

Im Lagergetreide mußte früher mehrfach im Jahr ein Verspinnen der Getreideoberfläche durch umherwandernde Larven durch Begasung und Harken bekämpft werden. Auf der Grundlage der Kenntnis über den Aufenthalt und die Entwicklung der Motten in der Oberschicht des Lagergetreides eröffnete sich die Möglichkeit, sie mit dem leichtflüchtigen Dichlorvos (DDVP), einem Kontaktinsektizid, wirksam zu bekämpfen. Dieses Mittel wird seit ca. 20 Jahren in Deutschland mit durchgreifendem Erfolg von sogenannten Strips freigesetzt, die für eine Saison ausreichen. Die empfindlichen Falter und die an der Oberfläche liegenden Eier werden schnell abgetötet. Falter, die sich aus Larven und Puppen noch entwickeln, überleben gleichfalls nicht in Lagerräumen, wo DDVP-Strips hängen. Für Lebensmittelbetriebe gibt es auch Nebelautomaten, die zeitlich gesteuert automatisch den Wirkstoff DDVP schnell freisetzen und an einem Wochenende zur Bekämpfung der Motten dienen.

Eier, ca. 0,5 mm x 0,3 mm

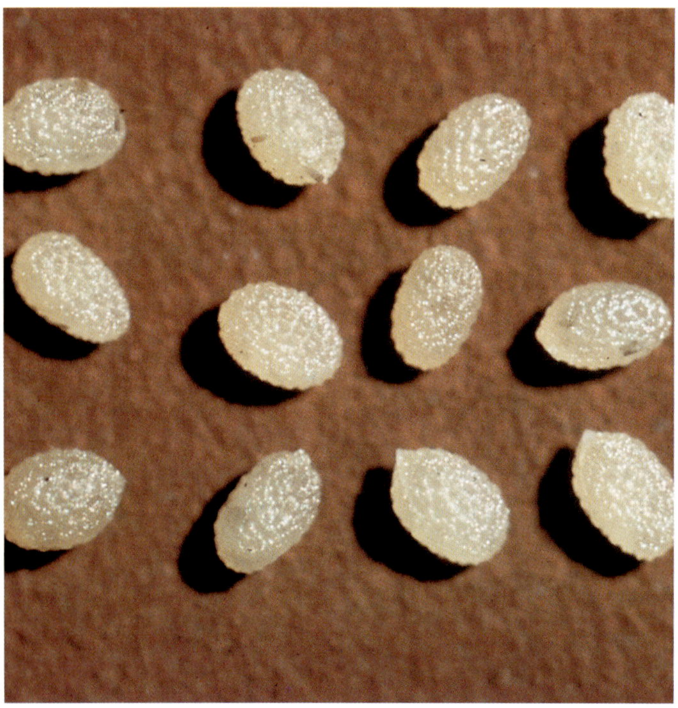

Larven: Seitenlage (oben); Rückenlage (Mitte), Bauchlage (unten)

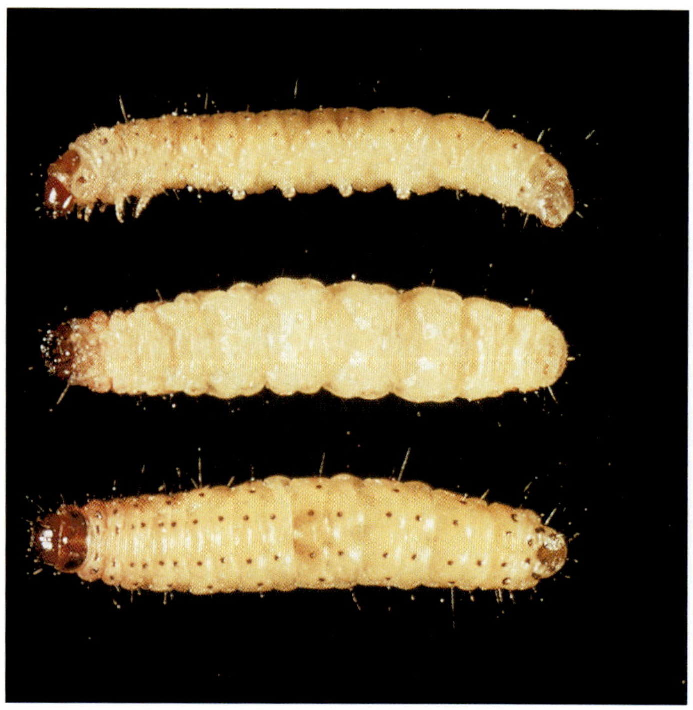

Um Befall von Lebensmittelpackungen in der Handelskette bis zum Verbraucher zu verhindern, wird im Rahmen eines wirksamen Verpackungsschutzes darauf geachtet, daß solche Packungen möglichst keine Öffnungen enthalten. Die frisch geschlüpften Larven benötigen einen freien Querschnitt von mehr als 0,1 mm, um in eine Packung einzudringen, durchnagen können sich die Eilarven dieser Art nicht.

Für den häuslichen Bereich, in den Tiere dieser Art in den Sommermonaten zufliegen können, wird peinliche Sauberkeit empfohlen. Der Küchenbereich insbesondere, aber auch Tierfutterplätze und andere Stellen, an denen im Haushalt Reste von Nahrung verbleiben könnten, sollten regelmäßig so gereinigt werden, daß diesen Tieren keine Brutstätten geboten werden. Lebensmittel sollten in insektendicht schließenden Gefäßen gelagert, befallene Lebensmittel schnell und gründlich entsorgt werden. Zur Abtötung aller Stadien einschließlich der Eier dient auch das Aufbewahren im Tiefkühlfach für etwa zehn Tage oder kurzes Erhitzen im Backofen bei über 50 °C für etwa eine Stunde. Krankheiten werden durch diese Tiere nicht übertragen.

Auch die männlichen Falter dieser Art lassen sich gezielt mit Pheromon-beköderten Klebefallen anlocken und fangen. Zusätzlich zur Früherkennung ist mit dieser Methode auch der Bekämpfungserfolg nach einer Maßnahme überprüfbar. Die regelmäßige, möglichst wöchentliche Fallenkontrolle gibt einen guten Einblick in den Aufbau einer Mottenpopulation. Hieraus läßt sich der Beginn einer Bekämpfung gut ableiten.

Natürliche Feinde, wie die parasitierenden Wespen der Gattungen *Trichogramma, Habrobracon* und *Venturia* (siehe dort) sind in der Erprobung, um später die biologische Bekämpfung auch in den Bereich der Getreidelagerei einzuführen. Die Anwendung von Präparaten mit *Bacillus thuringiensis* zur Unterdrückung eines Befalls mit Speichermotten im Getreidelager verlief in Vorversuchen zwar erfolgreich, die zuständige Gesundheitsbehörde verweigerte aber für Deutschland die Zustimmung zu einer Zulassung.

Schlüpfender Falter

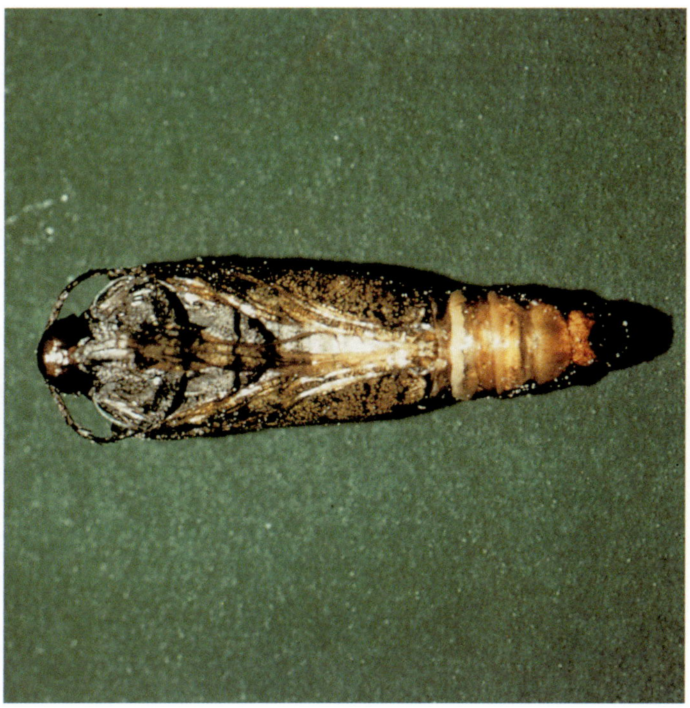

Puppen: Bauchlage (oben); Seitenlage (Mitte), Rückenlage (unten)

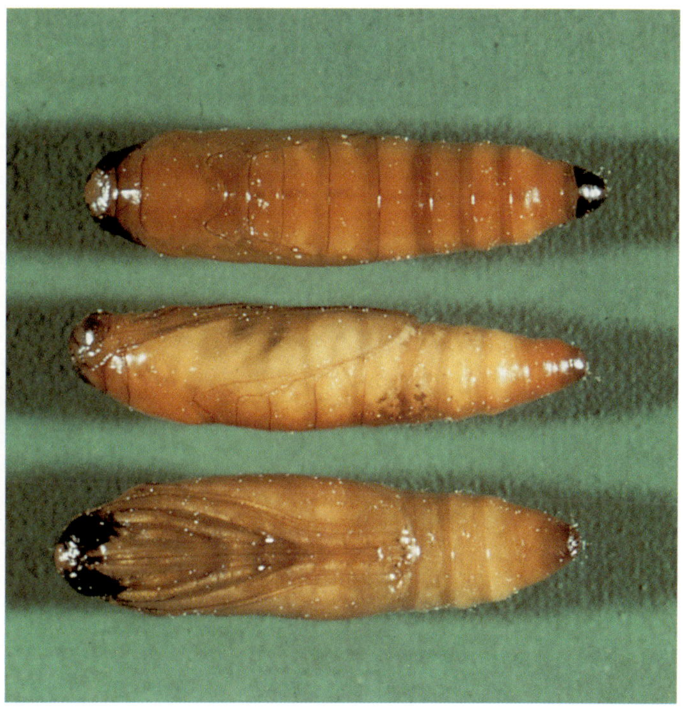

Dörrobstmotte – *Plodia interpunctella* (HÜBNER, 1813)

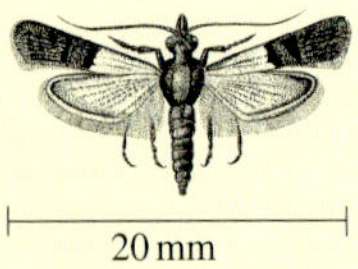

Name:
Dörrobstmotte
Plodia interpunctella (HBN.)

Temperaturbereich:
18 °C - 33 °C

Feuchtebereich:
25 % r. F. - 95 % r. F.

Befallsprodukt:
Trockenfrüchte, Nüsse, Mandeln, Kakaobohnen, Schokoladen, Kekse, Getreide, Getreideerzeugisse, pflanzliche Drogen

Befallsort:
Lebensmittelfabriken, Speicher, Verkaufsläden, Haushalte

Bekämpfung:
Dichlorvos-Insektenstrip, Nebeln mit Insektiziden,
Begasen, Reinigen, Kühlen, Verpackungsschutz

Aussehen

Die Flügelspannweite des Falters der Dörrobstmotte beträgt bis 20 mm. Der körpernahe Teil des Vorderflügels ist hellgrau bis ockergelb, der übrige Flügelteil rotbraun bis rot gefärbt und trägt blaue Querlinien, die bei abgeflogenen Faltern nur schwer zu erkennen sind. Die Hinterflügel sind hellgrau. Ihre zitronenförmig weißen Eier messen etwa 0,5 mm. Die weiß, hellrosa, oder gelbgrünlich gefärbten, fettig glänzenden Larven wachsen nach etwa 5 Häutungen auf etwa 13 mm Länge heran. Sie tragen einen rötlichbraunen Kopf, die sog. Kopfkapsel. Die Puppe färbt sich mit zunehmendem Alter von hellbraun nach dunkelbraun und liegt geschützt in einem dichten, etwa 7 mm langen Gespinstkokon.

Vorkommen und Biologie

Die Gesamtentwicklung der Dörrobstmotte nimmt bei 18 °C bis 22 °C und etwa 50 % rel. Luftfeuchte 120 bis 315 Tage in Anspruch. In unbeheizten Räumen entwickeln sich in einem Jahr 1 bis 2 Generationen. Diese Mottenart befällt Trockenfrüchte, Nüsse, Mandeln, Erdnüsse, Schokolade, seltener Getreide, Sämereien, trockene Kräuter und Insektensammlungen. Das Weibchen legt etwa 500 Eier. Die Larven können in Diapause überwintern.

Falter der Dörrobstmotte (auch unten rechts)

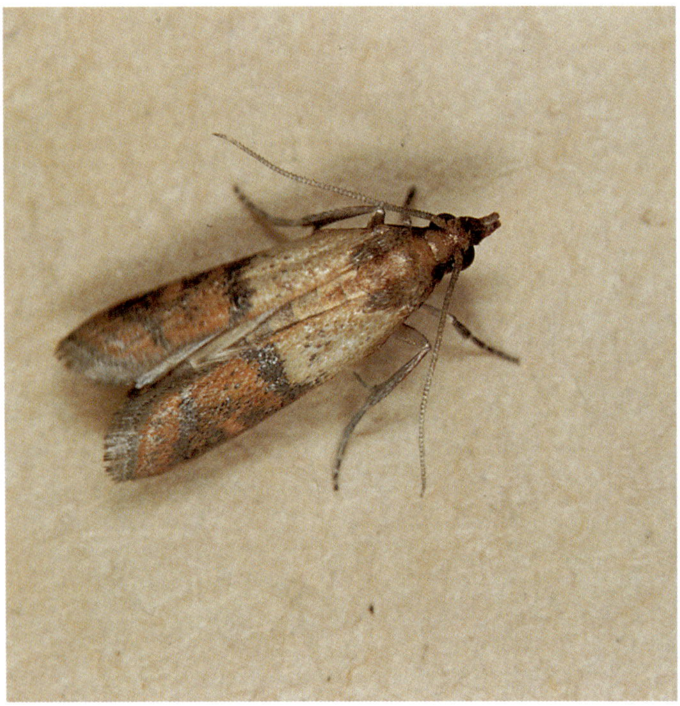

Geschlechtsorgan eines männlichen Falters (200-fach vergrößert)

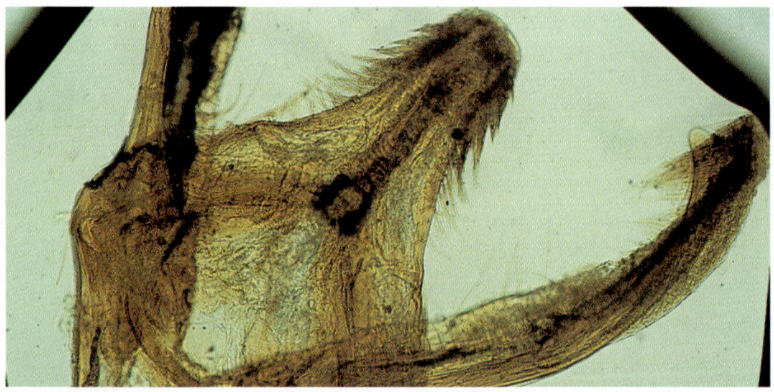

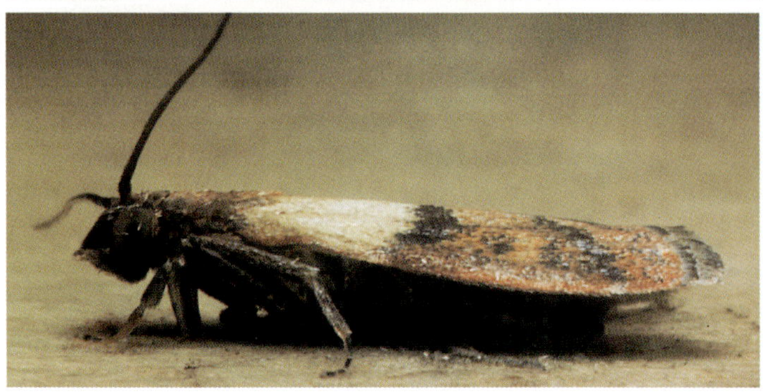

Schaden

Die Dörrobstmotte ist weltweit heute wahrscheinlich der wichtigste Schädling in der lebensmittelverarbeitenden Industrie. Reklamationen, Rücknahmeaktionen, Verluste, Überwachung und Bekämpfung sowie Renommeeschäden belaufen sich jährlich vermutlich auf Milliardenbeträge.

Bekämpfung

Die Bekämpfung dieser Motte erfolgt ähnlich wie bei der Tropischen Speichermotte und den anderen Zünslern geschildert.

Die amtlich zugelassenen Vorratsschutzmittel mit kontaktinsektizider Wirkung enthalten Dichlorvos, Phoxim, Pyrethrum und/oder Piperonylbutoxid als Wirkstoff(e) und sind überwiegend nur mit dem Anwendungsgebiet „Mitbehandlung von Vorräten" zugelassen. Die Eindringtiefe dieser Mittel in Ritzen, Spalten, in und unter Maschinen und in die befallene Ware ist in der zugelassenen Dosierung gering, auch um die Rückstandsbildung in behandelten Produkten niedrig zu halten. Lediglich Mittel mit dem Wirkstoff Pirimiphos-methyl decken zusätzlich die Getreidebehandlung ab, haben aber auf die im Innern der Körner lebenden Stadien, wie z. B. auf die Brut des Kornkäfers, keine durchgreifend abtötende Wirkung. Durchgreifende Entwesung befallener Ware und ganzer Fabriken ist mit vertretbarem Aufwand nur mit den hochwirsamen Gasen möglich.

Neuere Konzepte versuchen, die biologische Bekämpfung mit künstlich freigesetzten, natürlichen Feinden, insbesondere der eiparasitierenden Wespen der Gattung *Trichogramma* (siehe dort) zu integrieren. Das Suchverhalten dieser nur etwa 0,1 mm großen Insekten ist derart ausgeprägt, daß sie selbst in Verpackungslaschen versteckt abgelegte Motteneier aufspüren und durch Parasitierung abtöten. Wegen ihrer Kleinheit fallen die nach einer Woche absterbenden Wespchen organoleptisch nicht ins Gewicht und können mit bloßem Auge nicht wahrgenommen werden. Insbesondere in Naturkostläden, wo chemische Insektizide nicht eingesetzt werden, hat dieser Ansatz Aussicht auf Erfolg.

Larve, sichtbar sind auch die männlichen Geschlechtsorgane in der Mitte des Rückens

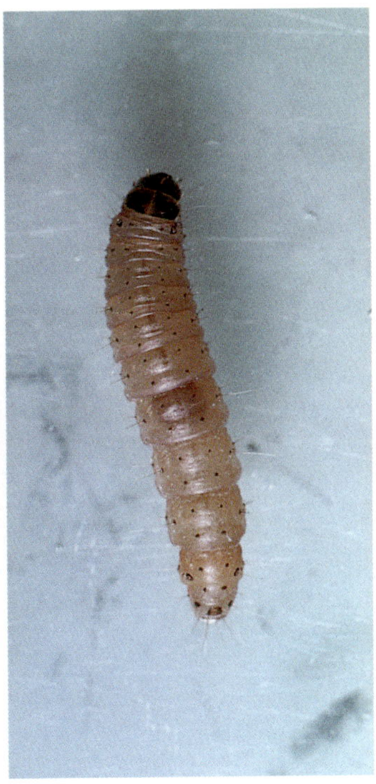

Larvenbefall auf Trockenobst

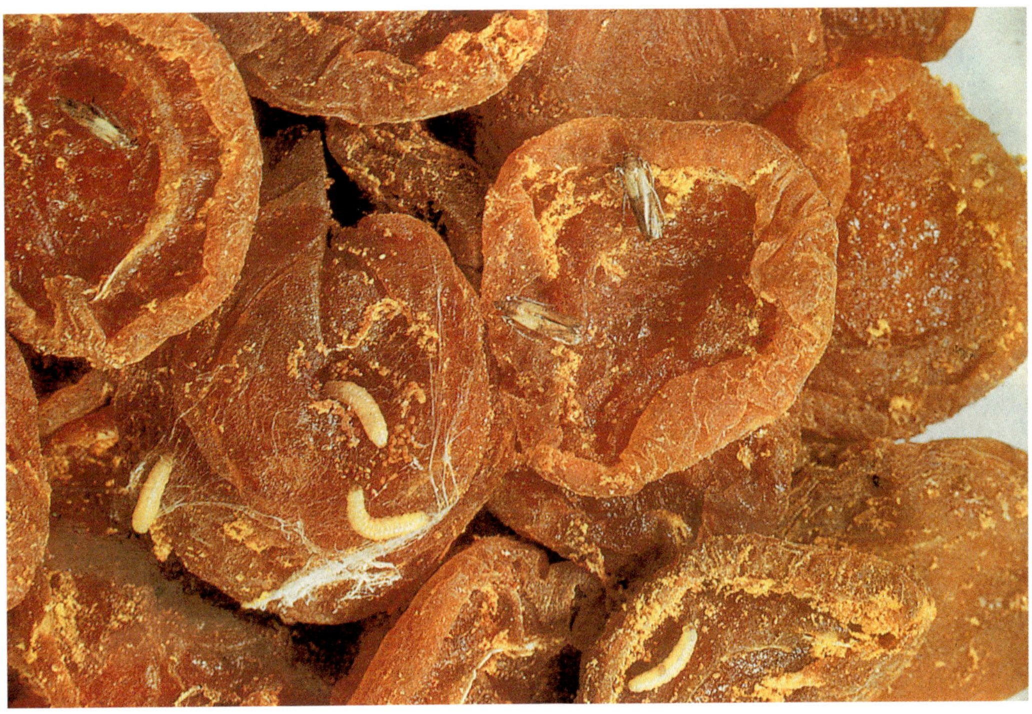

Mehlmotte – *Ephestia* [syn. Anagasta] *kuehniella* ZELLER, 1879

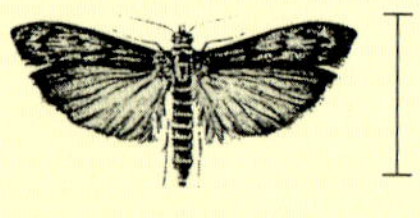

Name:
Mehlmotte
Ephestia kuehniella ZELL.

Temperaturbereich:
> 10 °C

Feuchtebereich:
> 40 % r. F.

Befallsprodukt:
Mehl, Getreide, Getreideerzeugnisse, Kakaobohnen

Befallsort:
Mühlen, Lebensmittelfabriken, Haushalte

Bekämpfung:
Reinigen, Begasen, Dichlorvos-Insektenstrip, Nebeln oder Sprühen mit Insektiziden

Aussehen

Der bis 14 mm große Falter hat eine Flügelspanne bis 22 mm. Seine Vorderflügel tragen Schuppen mit blaugrauem oder rötlichgrauem Grundton. Die beiden zickzackförmigen Querbinden sind an den einander zugekehrten Seiten dunkel und an den einander abgekehrten Seiten heller. Die etwa 0,6 mm großen Eier sind längsoval und weißlich. Die überwiegend weiße, rötlich oder grünlich gefärbt Raupe, mit braunem Kopf, Nacken- und Afterschild wächst bis zu 20 mm Länge und trägt einzelne lange Haare. Die hellbraun bis schwarze, etwa 1 cm lange Puppe entwickelt sich in einem dichtgesponnenen Kokon zum Falter. Larven, Puppen und Imagines tragen geschlechtsspezifische Merkmale. Man spricht von Sexualdimorphismus.

Vorkommen und Biologie

1877 sandte Dr. Kühn aus Halle eine Probe amerikanischen Weizens an den Stettiner Zoologen Zeller, der die darin enthaltenen Zünsler als *Ephestia kuehniella* beschrieb. In Europa war diese Art bis dato unbekannt. Wahrscheinlich wurde sie aus Mittelamerika aus verbreitet. In Deutschland ist sie mittlerweile eingebürgert.

Ursprünglich lebten die Larven der Mehlmotte im Freien unter der Rinde von Bäumen und in abgefallenen, vertrockneten Früchten. Sie wechselten im Laufe der Zeit auf menschliche Vorräte pflanzlicher Herkunft über und leben heute ausschließlich von ihnen. Das Weibchen kann bis zu 500 Eier am Nahrungssubstrat ablegen, deren Entwicklung bis zum Schlupf der sog. Eilarve bei 20 °C etwa sechs Tage dauert. Die Larve häutet sich bis zur Verpuppung vier- bis fünfmal und benötigt für ihre Entwicklung bei 26 °C in Erdnußmehl 72 Tage, im Weizenmehl 80 Tage. Die Entwicklung vom Ei bis zum Falter dauert bei Temperaturen um 20 °C ungefähr zwei Monate. Unter mitteleuropäischem Klima entwickeln sich zwei bis drei Generationen in einem Jahr. Die Falter sind somit bi- oder trivoltin. Bei

Falter, ca. 14 mm groß

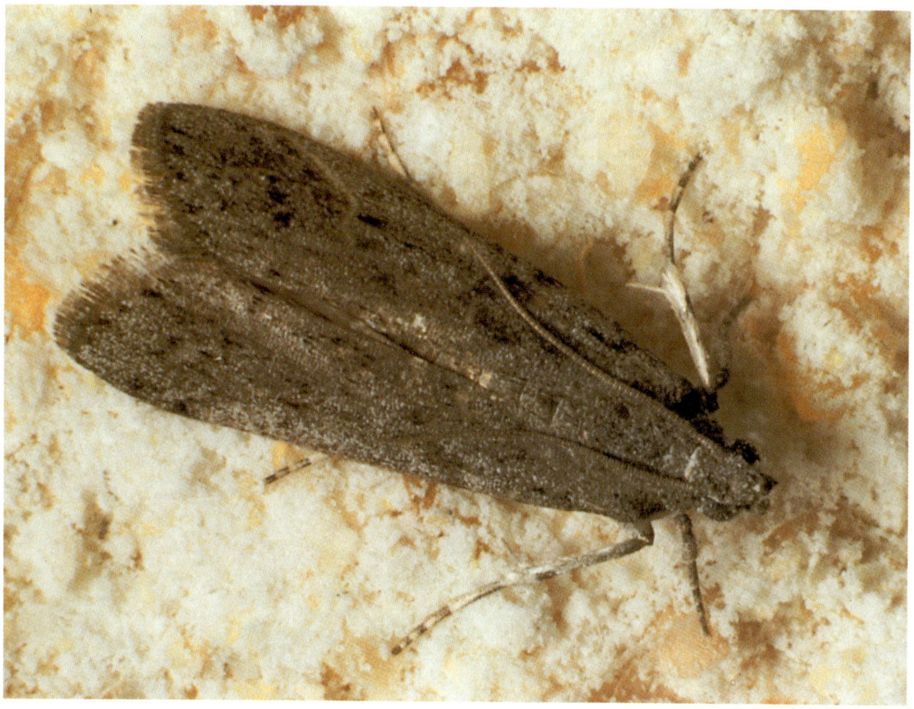

Weibliches Geschlechtsorgan eines Falters (200-fach vergrößert)

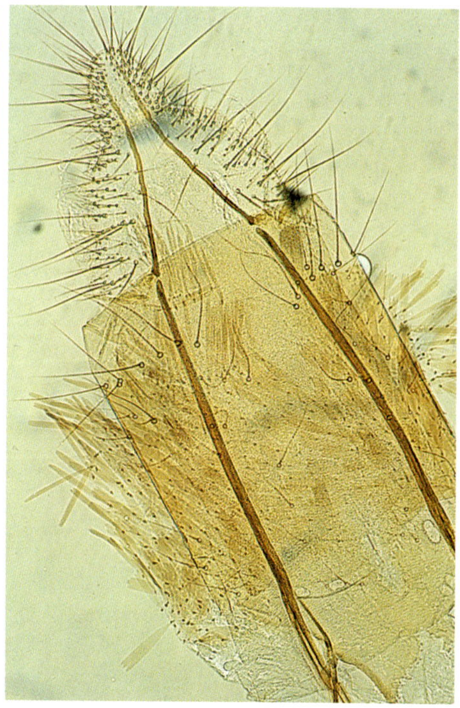

Raumtemperaturen unter 10 °C wird die Vollendung einer Generation verhindert. In Räumen mit starkem Befall bevorrateter Produkte, wie zum Beispiel in einer Mühle, sitzen die Falter an den Wänden. Der etwas lichtscheue Falter fliegt mit Eintreten der Dunkelheit, bevorzugt aber in der Morgendämmerung. Die Weiterverbreitung der Mehlmotten erfolgt durch Verschleppen von Eiern, Larven und Puppen mit Säcken, mit befallenen Vorratsgütern. In der Regel durchlaufen die Larven keine Diapause.

Schaden

Das Schadbild der Mehlmotten fällt durch starke Verspinnungen der Nahrungssubstrate auf. Die Larven sondern nach ihrem Schlupf bis zur Verpuppung kontinuierlich einen feinen Spinnfaden ab, mit dem die befallenen Ware verklebt wird. Bei befallenem Getreide kann es durch Mehl- oder Speichermotte (siehe dort) zu großflächigen Verspinnungen kommen, die den Feuchtigkeitsaustausch mit der Umgebung behindern. Kondenswasserbildung an diesen Schichten kann bei abendlicher Abkühlung zu Pilzwachstum und massenhafter Milbenentwicklung in diesem Bereich führen. Der Masseverlust des Lagergutes durch Larvenfraß ist allgemein weniger bedeutend als der wirtschaftliche Verlust, weil die versponnene Ware nicht mehr verkaufsfähig ist. Häufig wird sie dann als Tierfutter noch verwertet. Bei Verfütterung stark befallener Ware drohen Ferkelabgang und andere Schäden beim Vieh. In Getreideverarbeitungsbetrieben sind die Mehlmotte, wie auch die anderen vorratsschädlichen Zünsler (Speichermotte und Dörrobstmotte), gefürchtete Schädlinge. Die Larven zerfressen Gazesiebe in den Plansichtern der Mühlen, ihre Gespinste verstopfen Mahlgänge und Förderleitungen. Befallen werden Körner aller Getreidearten, wie Weizen, Roggen, Hafer, Gerste, Mais, Reis, Hirse, weiterhin Backwaren, Schokolade, Trockenobst, Leguminosenschrot und -mehl, Sämereien, Baumwollsamen, Erdnüsse und Kakaobohnen.

Bekämpfung

Die Bekämpfung dieses Kleinschmetterlings verursacht in der Mühlenindustrie in allen Ländern große Kosten. Die Branche verwendet überwiegend Brommthan (CH_3Br) als Begasungsmittel, das in weniger als zwei Tagen seine durchgreifende, entwesende Wirkung auch an abgelegenen und geschützten Stellen in einer Mühle entfaltet. Resistenz der Insekten gegen diesen Wirkstoff wurde bislang nicht beobachtet. Nach der Behandlung läßt sich das kaum zu

Falter in Kopulation

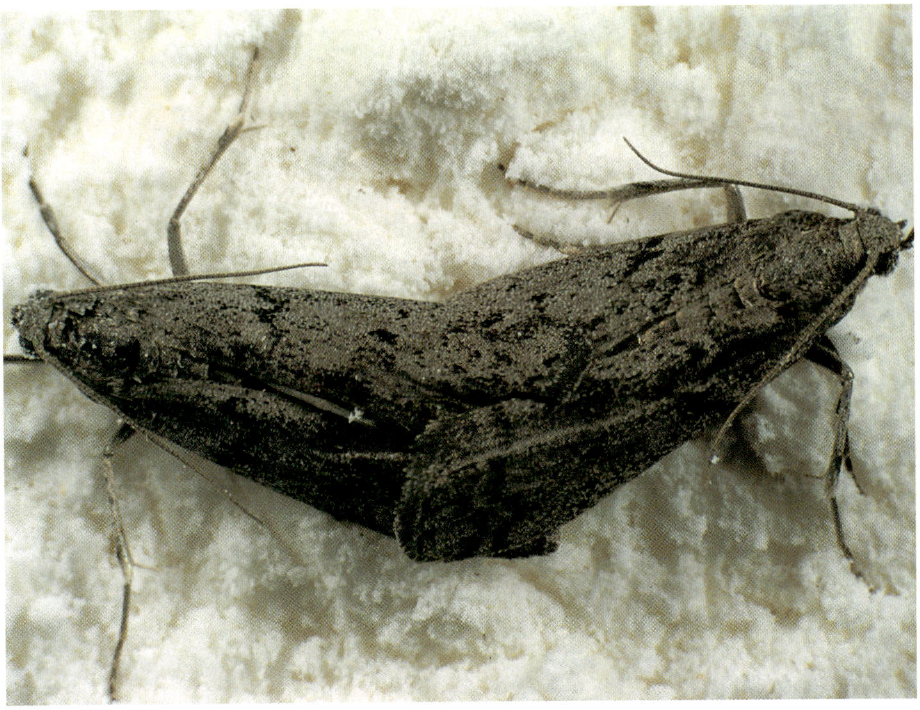

Eingesponnene Larve (oben)
Puppe; Bauchlage (unten)

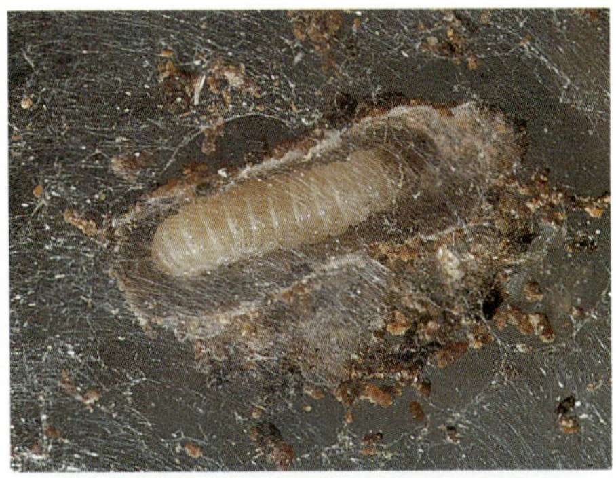

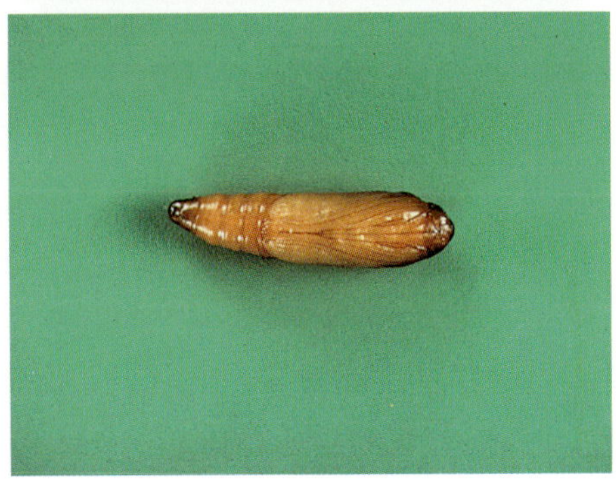

Rückstandsbildung neigende Gas wieder schnell entlüften.

Halogenkohlenwasserstoffe, wie auch die Kühlmittel in Kühlschränken, die überwiegend Fluor und Chlor enthalten, führen nachweislich zu einem beschleunigten Abbau der Ozonschicht der Stratosphäre, in der vor einigen Jahren auch Zerfallsprodukte von Brommethan gefunden wurden. Daraufhin stellte man fest, daß Brommethan wegen des relativ großen Bromatoms noch stärkeres Ozon-zerstörendes Potential besitzt als viele der genannten Frigene. Deshalb wird nun mit Brommethan zum ersten Mal ein hochwirksames Vorratsschutzmittel aus Umweltschutzerwägungen aus dem Verkehr gezogen. Dies soll für Produktion und Anwendung - evtl. bis auf wenige, strikt geregelte Ausnahmen - bis zum Jahr 2010 erfolgen.

Die Suche nach Alternativen ist in vollem Gange. Alte Stoffe, wie z. B. Cyanwasserstoff (HCN) und auch die Anwendung von Hitze und Kälte gegen die Schädlinge sind wieder im Gespräch. Nach neueren Konzepten versucht man, mit schädlingsfeindlicher baulicher Gestaltung (insect preventing factory design) und intensiver Hygiene und Sauberkeit den Tieren weitgehend die Lebensgrundlage in den Lebensmittelfabriken zu entziehen. Dies reicht aber wohl nicht aus.

Kombinierter Einsatz von Phosphorwasserstoff in niedrigen Konzentrationen mit erhöhter Temperatur um 35 °C sowie Wärme und Nebel- oder Spritzmittel werden auf ihre Eignung untersucht. Als neue gasförmige Wirkstoffe für diesen Bereich der Leerraumentwesung werden Sulfurylfluorid (SO_2F_2), Carbonylsulfid (COS) und Methylisothiocyanat (CH_3NCS) genannt. Die Entwicklung neuer Stoffe ist allerdings sehr kostenträchtig und langwierig. Daher erscheint kurzfristig die Verwendung bekannter Mittel erfolgversprechender, solange gewährleistet ist, daß nicht durch weitere Anwendung von Brommethan in anderen Ländern starke Wettbewerbsverzerrung auftritt. Die andauernde Leerraumentwesung mit Brommethan - verbunden mit geeigneter Rückgewinnungstechnik - könnte unter Umständen auch als „Critical Use“ erwogen werden, falls andere wirtschaftlich tragbare Lösungen sich nicht auftun.

Die Gesamtmenge an Brommethan für diesen Zweck ist sehr gering im Verhältnis zu natürlicherseits freigesetztem Brommethan.

Andere Aspekte der Bekämpfung sind bei den anderen Zünslern beschrieben.

Verspinnung durch Larve der Mehlmotte
Detailaufnahme (unten rechts)

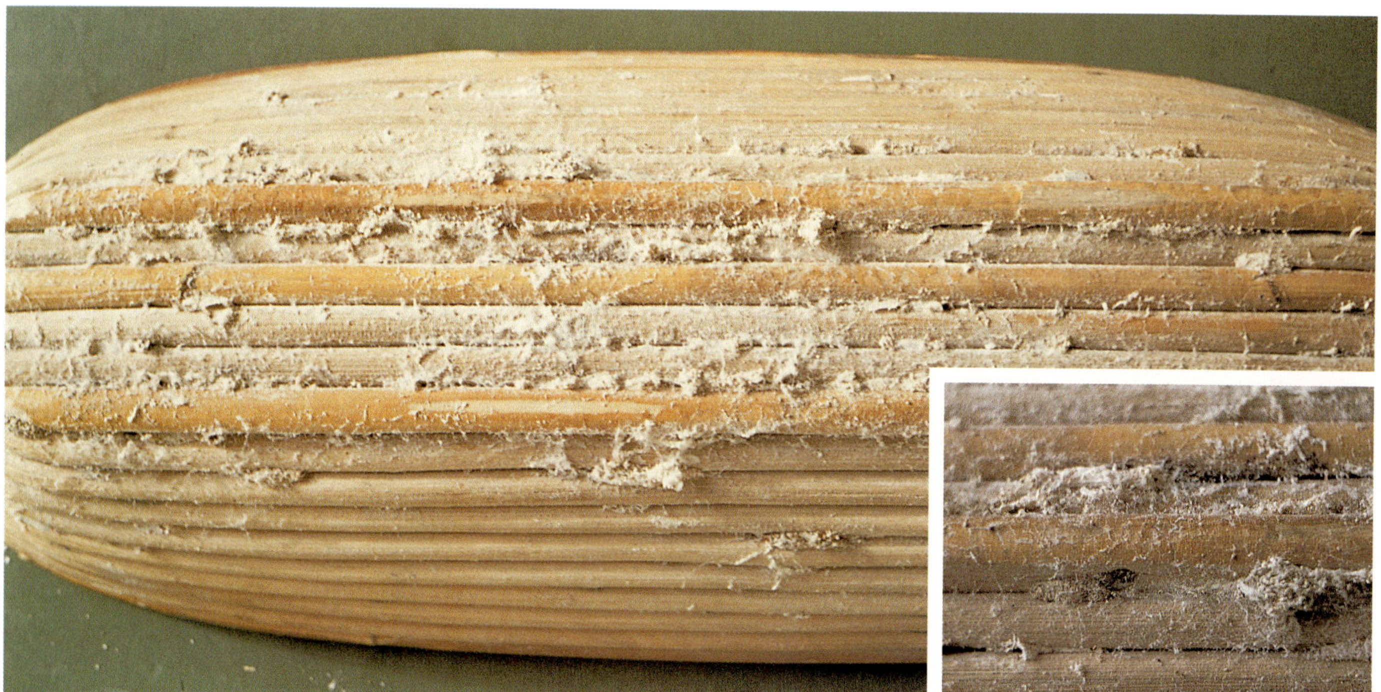

Reismotte – *Corcyra cephalonica* (Stainton, 1866)

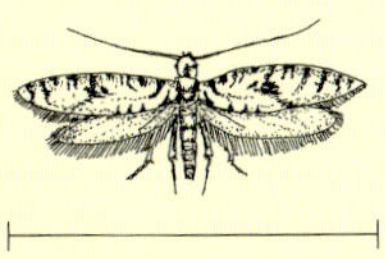

20 mm

Name:
Reismotte
Corcyra cephalonica (Staint.)

Temperaturbereich:
wärmeliebend

Feuchtebereich:
>50 % r. F.

Befallsprodukt:
Getreide, Kakaobohnen, Trockenfrüchte

Befallsort:
Speicher

Bekämpfung:
Dichlorvos-Insektenstrip

Aussehen

Die Flügelspannweite dieser gelegentlich eingeschleppten Motte beträgt ca. 2 cm. Mit ihren schmalen, mausgrauen bis lohgelben Vorderflügeln ähnelt sie der Speichermotte *Ephestia elutella*. Aus den vom Weibchen abgelegten, ca. 400 0,5 mm x 0,3 mm großen, ovalen, weißen Eiern schlüpfen nach ca. fünf Tagen weißliche Raupen. Sie stellen sich eine mit Kot bedeckte Gespinströhre her und leben auf dem Nahrungssubstrat. Nach mehreren Häutungen wachsen sie bis zu etwa 15 mm. Die spärlich behaarten Larven überspinnen und verfilzen ihre Nahrung mit recht festen Fäden. Die braune Puppe mißt 15 mm x 4 mm und ruht in einem weißen Kokon.

Vorkommen und Biologie

Die Reismotte ist über das Mittelmeergebiet, Indien, Sri Lanka, Java, Sudan, Brasilien, Mexiko, USA und durch Einschleppung bis nach England, Frankreich und Deutschland verbreitet. In Deutschland kann sie nicht dauerhaft überleben. Unter tropischen Bedingungen dauert die Entwicklung vom Ei bis zum Falter etwa sieben Wochen.

Schaden

Das Schadbild ist charakterisiert durch lange, das Nährsubstrat überziehende Gespinste oder Gespinststränge, die mit Kot versetzt sind. Bei Massenbefall entsteht ein sehr großer Schaden durch die Fraßtätigkeit der Larven und die Verunreinigung von Nahrungs- und Lebensmitteln. Die Reismotte befällt besonders geschälten Reis, Getreide, Mais, ferner Trockenfrüchte, Kakaobohnen, Kopra, Baumwollsamen, Erdnüsse, Mehl, Schokolade und Zwieback. Auch in Kakaobohnen tritt sie auf.

Bekämpfung

Die Bekämpfungsmaßnahmen gegen die Reismotte entsprechen denen der anderen Zünslerarten.

Falter auf Reis

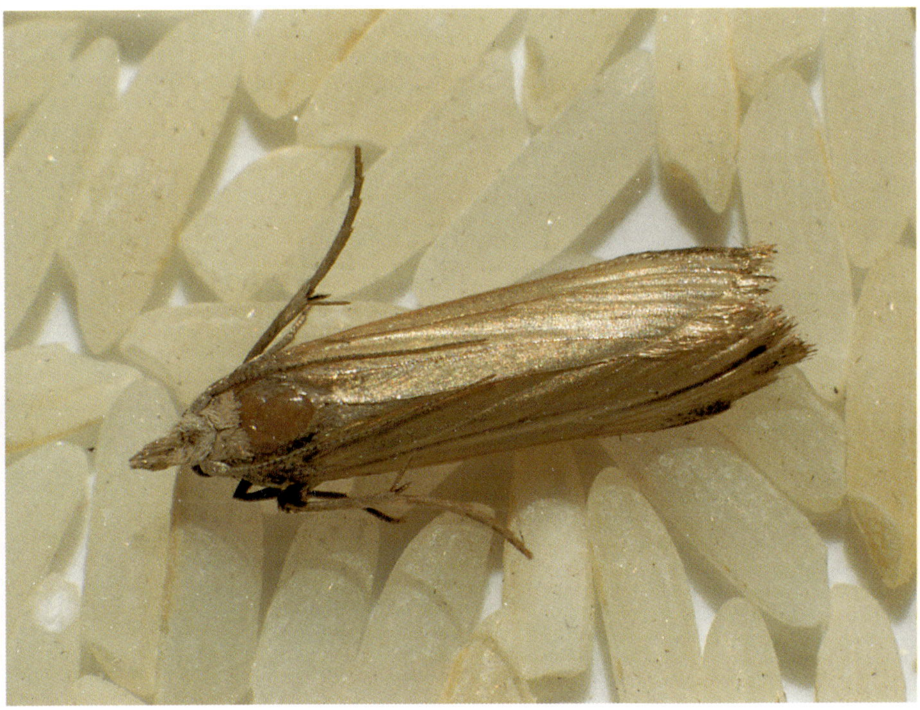

Larven in Getreide

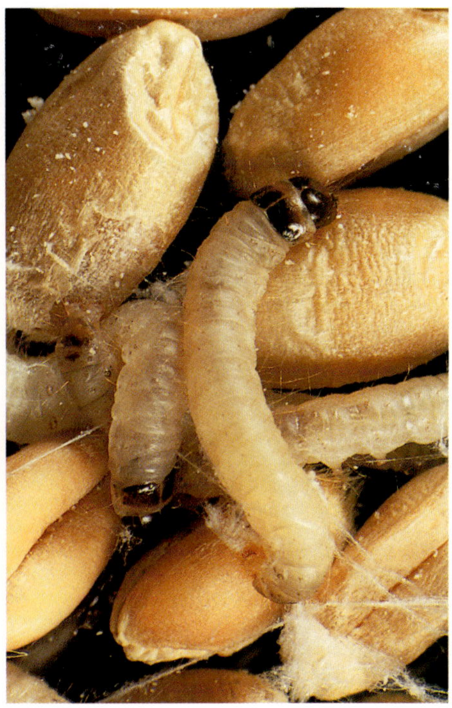

Tropische Speichermotte – *Ephestia cautella* (WALKER, 1863)

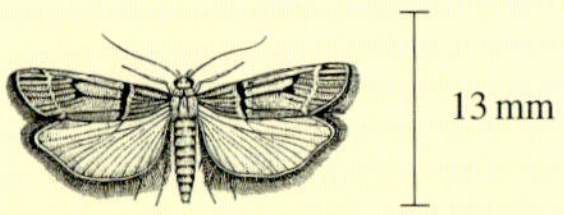

Name:
Tropische Speichermotte
Ephestia cautella (WALK.)

Temperaturbereich:
wärmeliebend, 15 °C - 36 °C

Feuchtebereich:
20 % r. F. - 90 % r. F.

Befallsprodukt:
Getreide, Kakaobohnen, Nüsse, Erdnüsse, Datteln

Befallsort:
Speicher, Lebensmittelfabriken, Haushalte

Bekämpfung:
Dichlorvos-Insektenstrip, Nebeln oder Sprühen mit Insektiziden, Begasen, Verpackungsschutz

Aussehen

Die Tropische Speichermotte ähnelt sehr stark der Speichermotte, von der sie nur nach Untersuchung der Geschlechtsorgane mit Sicherheit zu unterscheiden ist. Die leicht elliptischen Eier sind etwa 0,4 mm x 0,3 mm groß. Bei den Larven gibt es typische Merkmale zur Unterscheidung von den anderen Zünslerarten. Die Größe und Anordnung bestimmter Borsten kann für die Artbestimmung herangezogen werden.

Vorkommen und Biologie

Die Tropische Speichermotte hat sich wahrscheinlich aus Vorderasien durch den Handel international verbreitet. In den Tropen und Subtropen schädigt sie Getreide, Mais, Reis, Kakaobohnen, Erdnüsse, Expeller (Pressrückstände der Ölgewinnung), Datteln, Feigen und Bohnen. Bereits auf dem Feld befällt sie überreife Weintrauben. Mit dem Rotbraunen Reismehlkäfer ist die Tropische Speichermotte der am häufigsten mit Kakaobohnen, Datteln und Nüssen eingeschleppte Vorratsschädling. Im Gegensatz zu anderen Zünslerarten, durchläuft ihre Larve keine Diapause. Deshalb kann diese Motte in Deutschland nur in geheizten Fabrikationsräumen überwintern, wo sie bis zu sechs Generationen pro Jahr hervorbringt.

Die Entwicklung erfolgt im Temperaturbereich zwischen 15 °C und 36 °C bei relativen Feuchten zwischen 20 % bis 90 %. Bei 27 °C und 60 % rel. Feuchte dauert ein Generationswechsel bei 12 Stunden Licht pro Tag nur 23 Tage. Die Männchen begatten weibliche Tiere bis zu achtmal. Die überwiegend nur einmal begatteten Weibchen legen maximal über 500 Eier in etwa 14 Tagen ab. Die Weibchen locken die Männchen zur Kopulation mit einer Pheromonmischung aus drei Komponenten an: (Z,E)-9,12-Tetradecadienyl-acetat, (Z)-9-Decenylacetat und (Z,E)-9,12 Tetradecadienol.

Verspinnungen an Getreide durch Larven der Speichermotte

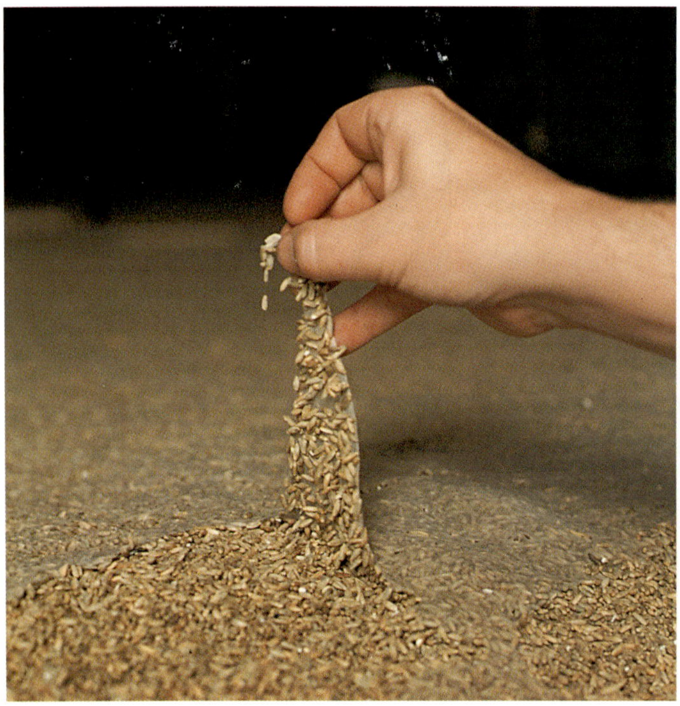

Larven: Rückenlage (oben), Seitenlage (Mitte), Bauchlage (unten)

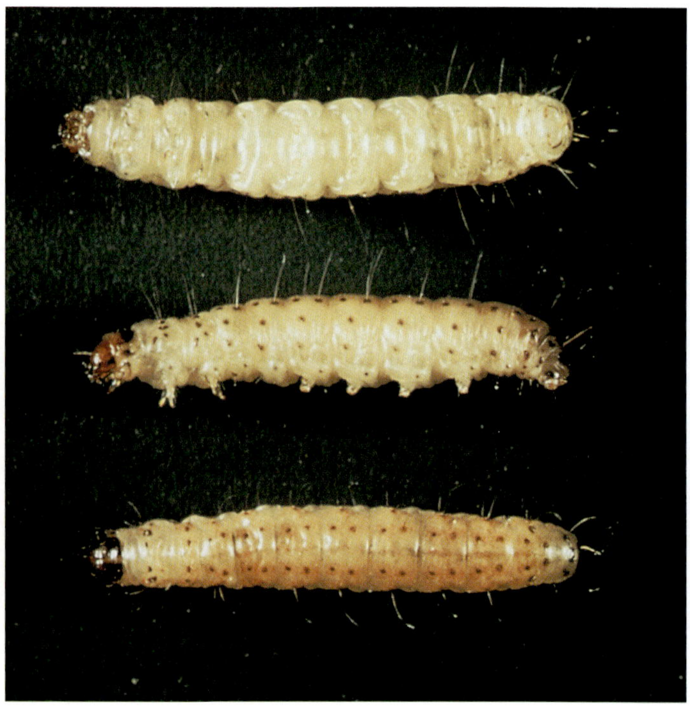

Schaden

Die Schäden durch die Larven dieser Motte sind denen von Dörrobstmotte, Speichermotte und Mehlmotte vergleichbar. Im Gegensatz zu diesen verpuppen sich die Larven dieser Mottenart meist in der Nähe der befallenen Vorräte.

Bekämpfung

Zur Bekämpfung auch dieser Motte gehört heute ein Früherkennungskonzept, bei dem die Sexuallockstoffe, die Pheromone, in beköderten Fallen eingesetzt werden, um Befall und Befallsverteilung bereits bei geringen Befallsdichten gezielt anzuzeigen. Nach Mottenfang kann dann entschieden werden, ob eine sofortige Bekämpfung erforderlich ist. Gegen fliegende Motten haben sich Dichlovos (DDVP)-abgebende Strips bewährt, die in Deutschland seit etwa 20 Jahren erfolgreich gegen Zünsler in Getreidelägern eingesetzt werden, wo sie die Phosphorwasserstoffbegasung gegen Motten abgelöst haben. Auch Sprühautomaten mit DDVP sind im Einsatz. In Lägern mit Sackware werden auch andere Spritz-, Sprüh- und Nebelmittel eingesetzt, die kurzzeitig fliegende und auf offenen Oberflächen laufende Insekten hochprozentig abtöten ohne jedoch eine durchgreifende Entwesung der befallenen Ware oder der in Ritzen versteckten Tiere zu gewährleisten. Hierfür eignen sich lediglich die Begasungsmittel. Die inerten Gase Stickstoff und Kohlenstoffdioxid werden zur Sauerstoffverdrängung in befallener Ware eingesetzt, wodurch die Schädlinge erstickt werden. Bei etwas angehobenen Temperaturen, z.B. bei 35 °C, kann palletierte Ware im gasdichtverschlossenen Kontainer mit dieser Technik in etwa einer Woche durchgreifend entwest werden. Für Schüttgüter wird auch eine mit flüssigem Stickstoff gekühlte Förderschnecke und für andere befallene Vorräte eine Kühl- oder Hitzekammer zur Entwesung angeboten. Am preisgünstigsten ist wohl nach wie vor eine Begasung mit Phosphorwasserstoff. Brommethan steht nur zur Leerraumsanierung zur Verfügung. Zum Schutz verpackter Lebensmittel gegen Befall durch kleine Larven der Zünsler wird an insektendichten Verschlüssen gearbeitet. Die vebleibenden Öffnungen dürfen nicht größer als 0,1 mm sein, um ein Eindringen der Larven zu vermeiden, die sich im ersten Stadium nicht durch Verpackungen durchfressen.

Puppen: Seitenlage (links), Rückenlage (Mitte links, ältere Puppe), Rückenlage (Mitte rechts, jüngere Puppe), Bauchlage (rechts)

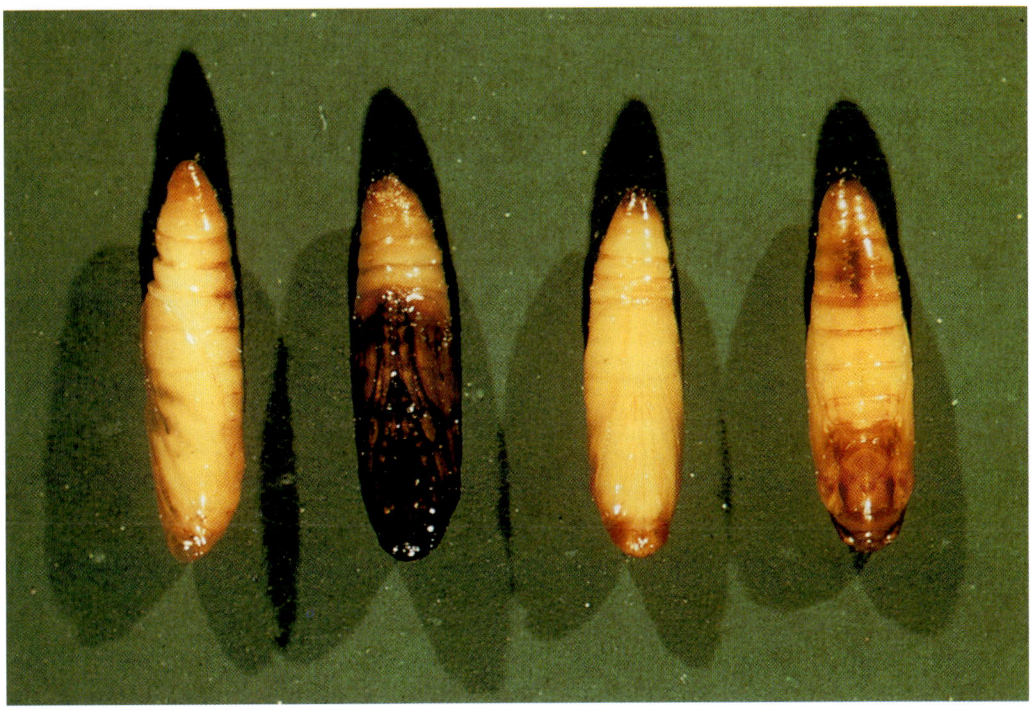

Palpenmotten

Gelechiidae

Getreidemotte – *Sitotroga cerealella* (Olivier, 1789)

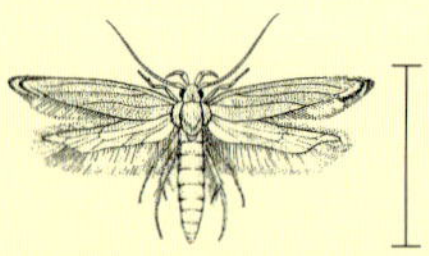

Name:
Getreidemotte
Sitotroga cerealella (Ol.)

Temperaturbereich:
10 °C - 35°C

Feuchtebereich:
25 % r. F. - 80 % r. F., (> 9 % Kornwassergehalt)

Befallsprodukt:
Getreide, (Entwicklung im Korn!) Kakaobohnen, Grassamen

Befallsort:
Speicher

Bekämpfung:
Dichlorvos-Insektenstrip, Pirimiphos-methyl-Anwendung, Begasen

Aussehen

Die Falter der Getreidemotte sind ca. 8 mm lang mit einer Flügelspannweite bis 18 mm. Die Vorder- und Hinterflügel sind langgestreckt, zugespitzt und tragen am Hinterrand lange Fransen. Die zeichnungslosen Vorderflügel haben eine trüb lehmgelbe Farbe und schwärzliche Schuppen. Die Hinterflügel sind grau. Aus den ca. 0,5 mm großen, ovalen, weißen Eiern schlüpfen etwa 1 mm lange, rötlichgelbe Larven, die später bis zu 6 mm Länge wachsen. Die Larven sind weißlich mit gelbem Kopf.

Vorkommen und Biologie

Das Weibchen der Getreidemotte legt bis zu 400 Eier vorzugsweise an der Oberfläche feuchten, nicht ausgereiften Getreides ab. Getreide mit weniger als 9 % Kornwassergehalt wird nicht befallen. Die Raupen schlüpfen nach bis zu 14 Tagen und fressen sich in die Körner ein. Danach verkümmern die Beine. Die Larve höhlt das Korn vollständig aus und verpuppt sich darin. Zuvor frißt sie ein 1 bis 2 mm großes rundes Loch in die Schale, verschließt es nicht immer mit einem Gespinst und spinnt sich ein. Mitunter werden zwei Körner aneinander gesponnen. Der schlüpfende Falter verläßt den Samen durch die vorbereitete Öffnung. Kältegrade überlebt die Getreidemotte nicht. Temperaturen unter 10 °C verhindern eine Weiterentwicklung. Die Getreidemotte entwickelt sich innerhalb des Korns bis zum Falter. Der Falterflug erfolgt von Mai bis Juni. Die Falter sitzen häufig an den Wänden der Lagerräume.

Wahrscheinlich ist Mexiko die Heimat der Getreidemotte. In der gemäßigten Klimazone überlebt die Art nur in Bauwerken.

Schaden

Bei einem Befall mit den Entwicklungsstadien der Getreidemotte bekommt das Getreide einen unangenehmen Geruch. Bei Mais können Verluste bis zu 24 %, bei Weizen bis zu 50 % eintreten. Befallen werden insbesondere alle Getreidearten sowie Reis, Hirse, Buchweizen, Kakaobohnen, Edelkastanien und Grassamen.

Bekämpfung

Die Bekämpfung erfolgt wie bei den anderen Mottenarten, wenngleich die Brut dieser Art im Korn geschützt lebt und von Kontaktinsektiziden nicht erreicht wird.

Oben: Falter; unten: Puppen (von links nach rechts) : Rückenlage, Seitenlage, alte Puppe Rückenlage, junge Puppe Rückenlage

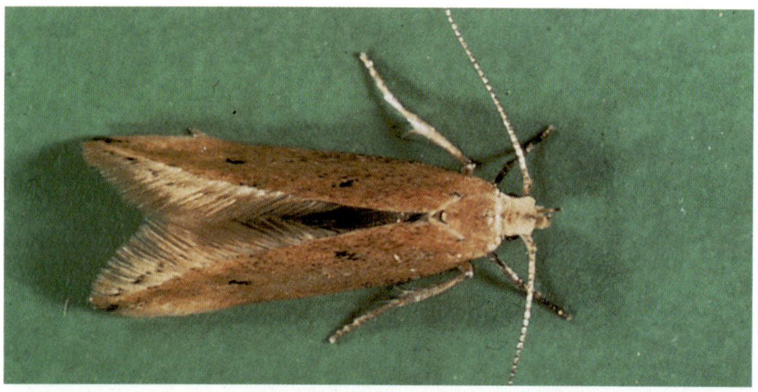

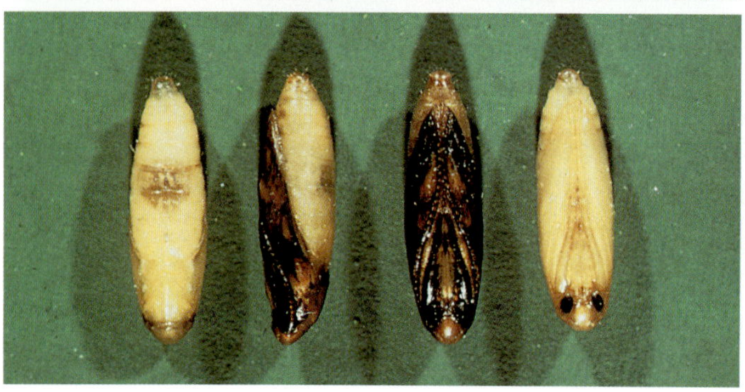

Falter an Weizen

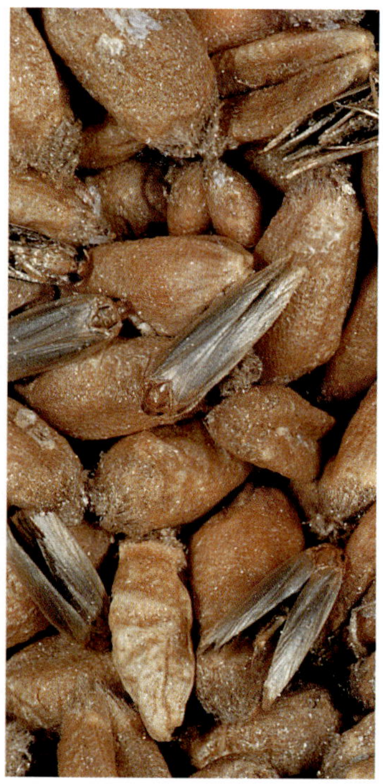

Samenmotte – *Hofmannophila pseudospretella* (STAINTON, 1849)

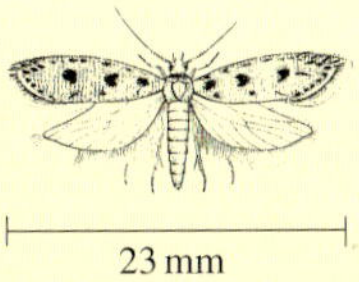

Name:
Samenmotte
Hofmannophila pseudospretella (STAINT.)

Temperaturbereich:
kälteliebend

Feuchtebereich:
feuchteliebend, > 80 % r. F.

Befallsprodukt:
Getreide, Haferflocken, Mehl

Befallsort:
Speicher, Häuser

Bekämpfung:
Trocknen

Aussehen

Die Vorderflügel dieses Falters mit einer Spannweite bis zu 23 mm sind bronzefarben mit einer schwarzen Zeichnung. Die Eier messen etwa 0,5 mm, die Larven bis zu 16 mm.

Vorkommen und Biologie

In Vogelnestern kommt die Samenmotte vor, von wo aus sie in feuchteren Räumen von Häusern und Lägern zum Schädling an pflanzlichen und tierischen Produkten werden kann. Das Weibchen legt je nach Körpergewicht zwischen 100 und 600 Eier lose ab. Die Larven können auch Keratin verdauen und sind bei Ihrer Entwicklung auf relative Luftfeuchten von über 80 % angewiesen. Sie überwintern in Diapause. Die Falter leben nur etwa 14 Tage.

Schaden

Die Larven dieser Motte werden an Mais, Gries, Getreide, Haferflocken, Mehl und Hülsenfrüchten wie auch an Leder, Kleiderstoffen, Bucheinbänden und Polsterstoffen gefunden.

Bekämpfung

Saubere Läger und Vernichtung von befallenem Nahrungssubstrat sowie Trocknung des Lagergutes verhindern Massenbefall durch die Samenmotte.

Falter der Samenmotte

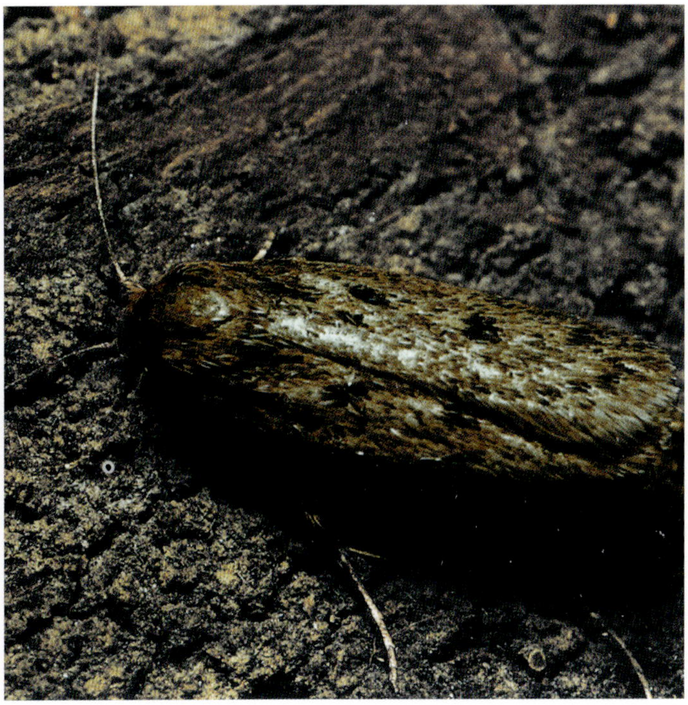

Befallenes Getreide

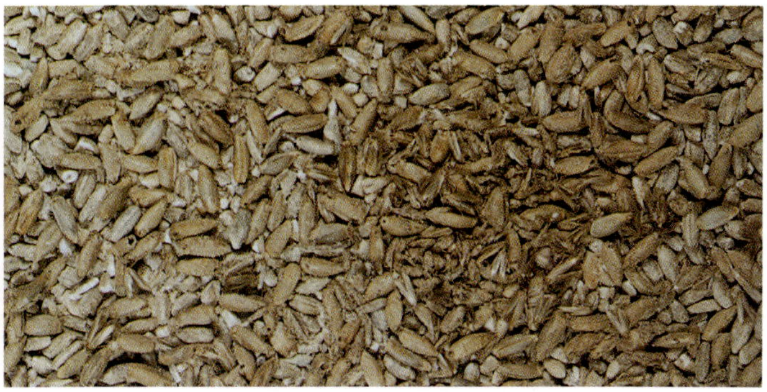

Roggenmotte – *Nemapogon personellus* (PIERCE & METCALF, 1934)

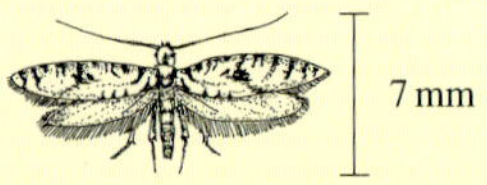

Name:
Roggenmotte
Nemapogon personellus
(PIERCE & METCALF)

Temperaturbereich:
> 11 °C

Feuchtebereich:
feuchteliebend

Befallsprodukt:
feuchtes Getreide

Befallsort:
Speicher

Bekämpfung:
Trocknen

Aussehen

Die sehr ähnlichen Falter der *Nemapogon*-Arten sind bis zu 7 mm lang und messen mit aufgespannten Flügeln bis zu 14 mm. Die Vorderflügel sind braun, weiß und schwarz gesprenkelt. Die kleineren Hinterflügel tragen Fransen an den Rändern. Der Körper der Falter trägt schuppen mit silbrig bis gelblich weißer Farbe. Die Artunterscheidung erfordert die Präparierung der männlichen Geschlechtsorgane der Falter. Die länglichen Eier messen etwa 0,3 mm x 0,4 mm. Die weißlichen Larven wachsen bis zu etwa 10 mm Länge. Die bis zu 6 mm langen, schlanken und beweglichen Puppen tragen kleine Dornen, mit denen sie sich aus dem Kokon befreien.

Vorkommen und Biologie

Ursprünglich leben die Larven der Gattung *Nemapogon* an Baumschwämmen, wo sie auch heute häufig zu finden sind. Die Entwicklung der Roggenmotte ist wie die der Kornmotte noch bei relativ niedriger Temperatur von 11 °C möglich. Pro Jahr kommt es zu etwa drei Generationen, wobei die Larven im Korn überwintern und sich im nächsten Frühjahr verpuppen können. Das Weibchen legt bis zu etwa 200 Eier ab. Hohe Luftfeuchte begünstigt eine hohe Anzahl abgelegter Eier.

Schaden

Einige Larven aus der Familie der Echten Motten wie Kornmotte und Roggenmotte waren früher als „weiße Kornwürmer“ bedeutende Schädlinge an Lagergetreide. Sie bevorzugen feuchteres Getreide, als das heute mit weniger als 15 % Kornwassergehalt bevorratete Korn. Deshalb kommen sie allenfalls noch auf bäuerlichen Speichern vor. In der Großlagerei ist die Speichermotte (Seite 76) heute der bedeutendste Schadfalter.

Die frisch geschlüpften Larven der Roggenmotte fressen sich sofort in ein Getreidekorn ein und greifen dort zunächst den Keimling an. Deshalb ist besonders Saatgut durch diese Motten gefährdet. Die rege Spinntätigkeit der Larven trägt zusätzlich zu starkem Verderb befallenen Getreides bei, das großflächig mit einem dünnen gesponnenen „Teppich“ zugedeckt wird und verklumpt.

Bekämpfung

Vor der Einlagerung sind die Läger zu reinigen. Befallene Läger und Lagergüter müssen mit Gasen entwest werden. Vorbeugend sollte darauf geachtet werden, daß die Ware nicht zu feucht gelagert wird (relative Gleichgewichtsfeuchte ≤ 65 %)!

Von Roggenmotte befallenes Getreide

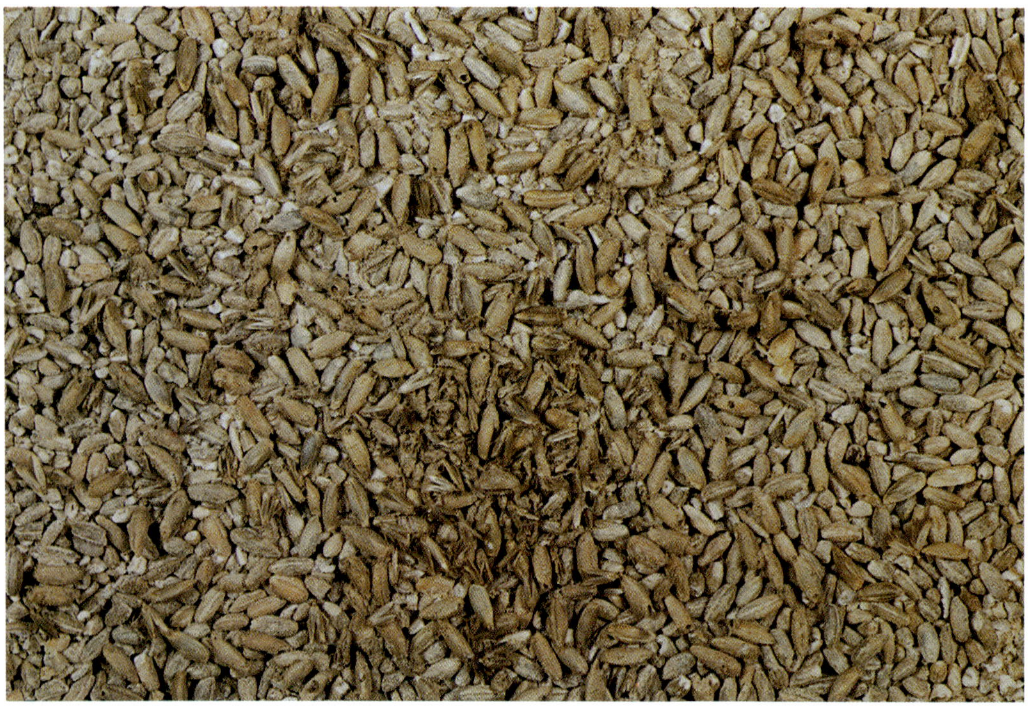

Kornmotte – *Nemapogon granellus* (LINNAEUS, 1758)

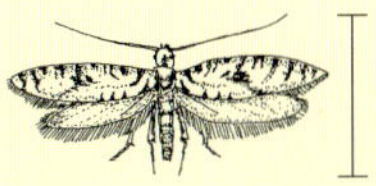

Name:
Kornmotte
Nemapogon granellus (L.)

Temperaturbereich:
kältehart

Feuchtebereich:
feuchteliebend

Befallsprodukt:
Getreide, Hülsenfrüchte, Trockenfrüchte

Befallsort:
Speicher

Bekämpfung:
Reinigen

Aussehen

Die Falter dieser mit der Kleidermotte verwandten Art sind bis zu 6 mm lang und haben eine Flügelspannweite von bis zu 14 mm. Die schwarzbraunen Vorderflügel sind weiß und gelb gescheckt mit graubraunen Fransen. Die schmalen Hinterflügel tragen graue Schuppen und lange Fransen. Kopf und Brust sind weiß. Das Weibchen legt durchschnittlich 100 Eier lose ins Lagergut ab. Die weißlich gelbe, bis 9 mm lange Raupe mit dunkelbraunem bis rötlichem oder gelbbraunem Kopf verpuppt sich in einem zum Teil mit Substratpartikeln bedeckten Gespinst am Entwicklungssubstrat oder in Fugen. Die Verpuppung erfolgt zum Teil im Korn. Nur unter Zuziehung eines Spezialisten können die *Nemapogon*-Arten unterschieden werden.

Vorkommen und Biologie

Die Entwicklungsdauer beträgt zwei bis fünf Monate. Die Raupe ist sehr kältehart. Sie fliegt im Freien hauptsächlich im Juli und August und ist lichtscheu. Beim Schadbild dieser Motte fällt die regelmäßige Beschädigung des Keimlings auf. Die Larven bewirken eine Verklumpung des Vorratsguts durch Überspinnen. Die Klumpen bestehen vielfach aus 20 bis 30 Körnern, krümeligem, gelblich- oder grünlichfarbenem Kot, Raupen und Puppen.

Die Kornmotte hat ursprünglich Baumschwämme besiedelt.

Schaden

Die Kornmotte befällt alle Getreidearten, Hülsenfrüchte, Trockenfrüchte, Mandeln und Preßrückstände der Ölgewinnung und entwickelt sich auch in den Fruchtkörpern des Hausschwamms.

Bekämpfung

Läger sollten vor der Einlagerung gesäubert sowie befallene Läger bzw. Lagergut entwest werden.

Falterbefall in Gerste

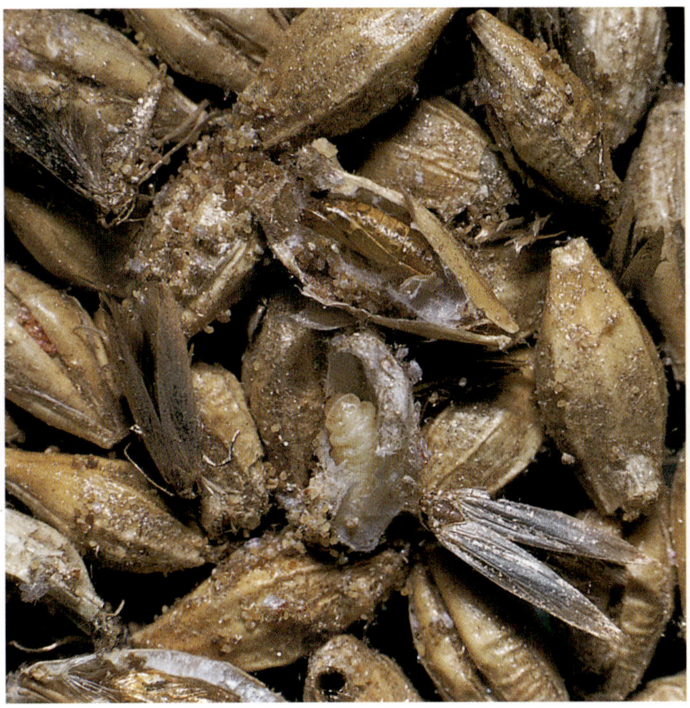

Larve (oben)
Eier (1 Teilstrich = 0,1 mm) (unten)

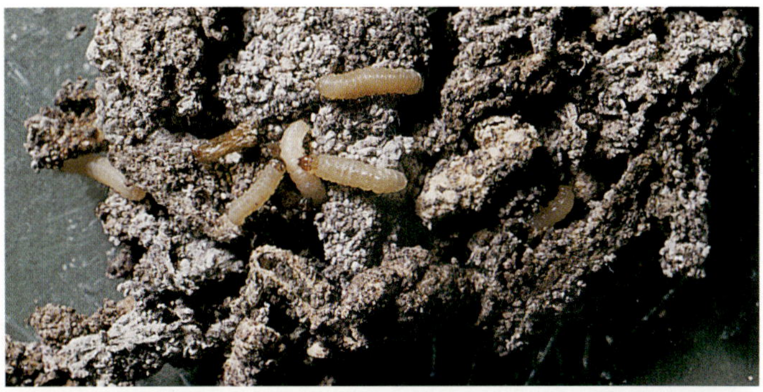

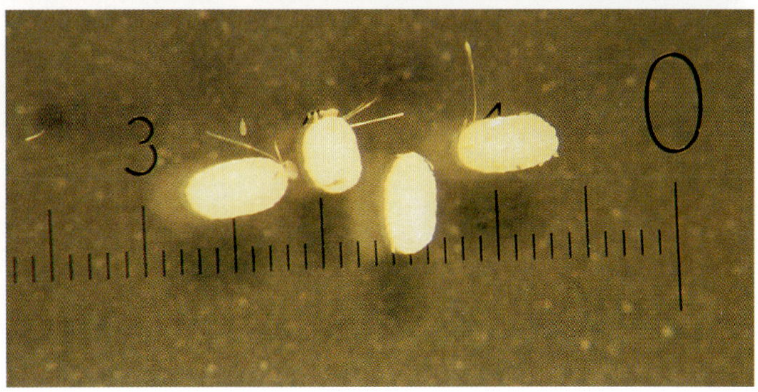

Hausstaubmilben

Acarina, Pyroglyphidae

Mehlmilbe – *Acarus siro* (LINNAEUS, 1758)

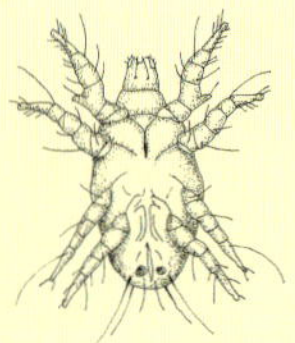

Name:
Mehlmilbe
Acarus siro L.

Temperaturbereich:
10 °C - 35 °C

Feuchtebereich:
>75 % r. F < 85 % r. F.

Befallsprodukt:
Getreide, Mehl, Trockenobst

Befallsort:
Speicher, Mühlen

Bekämpfung:
Trocknen, Getreideraubmilbe *(Cheyletus eruditus)*

Aussehen

Der ovale, glänzendweiße Körper dieser Milben erreicht eine Größe von etwa 0,5 mm und wird von acht schwach violettfarbenen Beinen getragen.

In einer Minute kann eine Milbe etwa 25 mm laufen. Die beweglichen Nymphen und erwachsenen Milben haben vier Beinpaare, die Larven nur drei.

Vorkommen und Biologie

Das Weibchen legt bis zu 40 länglich ovale Eier von etwa 0,1 mm in bis zu 30 Tagen ab, aus denen nach etwa einer Woche 0,2 mm große, sechsbeinige Larven schlüpfen. Die Larven verursachen innerhalb von einer Woche einen relativ großen Fraßschaden bevor sie sich in eine etwa 3 mm große achtbeinige Protonymphe verwandeln, aus der sich nach etwa zwei weiteren Wochen die Tritonymphen entwickeln. Eine Woche später entstehen die geschlechtsreifen Milben. Die Mehlmilbe ist weltweit verbreitet und in den gemäßigten Klimazonen wohl die bekannteste unter den Vorratsmilben. Eine rel. Luftfeuchte von weniger als 75 % und über 85 % wird von ihr gemieden. Daher befällt sie kaum frisches, wohl aber länger gelagertes Mehl und solche Räumlichkeiten, wo über das Futter hinaus auch die Raumfeuchte innerhalb der angegebenen Grenzen bleibt. In Klimazonen mit warmen Sommern und kühlen Wintern und einer frostfreien Jahreszeit von mehr als 90 Tagen kann es an lagerndem Getreide, dessen Kornwassergehalt über 14 % liegt, zu chronischen Vermilbungen kommen.

Trockenheit und Nahrungsmangel führen zur Ausbildung von Dauernymphen. Ihre Ansiedlung auf Nahrungsgütern verdanken sie auch Schlauchpilzen, die gasförmiges Ammoniak abgeben, was den Populationsaufbau noch ungepaarter Mehlmilben fördert und zur Verbreitung der Schlauchpilze beiträgt. Ein von Milben ausgeschiedenes, wasserunlösliches Guanin übernimmt darüber hinaus die Funktion eines aggregationsfördernden Pheromons. Neben

Milbe mit schwach violettfarbenen Beinen

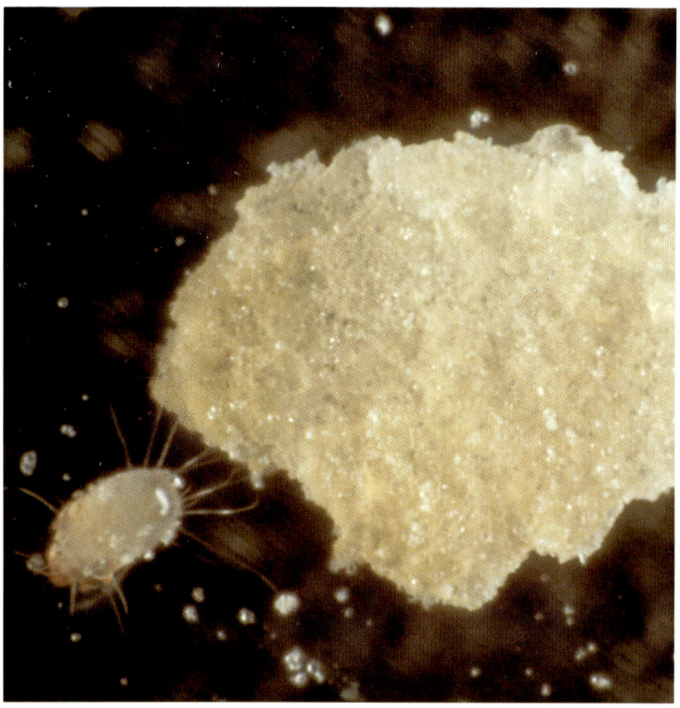

Mundwerkzeuge (400-fach vergrößert)

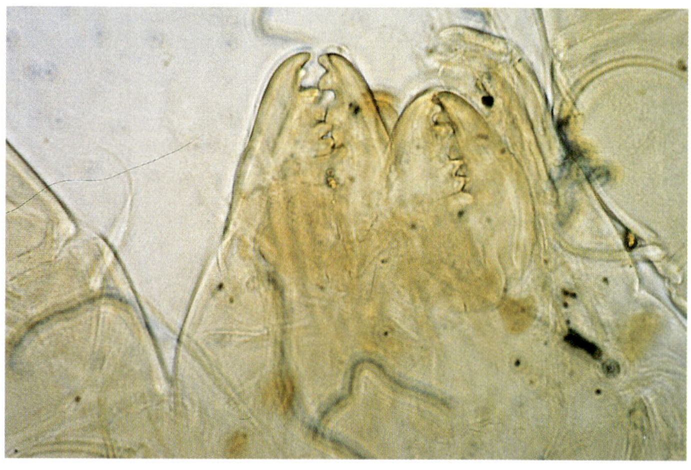

den oben genannten Vorratsgütern tritt die Mehlmilbe an bevorrateter Kleie, an Graupen, Grieß, Haferflocken, Teigwaren, Fisch- und Knochenmehl, Ölfrüchten, Heilpflanzen und Trockenobst, Grassamen, Ölkuchen, Pollen von Bienenwaben, seltener an Heu und anderen getrockneten Futterpflanzen oder Einstreumaterialien auf. Die adulten Milben überleben in Wärmenestern bei Temperaturen von bis zu 50 °C, nicht aber das letzte Nymphenstadium. Neben der aktiven Ausbreitung können Mehlmilben auch durch andere Tiere verschleppt werden, vorrangig durch Gliederfüßer, aber auch Fledermäuse.

Schaden

Getreide und Erzeugnisse werden teilweise oder gänzlich ungenießbar. Der Keimling wird vernichtet.

Während der warmen Jahreszeit beschleunigt sich die Entwicklung und führt häufig zu einem Massenbefall. Durch stärkeren Befall ab 500 Milben pro kg Getreide wird ein beißender süßlicher Geruch verursacht, das Lagergut wird bis zur Unbrauchbarkeit zerstört. Mehlmilben sollen auch schädliche Mikroorganismen übertragen.

Gefahr kann von Milben ausgehen, die sich beispielsweise in Massen zwischen Papiersäcken mit Raps entwickeln und ein Zusammenstürzen ganzer Stapel verursachen können. Millionen von Milben wirken wie ein Gleitmittel und nehmen den Säcken den mechanischen Halt.

Bekämpfung

Aus der Beschreibung der Biologie läßt sich bereits die wichtigste Art der Vorbeugung und rückstandsfreien Bekämpfung ableiten. Die Abhängigkeit der Massenentwicklung von hoher Feuchte, die wohl auch mit ihrer dünnen Haut (Kutikula) und dem Wasserhaushalt dieser Tiere zusammenhängt, ermöglicht eine physikalische bzw. lagertechnologische Vorgehensweise. Steuerung der Raum- und Vorratsfeuchte unter kritische Werte bieten sich an. Bei vorhandenem Massenbefall kann eine chemische Bekämpfung unumgänglich sein, um Warenverlust oder anderen Gefahren zu begegnen. Phosphorwasserstoff oder Brommethan töten die Milben ab. Lediglich die besonders widerstandsfähigen Dauernymphenstadien erfordern gelegentlich eine zweite Behandlung nach etwa zwei Wochen, wenn sich die im ersten Anlauf überlebenden Ruhestadien in empfindlichere Stadien weiterentwickelt haben.

Für eine biologische Bekämpfung kommen Raubmilben in Betracht (siehe Getreideraubmilbe, *Cheyletus eruditus*).

Männliche Milbe in Rückenlage (200-fach vergrößert)

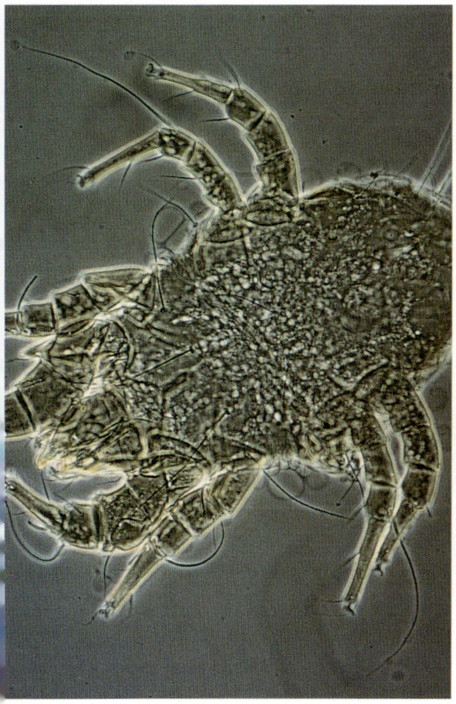

Weibliche Milbe in Rückenlage (200-fach vergrößert)

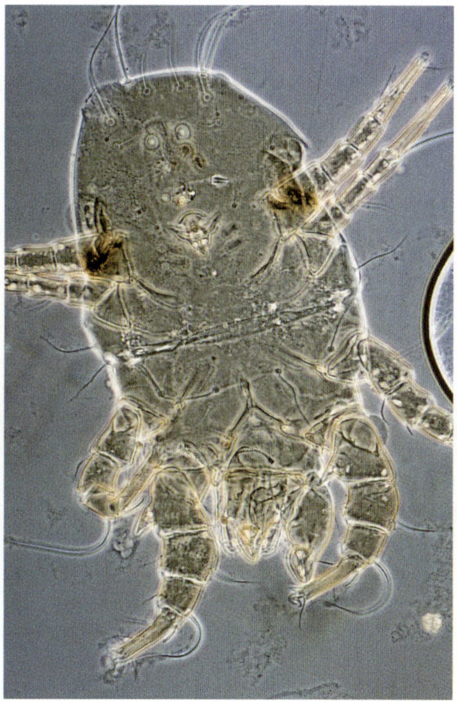

Tritonymphe in Rückenlage (200-fach vergrößert)

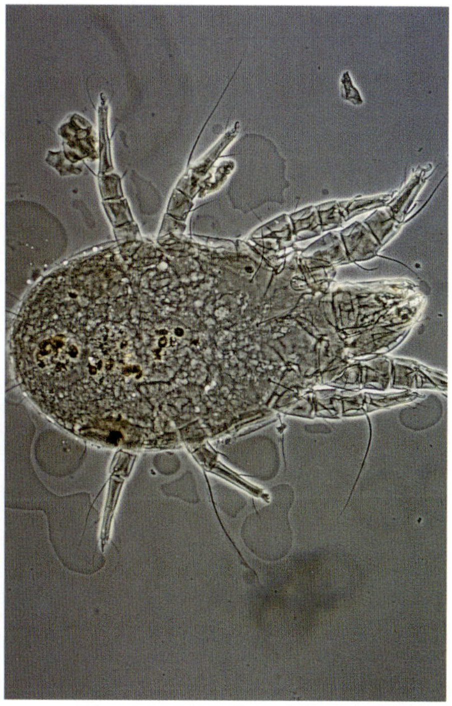

Modermilben

Acarina, Tyrophagidae

Modermilbe – *Tyrophagus putrescentiae* (SCHRANK, 1781)

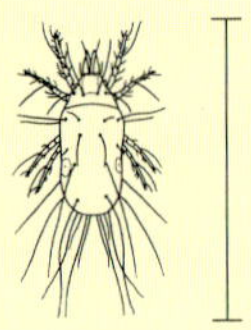

Name:
Modermilbe
Tyrophagus putrescentiae
(SCHRANK)

Temperaturbereich:
> 10 °C

Feuchtebereich:
>13,5 % Kornwassergehalt,
> 65 % r. F.

Befallsprodukt:
Getreide, Teigwaren, Ölsaaten

Befallsort:
Speicher

Bekämpfung:
Trocknen, Getreideraubmilbe
(Cheyletus eruditus)

Aussehen

Gegenüber der sehr ähnlichen Mehlmilbe *Acarus siro* hat die Modermilbe eine größere Anzahl längerer Haare am Hinterleibsende. Das weibliche Tier ist mit etwa 0,4 mm etwas größer als das Männchen mit ca. 0,3 mm. Die Beine dieser Milben sind recht kurz, ihre Beweglichkeit ist größer als die der Mehlmilben.

Vorkommen und Biologie

In Getreide vermehren sich die Tiere unterhalb von Temperaturen um 10 °C nur langsam. Bei etwa 25 °C legt das weibliche Tier bis zu 350 Eier ab, die sich in mehreren Wochen zur nächsten Generation entwickeln. Zwischen 10 °C und 22 °C dauert die Entwicklung 170 bis 80 Tage. Unterhalb von etwa 13,5 % Kornwassergehalt vermehren sich diese Milben in Getreide nicht. In Ölsaaten erfolgt auch bei geringerer Substratfeuchte noch eine Entwicklung, vermutlich wegen der höheren Gleichgewichtsfeuchte in diesen Produkten. Milben dieser Art schädigen vor allem fett- und eiweißhaltige Produkte sowie Getreide. Auch Hartkäse, Teigwaren und andere Produkte pflanzlicher Herkunft werden befallen. Selbst an Insekten- und Pilzkulturen wurden sie gefunden.

Schaden

Die Modermilbe verursacht ähnliche Schäden wie die Mehlmilbe.

Bekämpfung

Die Bekämpfung dieser Tiere setzt auf verbesserte Lagerbedingungen. Die relative Feuchte in den Vorräten und dem Lager selbst ist der wichtigste Umweltfaktor, der die Überlebensfähigkeit und Massenentwicklung dieser Schädlinge begrenzt. Läger und Produktionsräume sollten vor der Einlagerung gründlich gereinigt werde. Das Mauerwerk und die Wände, Böden und Decken sollten auf feuchte Stellen hin untersucht werden, die mit geeigneten Maßnahmen zu beseitigen sind. Trockene und kühle Lagerung gemeinsam mit guter Durchlüftung sind die Randbedingungen für milbenfreie Lagerung. Bei Getreide gibt eine unterschrittene Grenzfeuchte von 13,5 %, bei Ölsaaten von etwa 8 % hohe Sicherheit gegen massenhafte Milbenentwicklung. Beim Einsatz kühler oder gekühlter Luft ist sorgfältig darauf zu achten, daß der Taupunkt nicht annähernd erreicht oder gar unterschritten wird. Sogenannte psychrometrische Tabellen geben hierüber Auskunft. Die Raubmilbe *Cheyletus eruditus* (vgl. Seite 102) attackiert auch Eier der Modermilbe.

Staubläuse – *Psocoptera*

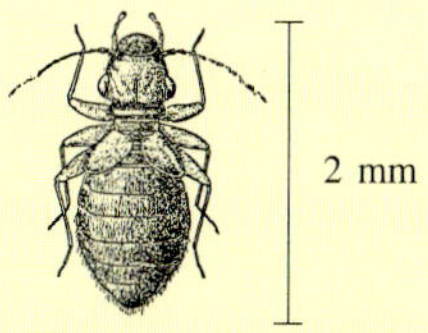

Name:
Staubläuse
Psocoptera

Temperaturbereich:
25 °C

Feuchtebereich:
feuchteliebend, > 65 % r. F.

Befallsprodukt:
Getreide, schimmlige Vorräte

Befallsort:
Speicher, Bibliotheken, Haushalte

Bekämpfung:
Trocknen, Reinigen

Aussehen

Staubläuse sind kleine, zarte Insekten, deren Körperlänge in der Regel 2 mm nicht überschreitet. Sie besitzen einen großen Kopf mit kugelig vortretenden Augen und langen borstenförmigen Fühlern. Geflügelte Formen besitzen noch drei Stirnaugen, welche den ungeflügelten Formen fehlen. Der Lausflechtling neigt in feuchten Kellern zur Ausbildung von Formen mit verkürzten Flügeln.

Vorkommen und Biologie

Staubläuse vermehren sich an Getreide mit hohen Wassergehalten, an feucht lagernden Vorräten sowie an schimmeligem Stroh, Heu und Pflanzenhaaren. In erster Linie stellen Pilzmyzel, Sporen, Grünalgen und Flechten die Nahrung der Staubläuse dar. Die Eier sind mit ca. 0,6 mm verhältnismäßig groß und werden in Gruppen bis zu 100 in Risse versenkt und mit Gespinstfäden überzogen. Staubläuse verschiedener Arten treten oft miteinander und mit Moder- und Schimmelkäfern vergesellschaftet auf. Der Lausflechtling *Lachesilla pedicularia* wird besonders oft auf Weizen, Mais, Nudeln und Tabak angetroffen. Zur Gattung *Lepinotus* gehören drei schimmelfressende Arten, die sich auf feuchtem Getreide häufig in Massen entwickeln. *Lepinotus patruelis* scheint hier die häufigste Art zu sein. Die für eine Entwicklung optimalen Bedingungen liegen bei 80 % r. F. und einer Temperatur von etwa 25 °C.

Die Gattung der bis zu 1,4 mm langen Bücherläuse umfaßt etwa zwei Dutzend Arten. Die Bücherlaus *Liposcelis divinatorius* gilt als der häufigste Vorratsschädling unter den Staubläusen. Häufig tritt in Gesellschaft mit Staubläusen ein natürlicher Feind, der räuberischer bis zu 4 mm große Bücherskorpion auf.

Schaden

Den größten Schaden richten Staubläuse nicht durch Fraß, sondern durch ihren dunklen Kot an. Durch ihre geringe Größe sind sie in der Lage durch die feinsten Spalten und Risse im Verpackungsmaterial in Vorräte einzuwandern. Sind die Räume feucht genug, um ein Schimmelwachstum zuzulassen, kann es nach kurzer Zeit zu einer Massenvermehrung der Insekten kommen. Die zur Gattung der Bücherläuse zählenden Arten *Liposcelis paetus* und *Liposcelis bostrychophilus* fressen kleine Löcher in die Kornhülle von Getreide und zerfressen den Mehlkörper.

Bekämpfung

Das massenhafte Auftreten von Staubläusen ist an feuchte Vorräte und eine häufig auftretende Schimmelbildung gekoppelt. Eine Bekämpfung dieser Tiere setzt überwiegend auf eine Verbesserung der Lagerbedingungen. In Vorräten und Räumen muß durch Lüftung und Trocknung die relative Luftfeuchte soweit reduziert werden, daß die Tiere nicht überleben können. Für die Bücherläuse liegt der kritische Punkt bereits bei 65 % relativer Feuchte.

Staubläuse auf Weizen

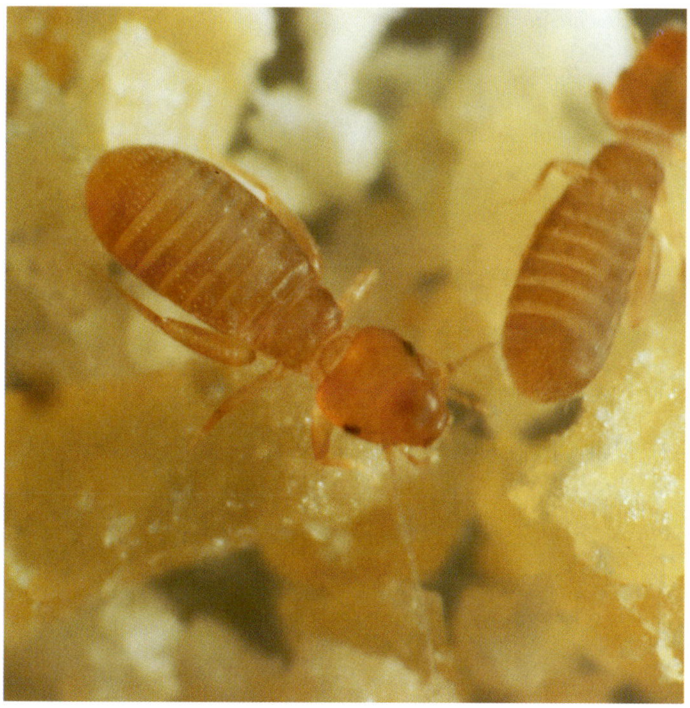

Staublaus auf Mahlgut

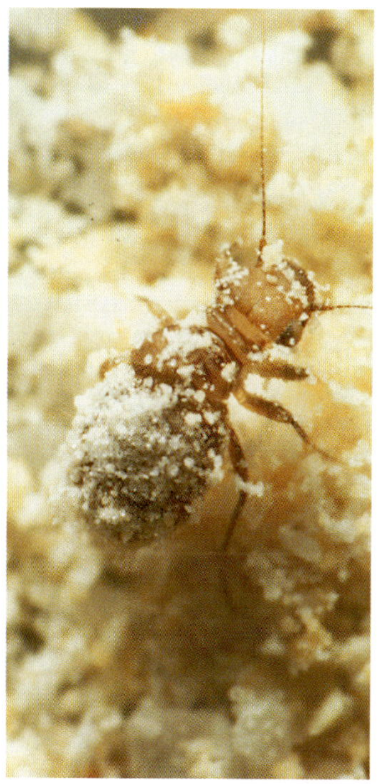

Schimmelpilze

Aussehen

Pilzschäden an Vorräten zeichnen sich nicht durch ein typisches Schadbild aus. Meist handelt es sich um eine Mischinfektion. Schwerer Pilzbefall läßt sich sensorisch durch deutliche Geschmacks- und Geruchsveränderung sowie visuell feststellen, wenn farbiger, z. B. schwarzer, grüner, brauner oder weißer Schimmelbelag sichtbar wird. Grüner Schimmel an befallenem Brot ist ein geläufiges Merkmal für eine intensive Verpilzung. Die Bestimmung der Pilzart erfordert aufwendige Untersuchungsmethoden im Labor, da das Farbbild allein keine hinreichende Information gibt.

Vorkommen und Biologie

In Mitteleuropa lassen sich wegen der klimatischen Bedingungen und der Erntegewohnheiten Feld- und Lagerpilze unterscheiden. Wird Getreide mit Kornwassergehalten von weniger als 16 % geerntet, können sich lediglich einige wenige Pilze, wie z. B. die der Gattungen *Aspergillus, Penicillium, Mucor* noch entwickeln und ihre für den Menschen giftigen Stoffwechselprodukte bilden. Die klassischen, auf Getreide vorkommenden Feldpilze benötigen Kornwassergehalte von mehr als 20 %. Zu Ihnen gehören beispielsweise die Pilzgattungen *Acremonium, Alternaria, Cladosporium, Epicoccum Fusarium* und *Verticillium.* Wird wie in Skandinavien das Getreide mit Kornfeuchten von 20-30 % geerntet, und mit 18 % Kornwassergehalt eingelagert, können Fusarien noch wachsen und ihre Toxine bilden. Dies gilt auch in Deutschland für solche Lagerstellen, wo wegen höherer relativer Feuchte im Lager und zwischen den trocken eingelagerten Körnern aus den eingelagerten Sporen Pilzwachstum erfolgt. Da die Sporen dieser Pilze auf den Körnern vom Feld und von der Ernte her vorhanden sind, genügt eine unsachgemäße Lagerung mit fehlerhafter Lüftung und Kondenswasserbildung oder Regenwassereinbrüchen in ein Lager, um ein Massenwachstum selbst der für das Feld typischen Pilze zu ermöglichen. Falls das Korn vor der Ernte feuchter Witterung auf dem Feld ausgesetzt wird, entstehen bereits dort Mykotoxinbelastungen überwiegend durch Fusarien.

Frank (1983) gibt für einige Pilzarten die minimalen relative Luftfeuchtigkeit als Gleichgewichtsfeuchten für das Wachstum an (siehe Tabelle auf Seite 97).

Schaden

Weltweit gehen über 7 % der Nahrungs- und Futtermittel durch mikrobiellen Verderb zugrunde. Im wesentlichen hängt das Wachstum von Schadpilzen vom Wassergehalt des gelagerten Produkts und der entsprechenden Gleichgewichtsfeuchte ab.

Die Feldpilze der Gattungen *Alternaria* und insbesondere *Fusarium* bilden eine Reihe von Toxinen, die toxikologisch bedeutsam sind und deren Einfluß auf die Gesundheit von Mensch und Tier noch nicht in ihrer gesamten Tragweite beurteilt werden kann. Überall dort, wo Getreidestaub in der landwirtschaftlichen Erzeugung und der Verarbeitung des Getreides stark auftritt und von Mensch und Tier inhaliert wird, muß mit allergischen Reaktionen des Körpers oder anderen gesundheitlichen Folgeschäden gerechnet werden.

Auf Maiskörnern, die im Kolben durch die Lieschen geschützt aufwachsen, werden sehr hohe Toxingehalte festgestellt. *Fusarium sacchari* var. *subglutinans* und *Fusarium graminearum* treten dabei besonders häufig auf. Die Larven des Maiszünslers tragen mit ihren Fraßschäden zu einer besonders starken Kontamination durch die erstgenannte Fusarienart und deren Stoffwechselprodukt, dem Mykotoxin Moniliformin, bei. *Fusarium verticilloides (F. moniliforme* SHELDON PRO PARTE) ist in trocken heißen Klimazonen verbreitet und bildet Fuminosin, ein anderes Mykotoxin, das in geringen Mengen auch in Deutschland gefunden wurde.

Wie Maiskörner durch Lieschen sind auch Haferkörner durch Spelzen eingeschlossen. Selbst wenn nur wenige Ährchen mit *Fusarium grami-*

Nach Befall mit *Fusarium* spp. aufgeplatzte Maiskörner (oben); Aspergillus an Getreide (unten links); Konidien von *Fusarium graminearum* (200-fach) (unten rechts)

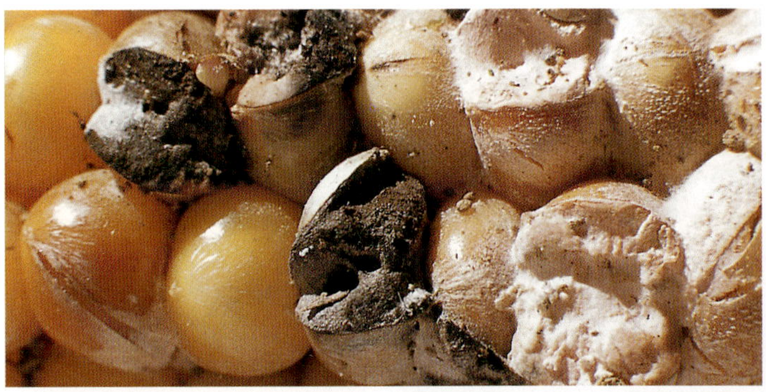

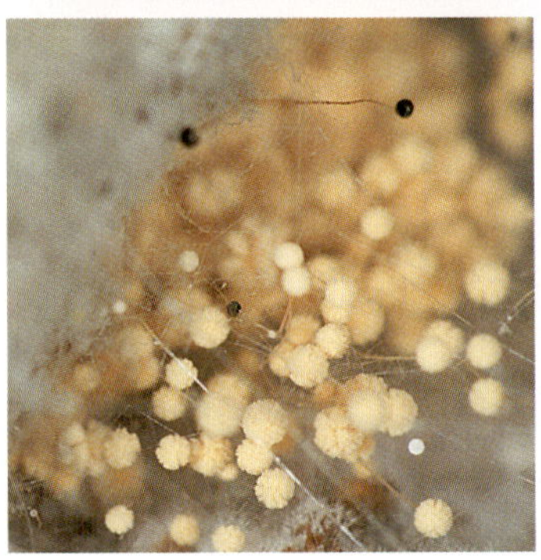

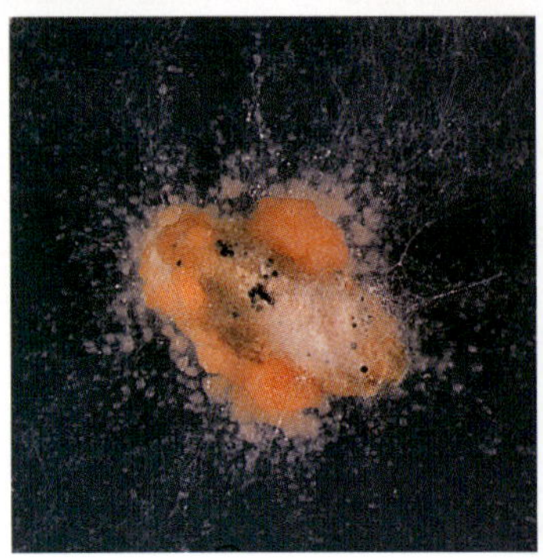

nearum befallen sind, kommt es dort zur massenhaften Bildung von Vomitoxin, einem weiteren, für diese Pilzart typischen Mykotoxin. Schmachtkornbildung ist häufig die Folge. Auch Nivalenol, ein von *F. poae* gebildetes Toxin, tritt häufiger bei Hafergetreide auf. Bei der Herstellung von Haferflocken werden die Spelzen und Schmachtkörner routinemäßig entfernt, welche die Toxine überwiegend enthalten. Deshalb bestehen bei diesen Produkten keine Probleme mit Vomitoxin und Nivalenol.

Weizen ist besonders anfällig für Befall mit *F. graminearum*. Anders als bei Hafer, erfolgt bei Weizen nach Fusariumbefall eine massive Sekundärinfektion von Ährchen zu Ährchen bis zur Verpilzung der gesamten Ähre. Sie enthält anschließend stark Vomitoxin-kontaminierte Schmachtkörner sowie auch schwach befallene „normal" aussehende Körner, die sich durch noch so gründliche Reinigung nicht von gesundem Getreide abtrennen lassen. Wohl deshalb sind Weizenkleien und Weizenflocken eher mit Mykotoxinen belastet, als die entsprechenden Haferprodukte. Der Pilz wächst beim Angriff auf das Korn von außen nach innen. Deshalb werden die höchsten Toxingehalte in den äußeren Schichten befallener Weizenkörner gefunden. Bei der Herstellung von Vollkornprodukten muß deshalb besonders auf die Verarbeitung mykotoxikologisch einwandfreien Getreides geachtet werden.

Pilzart	rel. Gleichgewichts-feuchte in %	Temperatur in °C
Mucor spinosus	93	25
Cladosporium herbarum	88	25
Alternaria tenuissima	85	22
Penicillium cyclopium	83	25
Aspergillus flavus	78	43
Aspergillus niger	78	43
Aspergillus niger	83	25
Aspergillus ochraceus	77	25

Aus der Kenntnis der Biologie der Pilze und ihrer Ansprüche an Temperatur, rel. Feuchte und Nährstoffe für ein massenhaftes Wachstum lassen sich beispielhaft, wie bei anderen Schadorganismen des Getreides auch, Möglichkeiten ableiten, Problemen mit Pilzen und deren Giften vorzubeugen.

Der Begriff der Bekämpfung gilt hier lediglich für die Einwirkung auf das Pilzwachstum und die weitere Toxinbildung. Selbst nach einer erfolgreichen Abtötung aller Pilzstadien am Befallsort besiedeln Pilzsporen das zuvor sterilisierte Getreide über die Luft wieder neu. Die bereits gebildeten Toxine kann man nicht bekämpfen und auch nicht mit einfachen Methoden zu harmlosen Folgeprodukten chemisch umsetzen. Die Verwendung toxinkontaminierten Getreides muß deshalb möglichst vermieden werden. In diesem Zusammenhang erhebt sich zwanglos die Frage nach einer einfachen, schnellen und dennoch preiswerten Diagnostik, die im Handel bereits bei der ersten Warenübergabe einsetzbar sein sollte. Wie für Weizen geschildert, gestaltet sich die optische Früherkennung sehr schwierig. Intensiv wird an mikrobiologischen Testverfahren gearbeitet, die Belastung mit Pilzen und Toxinen etwa durch einen Laborschnelltest zu vereinfachen.

Verhinderungsstrategien erscheinen erfolgversprechender, bei denen auf dem Feld und nach der Ernte das Massenwachstum von Pilzen und damit auch deren Toxinproduktion unterbunden werden. Eine chemische Behandlung gegen Pilze, wie z.B. Fusarien auf dem Feld, ist noch nicht sehr erfolgreich.

Beizen des Saatgutes, Fruchtwechsel, richtige Wahl des Erntezeitpunkts und anschließende ausreichende Trocknung sowie gute Lagertechnologie helfen vorbeugend gegen Pilzbefall. Wird Getreide anschließend an die Ernte mit Kornwassergehalten von weniger als 13 % und bei einer relativen Luftfeuchte im Lager von unter 65% aufbewahrt, erfolgt kein Pilzwachstum im Lagergut.

Diese Pilze schaffen durch ihr Wachstum und die Stärkespaltung Lebensbedingungen für die Schimmelkäfer, Milben und Staubläuse, die als Folgeschädlinge von Pilzbefall auftreten können.

Mit *Fusarium graminearum* befallene Weizenähren (oben); unten: *Alternaria*-Befall (rechts) und *Epicoccum*-Befall (links) an keimendem Korn

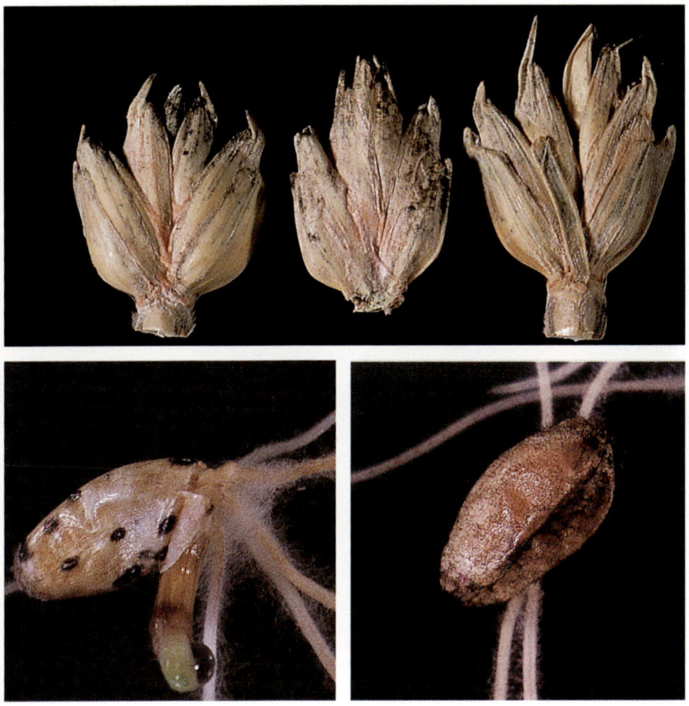

Nagetiere

Rodentia

Hausmaus – *Mus musculus* (LINNAEUS, 1758)

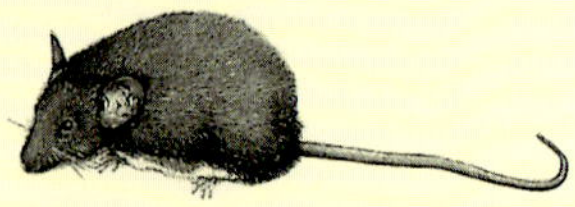

Name:
Hausmaus
Mus musculus L.

Befallsprodukt:
Getreideprodukte und andere trockene, pflanzliche Lebensmittel

Befallsort:
Speicher, Wohnungen

Bekämpfung:
Mechanische Fallen, blutgerinnungshemmende Mittel

Aussehen

Die Hausmäuse tragen ein braunes bis bleigraues Fell und wachsen bis zu etwa 10 cm Länge und einem Körpergewicht von bis zu 30 g. Die Unterseite ist meist etwas heller. Beim ausgewachsenen Tier mit typisch spitzer Schnauze können bis zu 200 Schwanzringe an dem bis 9 cm langen, fast nackten Schwanz gezählt werden. An den größeren Ohren und dem längeren Schwanz kann man sie von der jungen Wanderratte, an dem kürzeren Schwanz und der geringeren Anzahl der Schwanzschuppenringe von der jungen Hausratte unterscheiden.

Vorkommen und Biologie

Die Hausmaus ist dem Menschen von Eurasien ausgehend bei der Besiedlung der Erde gefolgt und hält sich in größeren Familien meist in trockenen Räumen unter Brettern und Dielen in bewohnten Gebäuden auf, die sie im Sommer zugunsten von Gärten und Feldern auch verläßt. Mit ihrem guten Spring- und Schwimmvermögen, Neugier und Bewegungsdrang erkundet sie vorwiegend nachts jeden Winkel ihres Lebensraumes und wird zahm, wenn man ihr nicht nachstellt. Alles, was für den Menschen eßbar ist, wird auch von Hausmäusen angenommen, wobei kohlehydratreiche, pflanzliche Nahrung bevorzugt wird. Sie nagen vor allem an Getreide, Brot, Käse und Fleisch und zerstören durch ihren Nagetrieb auch Papier, Leder, Möbelpolster, Kleider und Holz, wobei sie diese Materialien auch für den Nestbau einsetzen. Die Tiere nagen typische runde Durchschlupflöcher, hinterlassen die für sie typischen, bis 8 mm langen Kotröllchen sehr zahlreich und verursachen bei Massenbefall einen scharfen, überwiegend durch den Urin hervorgerufenen Geruch. Anders als Ratten bewegen sie sich nicht so ausgeprägt auf festgelegten Laufwegen.

Im geschlossenen Getreidegroßlager werden sich Hausmäuse nur gelegentlich einfinden, da sie auf Dauer mit der

Hausmaus an Getreide, braunes bis bleigraues Fell

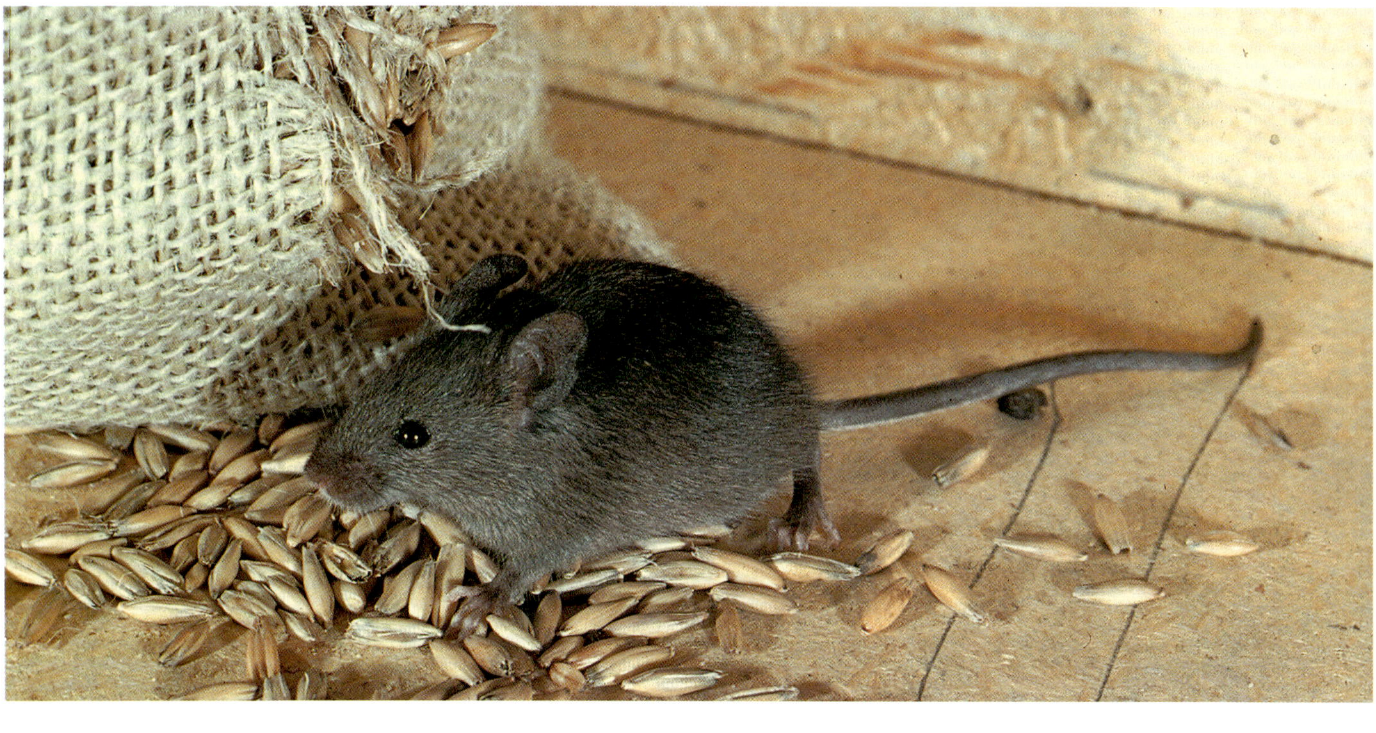

Trockenheit nicht auskommen.

Die weiblichen Hausmäuse werden nach etwa 3 Monaten begattungsfähig. Von Frühjahr bis Herbst können sie etwa 6 mal 4 - 8 Junge tragen, die sie nach einer Trächtigkeitsdauer von etwa 3 Wochen werfen. Diese Fortpflanzugsfähigkeit dauert etwa ein Jahr.

Schaden

Die Hausmaus gehört mit der Wander- und Hausratte zu den bedeutendsten Schadnagern, die als Vorrats- und Materialschädling durch Fraß, Verschmutzung und Verbiß große wirtschaftliche Verluste verursacht. Auch sehr wertvolle Materialien und Kunstwerke in Museen können befallen und vernichtet werden. Die Verschmutzung von Handelsware durch Mäusekot und -urin kann z.B. beim Import in die USA bis zur Rückweisung führen, falls festgelegte Höchstwerte für solche Verunreinigungen („Filth"-Werte) überschritten sind.

Beim Nagen an Kartons (s. Photo) und Säcken, die auf Paletten in Vorratslägern gestapelt sind, können große Schäden entstehen, weil die Stabilität der Stapeln verloren geht. Einerseits rieselt die Ware heraus und wird für die Weiterverarbeitung verdorben, andererseits können Lagerarbeiter erschlagen werden, wenn herabfallende Säcke sie treffen.

In Mitteleuropa ist dieses Tier auch als Hauptreservoir und Überträger des Virus der lymphozytären Choriomeningitis gefürchtet.

Bekämpfung

Wie bei der Bekämpfung anderer Vorratsschädlinge dient eine schädlingsichere Verwahrung der Vorräte einem vorbeugenden Schutz. Auch Abfälle sollten bei Nagerbefall in dicht geschlossenen Behältern aufbewahrt werden.

In Tierställen und Vorratslägern sollte bereits bei der Bauplanung an die Verhinderung eines Nagetier- und Schädlingsbefalls gedacht und Maßnahmen zur durchgreifenden Bekämpfung vorgesehen werden.

Im Volksmund heißt es zutreffend: Mit Speck fängt man Mäuse. Diese Erkenntnis läßt sich dahingehend erweitern, daß im häuslichen Bereich mit Erfolg die gleichen Nahrungsmittel in Fallen eingesetzt werden können, von denen die Tiere vorher gefressen haben. So wird beispielsweise neben Speck auch Käse oder anderes angenommen.

Vom Tierschutzgesetz ausgehend, das eine möglichst schmerzfreie Bekämpfung der Schadnager fordert, ist der Einsatz einer Schlagfalle nach wie vor ein akzeptiertes und empfehlenswertes Mittel. Darüber hinaus sind andere Fallensysteme am Markt, bei denen häufig schnell tötende Gifte einbezogen sind. Blutgerinnungshemmende Mittel werden mit Erfolg eingesetzt, um einem Mäusebefall zu begegnen.

Anders als Ratten nehmen die Mäuse beim Fressen an einer Stelle oft nur sehr wenig Nahrung auf, sie naschen lediglich. Deshalb muß bei der Mäusebekämpfung die Köderdichte entsprechend hoch gewählt werden, z.B. ein Köder pro etwa 4 m^2.

Ausgewachsenes Tier mit typisch spitzer Schnauze

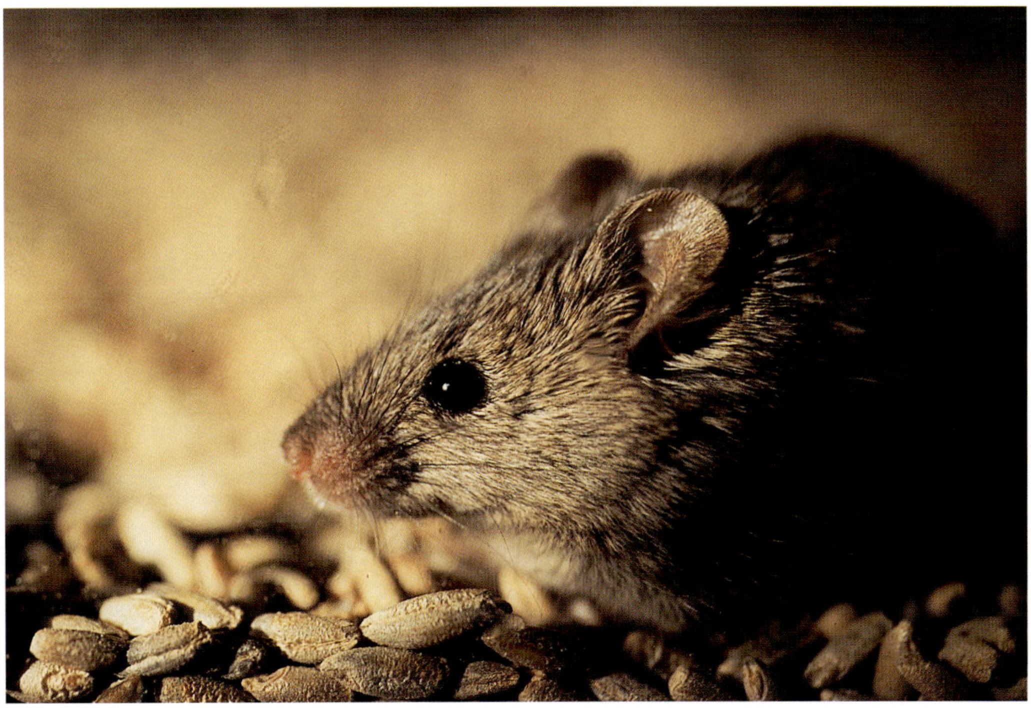

Hausratte – *Rattus rattus*

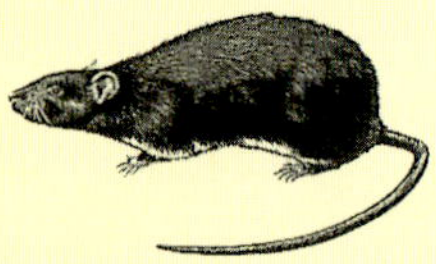

Name:
Hausratte
Rattus rattus (L.)

Befallsprodukt:
Getreideprodukte und andere Lebensmittel

Befallsort:
Speicher, Wohnungen

Bekämpfung:
Mechanische Fallen, blutgerinnungshemmende Mittel

Aussehen

Die Hausratte erreicht etwa 16-23 cm Körperlänge und ein Gewicht von 150-200 g. Das seidige Fell dieser Ratte mit mäuseartig schmalem Kopf und relativ großen, dünnen aber nackten Ohren ist grauschwarz bis braungrau gefärbt, manchmal mit grünlichem Metallschimmer und an der Unterseite heller. Im Gegensatz zur Wanderratte übertrifft bei der Hausratte der Schwanz mit etwa 19 cm den Körper an Länge und besitzt etwa 270 Schuppenringe. Ihre Kotbrocken sind an beiden Enden zugespitzt und etwa 10 cm lang.

Der Schwanz der Wanderratte schleift beim Laufen leicht auf dem Boden, so daß zwischen den Trittspuren eine Spur des Schwanzes zu sehen ist, wenn die Tiere z. B. über sandigen oder staubigen Grund laufen. Die Hausratte hebt den Schwanz beim Laufen an, so daß er keine Schleifspur hinterläßt.

Vorkommen und Biologie

Die auch als Dachratte bezeichnete hellere Variante der Hausratte stammt aus Südasien. In unserem Klima ist die Hausratte meist eng an menschliche Siedlungen gebunden und überwintert auch nicht im Freien. Sie kommt häufig auf Schiffen vor. Das dämmerungs- und nachtaktive Tier lebt gesellig, klettert und springt sehr gut und besiedelt Dachböden, Stallböden, Speicher, Siloanlagen und Lagerhäuser. Hausratten verlassen kaum ihr Revier. Erst bei größerer Rudelstärke werden sie bemerkt.

Als Nahrung dienen diesem Tier überwiegend Getreide und Getreideprodukte.

Als Überträger von Krankheiten (z. B. der Pest noch heute in Indien) ist sie bedeutend.

Das etwa 7 Jahre lebende Weibchen wirft etwa drei mal pro Jahr 2-20 Jungtiere, die nach etwa vier Monaten geschlechtsreif werden.

Hausratte mit mäuseartig schmalem Kopf

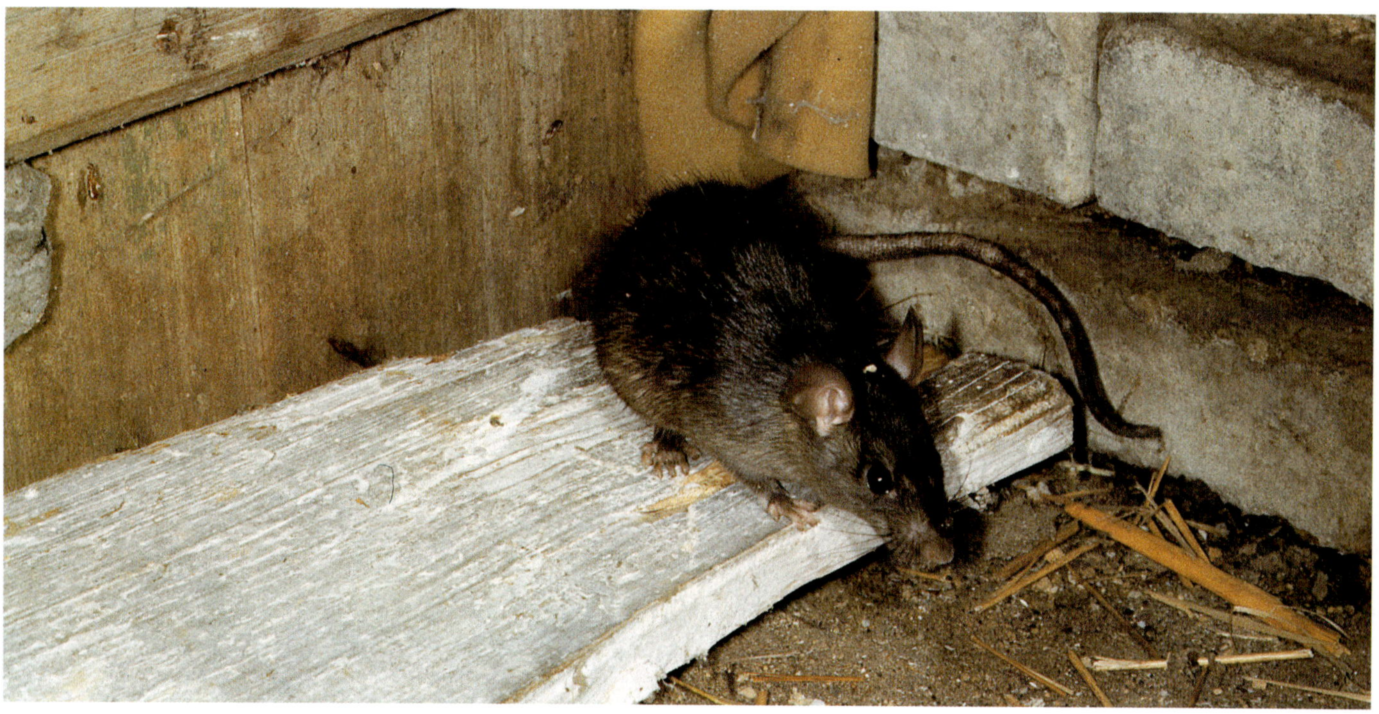

Schaden

Ratten treten als Verschlepper von Erregern schwer verlaufender Infektionskrankheiten des Menschen und seiner Nutztiere auf, ohne selbst zu erkranken. Weil'sche Krankheit wie auch Tollwut, Ruhr, Typhus, Cholera, Tuberkulose, Maul- und Klauenseuche und andere Krankheiten können durch sie übertragen werden. 10 Ratten können an Getreide einen Massenverlust von 450 kg pro Jahr bewirken. Man kann die Populationsdichte etwa mit einer Ratte pro Einwohner schätzen. 1978 verursachte eine Rattenplage im Norden Indiens eine Hungersnot nach Vernichtung von etwa 35% der Reisernte.

Mit ihren scharfen Nagezähnen können die Tiere Metallbleche und Stromkabel durchnagen, wobei die Sekundärschäden wie Stromausfall und Kabelbrände besonders schwer wiegen.

Bekämpfung

Die Bekämpfung von Ratten und die Befreiung befallener Gebäude ist nicht leicht. Wie bei der Hausmaus nachzulesen, sollten Nahrungsmittel und Speisereste, wie z.B. auch Abfälle, möglichst dicht geschlossen gelagert werden, um einen Befall zu vermeiden. Risse und Öffnungen im Mauerwerk sollten schnell mit Mörtel und Beimengung von Glasscherben verschlossen werden. Fensteröffnungen im Kellerbereich können mit kräftigem Drahtgitter verschlossen werden, um den Tieren den Zugang zu erschweren. Durch bauliche Maßnahmen kann den Tieren der Zutritt zu Gebäuden erschwert werden. Laufstege können vermieden und sog. Katzenschirme vorgesehen werden.

Da es sich bei Ratten um potentielle Seuchenüberträger handelt, ist bei Rattenbefall im Hygienebereich des Menschen schnell zu handeln. Im § 10 c des deutschen Bundesseuchengesetzes wird hierauf eingegangen. Für die amtliche Entrattung werden Mittel zur Befallstilgung vorgeschlagen. Bei Auftreten von Ratten im bäuerlichen Speicher gelten die Vorschriften des Pflanzenschutzgesetzes für den Bereich der landwirtschaftlichen Produktion. Neben den blutgerinnungshemmenden Mitteln wird die durchgreifende Begasung des befallenen Bereiches in gasdicht verschließbaren Gebäuden ,wie z.B. Lagerhäusern und Mühlen, mit Cyanwasserstoff empfohlen. Die durchgreifende Entwesung mit Gasen unter Einbeziehung der entsprechenden Sicherheitsvorkehrungen gegen Unfälle darf nur unter der Leitung geschulter Begasungsleiter erfolgen.

Hausratte grauschwarz bis braungrau gefärbt

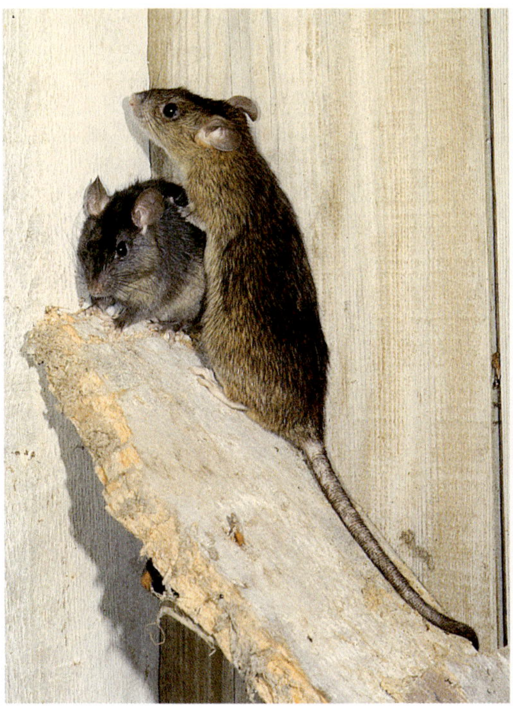

Hausratte ernährt sich vornehmlich von pflanzlichen Stoffen

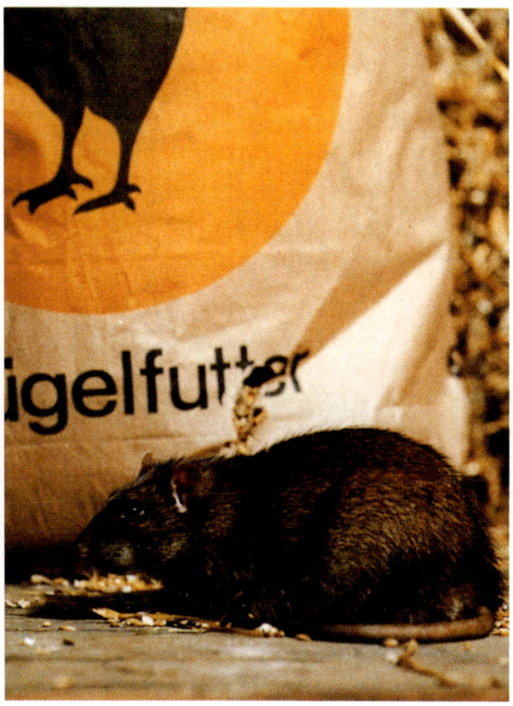

Getreideraubmilbe – *Cheyletus eruditus* (SCHRANK, 1781) *(Acarina, Cheletidae)*

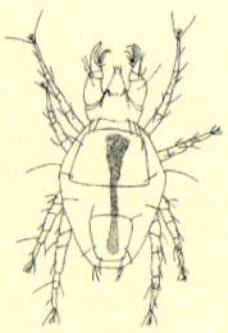

Name:
Getreideraubmilbe
Cheyletus eruditus (SCHRANK)

Vorkommen:
Biologische Gegenspieler von Milben

als:
Räuber

Feuchtebereich:
> 65 % r. F.

Wirte:
Vorratsschädliche Milben

Befallsort:
Speicher

Getreideraubmilbe bis 0,8 mm groß

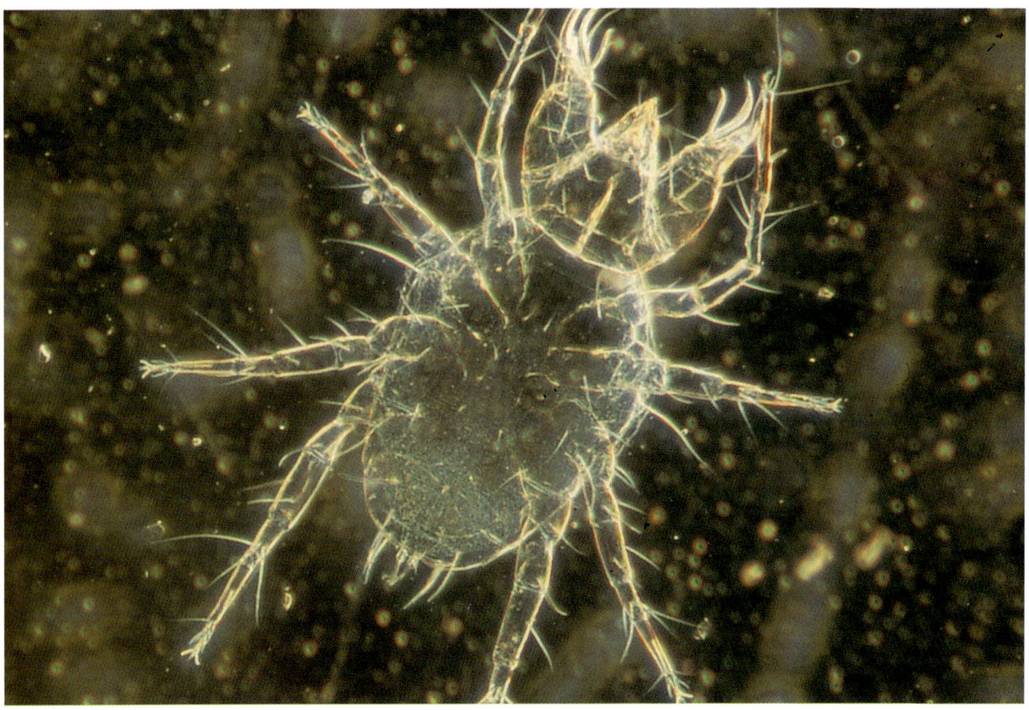

Aussehen

Der rhombisch geformte Körper dieser bis zu 0,8 mm großen Milbe besitzt dicke, lange Kiefertaster (Chelyceren). Diese dienen der Milbe zum Angriff auf vorratsschädliche Milben. Die Getreideraubmilbe hat einen Exkretionsschlauch, der als weißlicher Längsstrich durch die Außenhaut schimmert. Die Männchen sind mit bis zu 0,4 mm wesentlich kleiner als die Weibchen und treten seltener auf. Die Eier sind bis zu 0,2 mm groß.

Vorkommen und Biologie

Die Beutetiere werden mit einem giftigen Stich gelähmt und anschließend extraoral verdaut, wobei das außerhalb des Körpers verdaute Gewebe des Wirtstieres in zwei Stunden aufgenommen wird. Pro Tag kann diese Raubmilbe bis zu vier vorratsschädliche Milben abtöten. Bei Temperaturen um 28 °C dauert die Entwicklung etwa drei bis vier Wochen, wobei 30 Nachkommen überwiegend parthenogenetisch, also durch Jungfernzeugung entstehen. Bereits die Larven leben räuberisch. Die Getreideraubmilben kommen auf Getreide, Saatgut, Mehl und pflanzlichen Drogen vor. Dort befallen sie vorratsschädliche Milben. Die gelagerten Produkte werden nicht befallen. Die Raubmilben führen nicht zu geruchlicher Belastung der Ware und lassen sich leicht wieder entfernen. Die Weibchen können wahrscheinlich von Motten mitgetragen und verbreitet werden, nachdem sich die Milbe an Flügelschuppen festgeheftet hat.

Wirte und Zucht

Alle vorratsschädlichen Milben, besonders die der Gattungen Acarus und Glycyphagus werden angegriffen und ausgesaugt. Die Raubmilben werden in Tschechien kommerziell gezüchtet und vertrieben

Anwendung

Bei geringem Befall mit vorratsschädlichen Milben werden in Tschechien Getreideraubmilben mit Erfolg in die Oberflächenschicht befallenen Getreides eingebracht. Auch in Österreich konnte ein ausführlicher Test erfolgreich abgeschlossen werden. Eine Raubmilbe wird auf etwa 100 kg Getreide dosiert, bzw. auf etwa 100 bis 1000 Schadmilben. Insbesondere bei höheren Temperaturen führen die Raubmilben zu guter bekämpfender Wirkung. Auch Staubläuse sowie Eier und junge Larven vorratsschädlicher Motten, wie z.B. der Samenmotte, können ihnen zum Opfer fallen.

Venturia canescens – (Gravenhorst, 1829) (Hymenoptera, Ichneumonidae)

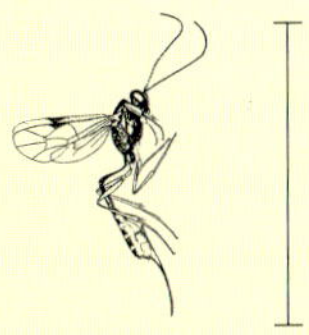

Name:
Venturia canescens (GRAV.)

Vorkommen:
biologischer Gegenspieler von Motten

als:
Larvalparasitoid, Endoparasitiod

Befallsort:
Getreidespeicher, Lebensmittelfabrik, Mühle

Aussehen

Mit einer Körperlänge von etwa 6–10 mm gehört *Venturia canescens* zu den größten Parasitoiden der Vorratsschädlinge. Die sehr schlanken Schlupfwespen aus der Familie Ichneumonidae zeichnen sich durch einen schwarzen Brustabschnitt (Thorax) und einen langen, seitlich zusammengedrückten Hinterleib (Abdomen) aus, der über einen langen Stiel mit dem Thorax verbunden ist. Das Abdomen ist oben schwarz und unten gelbrot bis gelbbraun gefärbt. Die Legeröhre (Ovipositor) ist nicht in das Abdomen einziehbar und etwas länger als der halbe Hinterleib.

Vorkommen und Biologie

Venturia canescens ist eine Schlupfwespe mit kosmopolitischer Verbreitung, die ihre Eier in frühe Larvenstadien vorratsschädlicher Motten legt, bevorzugt in Larven der Mehlmotte *Ephestia kuehniella.* Die parasitierten Mottenlarven entwickeln sich zunächst weiter, werden dann aber von der Parasitoidenraupe im fünften Stadium der Wirtslarve abgetötet, kurz nachdem sich diese ihren Kokon gesponnen hat. Die Schlupfwespenraupe verpuppt sich im Innern des Mottenkokons, aus dem sich die fertige Wespe dann herausnagt. Normalerweise kann sich nur ein Parasitoid pro Wirt entwickeln. Larven in frühem Entwicklungsstadium werden häufig sofort durch den Stich des Parasitoiden getötet. *Venturia canescens* geht nicht in Diapause. Die Weibchen beginnen sofort nach dem Schlupf mit der Wirtssuche. *Venturia canescens* ist eine thelytoke Art, bei der Männchen sind sehr selten auftreten. Die Fortpflanzung erfolgt durch eine spezielle Art der Jungfernzeugung. Drüsenprodukte der Larven der Motten dienen *Venturia canescens* als orientierende Stoffe beim Finden der Wirtstiere (Kairomone) und lösen bei der Schlupfwespe Eiablageversuche aus. Im Gegensatz zu Schlupfwespe *Habrobracon hebetor* folgt *Venturia canescens* jedoch nicht Spuren, die das Kairomon enthalten.

Wirte und Zucht, Einsatzmöglichkeiten

Als Wirtstiere dienen die Dörrobstmotte *Plodia interpunctella,* die Speichermotte *Ephestia elutella,* die Mehlmotte *Ephestia kuehniella,* die Tropische Speichermotte *Ephestia cautella,* die Wachsmotte *Galleria melonella* sowie die Kleine Wachsmotte *Achroia grisella.*

Venturia canescens ist leicht im Labor auf der Mehlmotte zu züchten. Es wird untersucht, *Venturia canescens* in vitro, also auf künstlichem Nährstoff, zu vermehren.

Bekämpfung

V. canescens kann in ein Konzept zur biologischen Bekämpfung der genannten Falterarten mit einbezogen werden.

Venturia canescens*, ca. 6–10 mm groß

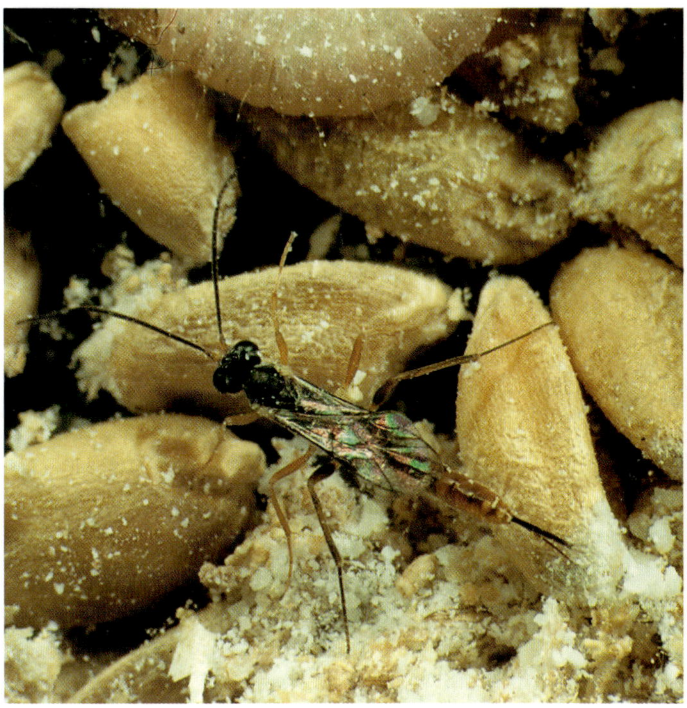

Parasitierte Mottenlarve

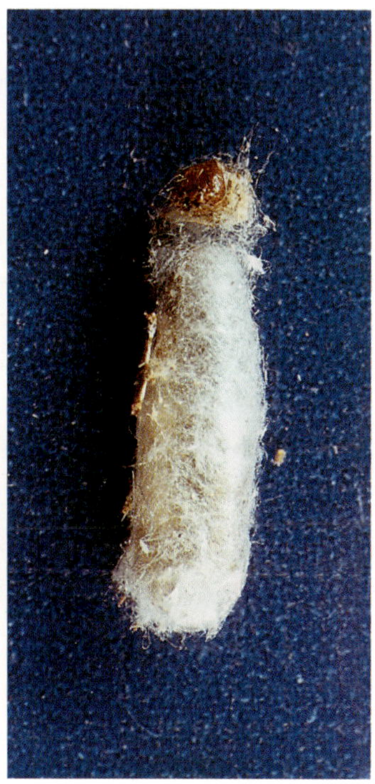

Mehlmottenschlupfwespe– *Habrobracon hebetor* SAY, *1836 (Hymeno*

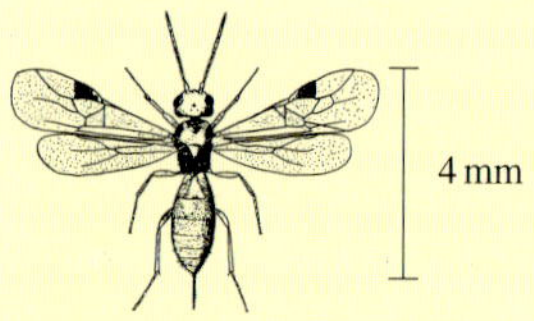

Name:
Mehlmottenschlupfwespe
Habrobracon hebetor SAY

Vorkommen:
biologischer Gegenspieler von Motten

als:
Larvalparasitoid,
Ektoparasitoid

Wirte:
Mehlmotte, Dörrobstmotte u. a.

Befallsort:
Getreidelager, Mühle,
Lebensmittelfabrik

Aussehen

Diese Brackwespe erreicht eine Länge von 4 mm. Die Färbung, in der Regel gelb mit schwarzer Zeichnung, ist sehr variabel. Auch schwarze Tiere kommen vor. Der Hinterleib ist gedrungen und nur kurz gestielt. Die Legeröhre ist nicht in das Abdomen einziehbar und erreicht gut ein Drittel der Länge des Hinterleibs.

Vorkommen und Biologie

Habrobracon hebetor ist eine kosmopolitisch verbreitete Art, die gewöhnlich in Gemeinschaft mit Larven verschiedener vorratschädigender Motten gefunden wird. Die Wirtslarven werden zunächst mit dem Ovipositor angestochen und paralysiert. Anschließend werden mehrere Eier außen an die Wirtslarven abgelegt. Die Wespe gehört deshalb zu den Ektoparasiten. Mehrere Parasitoidenlarven entwickeln sich an einem Wirtstier, das sie kurz vor der Verpuppung verlassen. Die Parasitoidenlarven spinnen zur Verpuppung einen Kokon. Die Eiablage beginnt bei Temperaturen zwischen 16 °C und 19 °C, erreicht ihr Maximum bei 30 °C und erfolgt nicht mehr bei 44 °C. Das Geschlechterverhältnis beträgt 0,4. Es werden also mehr Weibchen als Männchen produziert. Der Lebenszyklus vom Ei zum Imago dauert bei 30 °C etwa zehn Tage. Das Weibchen lebt etwa 23 Tage und legt ca. 100 Eier. Im Lager sammeln sich die Männchen an Erhebungen, wie z. B. der Getreideoberfläche, wo sich die Weibchen dann zur Paarung einfinden. Paralysierte Wirtslarven setzen ihre Entwicklung nicht fort. Dies führt zu einer Art Selbstversorgung, die es *H. hebetor* ermöglicht, Perioden geringer Wirtsverfügbarkeit zu überleben. In Freilanduntersuchungen ergab sich, daß die Temperatur und die Wirtsverfügbarkeit die

Eier der Mehlmottenschlupfwespe auf Larve der Mehlmotte

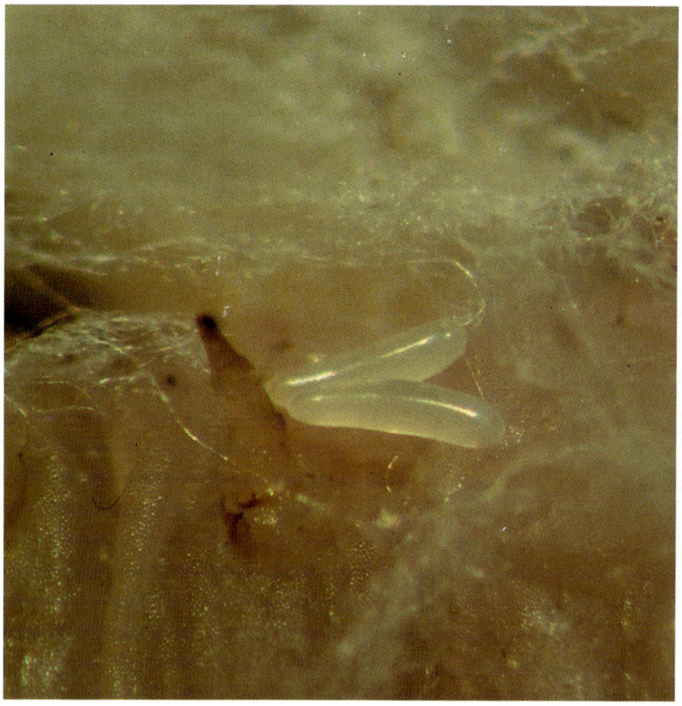

Junge Larve auf Mehlmotte

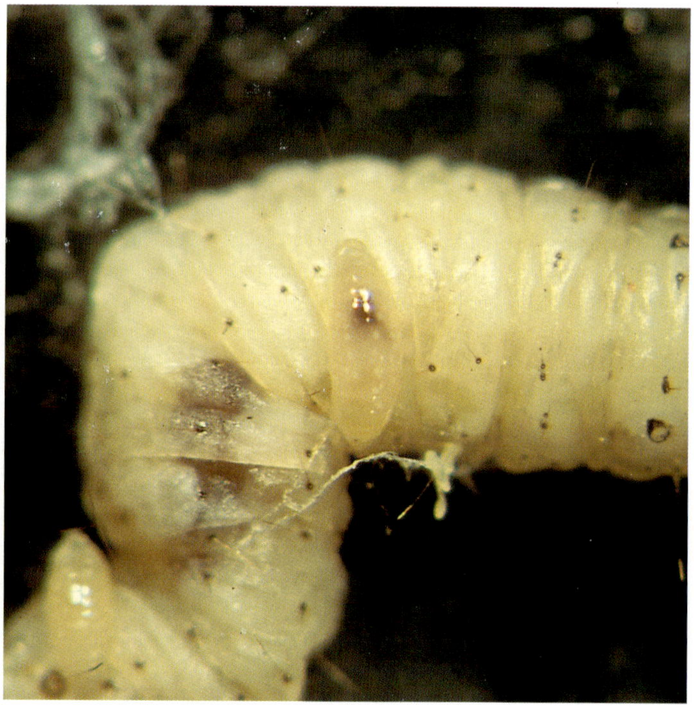

a, Braconidae)

Hauptfaktoren für die Populationsentwicklung von H. hebetor in Getreidelägern darstellen. In den gemäßigten Breiten tritt H. hebetor wahrscheinlich nicht in Diapause ein, vor allem Puppen, aber auch Imagines überwintern in Getreidelägern. Zur Fernorientierung folgen die Weibchen den Spuren eines Sekretes aus den Mandibulardrüsen der Wirtsraupen. Die aktiven Komponenten, 2-Acylcyclohexan-1,3-dione, nutzen sie somit als Kairomone. Diese Sekrete befinden sich auf dem Gespinst der Raupen.

Wirte und Zucht

Die Larven der Dörrobstmotte *Plodia interpunctella,* der Speichermotte *Ephestia elutella,* der Mehlmotte *Ephestia kuehniella* sowie der tropischen Speichermotte *Ephestia cautella* dienen als mögliche Wirtstiere.

Auf ihnen ist eine Massenzucht möglich. Kunstnahrung befindet sich in der Entwicklung

Einsatzmöglichkeiten bei der biologischen Bekämpfung

Hase versuchte bereits 1922, die Wirksamkeit von *H. hebetor* gegenüber der Mehlmotte *Ephestia kuehniella* experimentell zu bestimmen. Er entließ 100 Imagines von *H. hebetor* und 500 Larven von *E. kuehniella* in einen Raum mit etwa 9 m^2 und einer Oberfläche von etwa 400 m^2. Anschließend fand er 129 Wirtslarven wieder, von denen 70 parasitiert waren. Darüber hinaus führte er ähnliche Experimente durch, bei denen eine Mehlmottenpopulation bei einem Parasitoid-Wirtverhältnis von 1:5 um ca. 60 % reduziert wurde. Ausgehend von der Anzahl *H. hebetor*, die nötig sind um 50 % der Larven der Mehlmotte zu parasiteren, schloß er auf eine Anzahl von 20 000 Weibchen von *H. hebetor* pro 1000 m^2 für eine vollständige Bekämpfung. Das Parasitoid-Wirtverhältnis von 1:5 wurde bei Experimenten in Zelten auf den Versuchsfeldern der damaligen Biologischen Reichsanstalt in Berlin-Dahlem getestet. Die Brackwespen parasitierten 41 % der freigelassenen Larven von *Ephestia*.

Habrobracon hebetor konnte mit Erfolg zum Schutz gesackter Ware gegen Wanderlarven der Tropischen Speichermotte *Ephestia cautella* eingesetzt werden.

Puppe

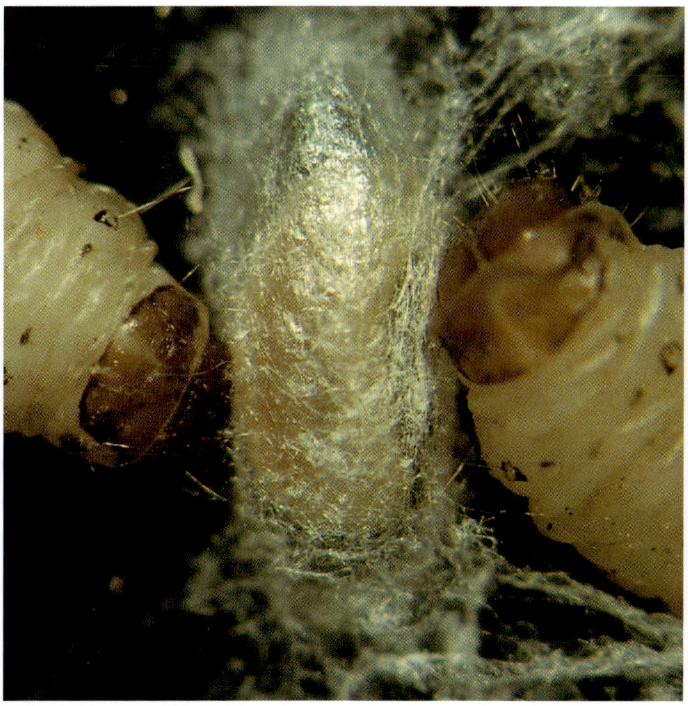

Mehlmottenschlupfwespe (Imago)

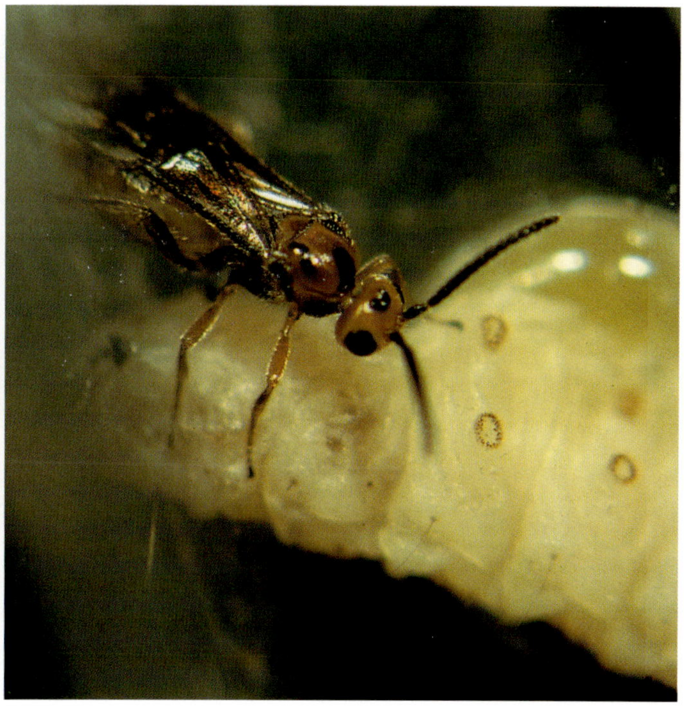

Lariophagus distinguendus – (FÖRSTER, 1841) (Hymenoptera, Pteromalidae)

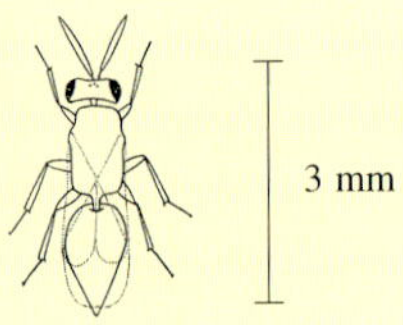

Name:
Lariophagus distinguendus (FÖRST.)

Vorkommen:
biologischer Gegenspieler mehrerer vorratsschädigender Käfer

als:
Larvalparasitoid, Ektoparasitoid

Befallsort:
Speicher, Haushalt

Aussehen

Die Körperlänge der Weibchen dieser Erzwespen aus der Familie Pteromalidae beträgt etwa 3 mm, die Körperlänge der Männchen bis zu 2 mm. Die Körperfarbe ist schwarz mit schwachem blauem Schimmer. Die Beine sind rotbraun, die Schienen und Schenkel bräunlich gefärbt. Die glasklaren Flügel enthalten gelbbraune Adern. Die Fühler tragen bei Männchen und Weibchen zwei Ringglieder. Im Gegensatz zu *Anisopteromalus calandrae* ist das Propodeum nach hinten halsartig verlängert.

Vorkommen und Biologie

Die Weibchen von *L. distinguendus parasitieren* im Verborgenen lebende Larven verschiedener Arten vorratschädigender Käfer. Die Larve des Kornkäfers wird paralysiert, wobei die Wespe ihren Legebohrer in das Getreidekorn einbohrt. Anschließend legt sie ein Ei neben die Käferlarve in das Getreidekorn. Dort schlüpft die Larve des Parasitoiden und zehrt die Käferlarve auf. Die Wespenlarve verpuppt sich im Getreidekorn. Nach dem Schlupf nagt die junge Wespe ein Loch in das Getreidekorn und gelangt ins Freie. Die Entwicklung dauert 20 Tage bei 26 °C und 70 % rel. Feuchte. Bei 26 °C beträgt die Lebensdauer der Weibchen 12 Tage.

Die Weibchen müssen zwischen befallenen und unbefallenen Getreidekörnern unterscheiden können. Diese Fähigkeit zur Wirtsfindung scheint hoch entwickelt, da L. distinguendus in einem Versuch wenige, durch S. granarius befallene Getreidekörner in einem Behälter mit 230.000 unbefallenen Körnern fanden.

Wirte und Zucht

Auf folgenden Arten vorratsschädlicher Insekten kann Lariophagus distinguendus gezüchtet werden:

- Australischer Diebkäfer
- Bohnenkäfer
- Brotkäfer
- Getreidemotte
- Getreidekapuziner
- Kornkäfer
- Kräuterdieb
- Kugelkäfer
- Kundekäfer
- Reiskäfer
- Tabakkäfer
- Vierfleckiger Bohnenkäfer

Einsatzmöglichkeiten bei der biologischen Bekämpfung

Diese parasitische Wespe befällt Larven relativ vieler verschiedener Arten. Insbesondere ihre Fähigkeit, verborgen im Korn lebende Schädlingslarven erfolgreich zu parasitieren, läßt diese Art als möglichen Gegenspieler zu den sehr verbreiteten und bedeutenden Rüsselkäferarten im Getreide erscheinen.

Lariophagus distinguendus

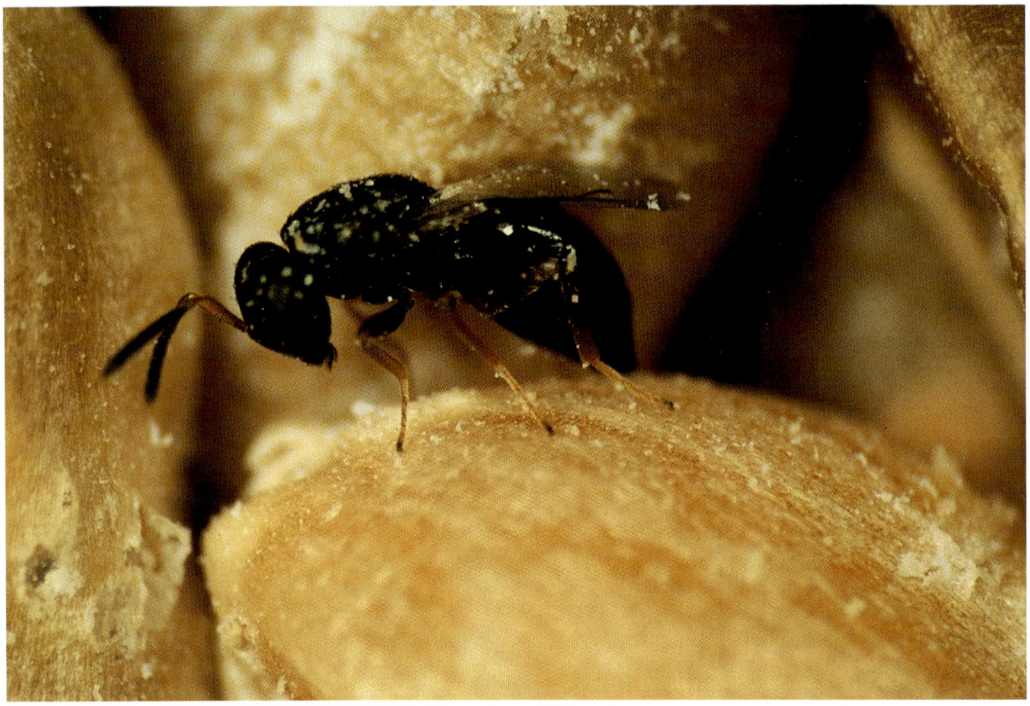

Xylocoris flavipes – (REUTER, 1875) (Hemiptera, Anthocoridae)

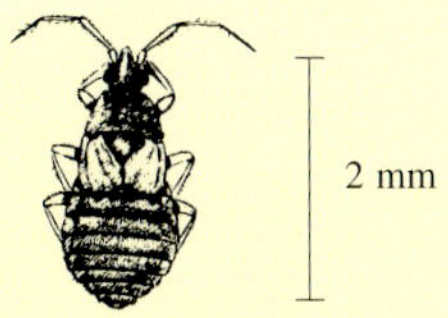

Name:
Xylocoris flavipes (REUT.)

Temperaturbereich:
wärmeliebend

Vorkommen:
biologischer Gegenspieler sehr vieler vorratschädigender Insekten

als:
Räuber

Befallsort:
Lebensmittelfabrik, Speicher

Xylocoris flavipes (Imago)

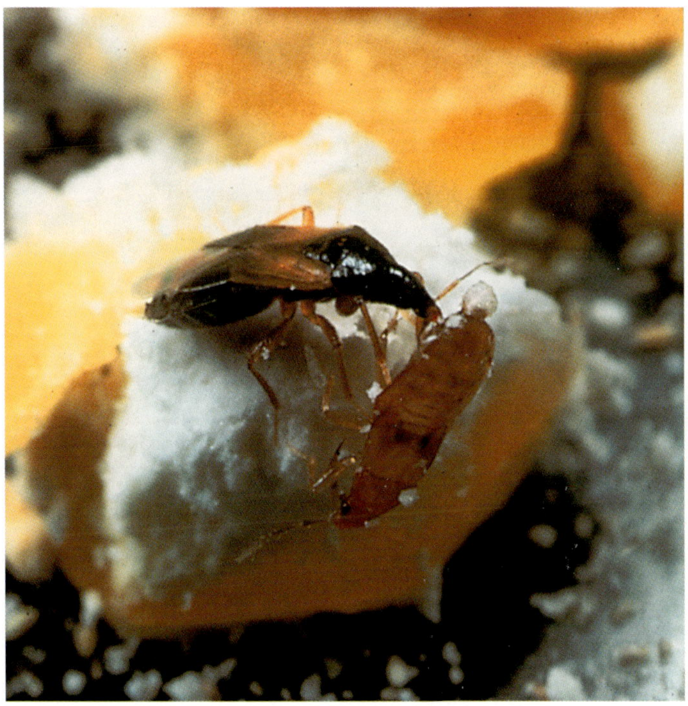

Aussehen

Die zu den Blumenwanzen gehörende *Xylocoris flavipes* ist etwa 2 mm lang. Das zweite Fühlerglied ist etwa so lang wie das dritte, die Färbung der Tiere ist schwarz und rotbraun, die Beine gelb.

Vorkommen und Biologie

Die kleine Raubwanze *Xylocoris flavipes* ist besonders in gelagertem Getreide und Erdnüssen anzutreffen. Alle Stadien dieser Wanzen leben räuberisch von den Brutstadien den meisten Arten kleiner Vorratsschädlinge. Die Raubwanze entwickelt sich optimal bei etwa 32 °C. Der Lebenszyklus dauert unter diesen Bedingungen etwa 16 Tage. Die Weibchen leben fünf bis sechs Wochen und legen etwa 150 Eier. *X. flavipes* erbeutet maximal etwa 400 Eier, 4 Larven und 8 Puppen des Rotbraunen Reismehlkäfers *Tribolium castaneum*, wenn alle Entwicklungsstadien dieses Käfers verfügbar sind. Im Durchschnitt waren 40 Eier, 9 Larven oder 6 Puppen von T. castaneum erforderlich, um wenigstens 46 % der Räuber die vollständige Entwicklung zu ermöglichen. *X. flavipes* schädigt gelagertes Getreide nicht.

Wirte und Zucht

Das Wirtsspektrum von *Xylocoris flavipes* ist sehr umfangreich:

- Amerikanischer Reismehlkäfer
- Baumschwammkäfer
- Brasilbohnenkäfer
- Brotkäfer
- Erdnußplattkäfer
- Getreidekapuziner
- Getreideplattkäfer
- Getreidesaftkäfer
- Khaprakäfer
- Kleinäugiger Reismehlkäfer
- Kleiner Leistenkopfplattkäfer
- Maiskäfer
- Reiskäfer
- Rotbrauner Reismehlkäfer
- Rundköpfiger Reismehlkäfer
- Siamesischer Flachkäfer
- Speisebohnenkäfer
- Tabakkäfer
- Tropischer Schimmelkäfer
- Vierfleckiger Bohnenkäfer
- Dörrobstmotte
- Getreidemotte
- Mehlmotte
- Reismotte
- Tropische Speichermotte
- Wachsmotte

Einsatzmöglichkeiten bei der biologischen Bekämpfung

Xylocoris flavipes ist wenig wirksam gegen große Larven und erbeutet keine großen bzw. hart sklerotisierten Imagines. Im Innern von Körnern lebende Entwicklungsstadien z. B. von *Sitophilus spp., Rhizopertha dominica* oder Sitotroga cerealella sind vor dieser Wanze geschützt. *X. flavipes* ist eine der in Hinblick auf die Praxis am eingehendsten untersuchten Nützlinge im Vorratsschutz. Einige Untersuchungen bestimmten die Wirksamkeit von *X. flavipes* gegenüber Käfern und Motten. Es zeigte sich, daß *X. flavipes* das Populationswachstum von *Oryzaephilus surinamensis* auf Mais im Labor um mindestens 95 % reduzieren kann. Praxisversuche wurden zur Bekämpfung von Restpopulationen in leeren Getreidesilos und in Lägern durchgeführt. Die Wirksamkeit von 50 Weibchen von *X. flavipes* gegenüber Restpopulationen von Käfern in leeren Getreidesilos lag in Abhängigkeit von der Käferart zwischen 73 % (*Ahasverus advena*) und 100 % (*Carpophilus sp., Typhaea stercorea*). Die Testpopulation von *Tribolium castaneum* wurde um 77 % reduziert und die von *Oryzaephilus surinamensis* um 99,5 %. Da etwa 32 °C optimal für die schnelle Entwicklung der Raubwanze sind, ist die Anwendung von *Xylocoris flavipes* wahrscheinlich während warmer Monate am wirkungsvollsten.

Trichogramma evanescens – Westwood, 1833 (Hymenoptera, Trichogrammatidae)

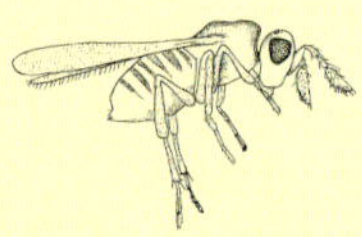

0,4 mm

Name:
Trichogramma evanescens (Westw.)

Temperaturbereich:
> 14 °C

Vorkommen:
biologischer Gegenspieler von Motten

als:
Eiparasitoid

Befallsort:
Getreide, Speicher, Lebensmittelfabriken, Verkaufsläden

Aussehen

Die Trichogrammatidae sind eine Familie der Chalcidoidea, der Erzwespen. Die Imagines sind nur 0,3-0,4 mm klein und lassen sich von Erzwespen anderer Familien durch die dreigliedrigen Tarsen unterscheiden. Die kurzen aber breiten Vorderflügel sind breit gerundet, wohingegen die Hinterflügel schmal und gefranst sind. Der Hinterleib sitzt der Brust breit an, die Färbung variiert zwischen hellem Braun und Braunschwarz. 1000 luftgetrocknete *Trichogramma* wiegen etwa 0,002 g, so daß auf eine Wespe ein Trockengewicht von nur etwa 2 µg entfällt.

Vorkommen und Biologie

Alle Arten der Gattung *Trichogramma* belegen vorwiegend die Eier von Kleischmetterlingen mit ihren eigenen Eiern. Anschließend entwickeln sich die Larven dieser Eiparasitoide in den parasitierten Eiern. Diese Wirtseier entwickeln sich nicht weiter.

Eiparasitoide der Gattung *Trichogramma* führen die Liste praktischer Anwendungen mit Massenfreilassungen von Nützlingen zur biologischen Schädlingsbekämpfung an. Einige Arten dieser Erzwespen werden in 16 Ländern auf mehr als 18 Millionen ha regelmäßig gegen verschiedene Schadschmetterlinge eingesetzt. *Trichogramma* wird meist im Freiland gefunden. Es wurden aber auch Populationen aus Vorratslägern bekannt. *Trichogramma evanescens* schädigt nicht gelagertes Getreide.

Wirte und Zucht

Methoden zur Massenzucht einschließlich Kunstnahrung sind bereits entwickelt.

- Dörrobstmotte
- Getreidemotte
- Mehlmotte
- Reismotte
- Speichermotte
- Tropische Speichermotte
- Dornspeckkäfer
- Speisebohnenkäfer

Einsatzmöglichkeiten bei der biologischen Bekämpfung

In geschütteten Weizen dringt *T. evanescens* mindestens 55 cm tief ein und parasitiert Faltereier der Gattung Ephestia. Die Wirksamkeit der Eiparasitoide zum Schutz von Getreide hängt sowohl von der Lagetiefe der Eier als von der Zahl der freigelassenen Wespen ab. Im Hinblick auf einen möglichen Schutz verpackter Waren vor der Dörrobstmotte wurde die Verteilung von *T. evanescens* in geschlossenen Räumen untersucht. Kunstlicht förderte den Parasitierungserfolg. In Deutschland wird der Einsatz von *Trichogramma* derzeit zum Schutz verpackter Lebensmittel und geschütteten Getreides erforscht. Weitere mögliche Einsatzgebiete sind die Futter- und Düngemittelindustrie, Mühlen, Gewürzläger und andere Zweige der lebensmittelverarbeitenden Industrie, wo vorratsschädliche Motten zu Schäden führen.

Imago von *Trichogramma evanescens* nur 0,3–0,4 mm groß

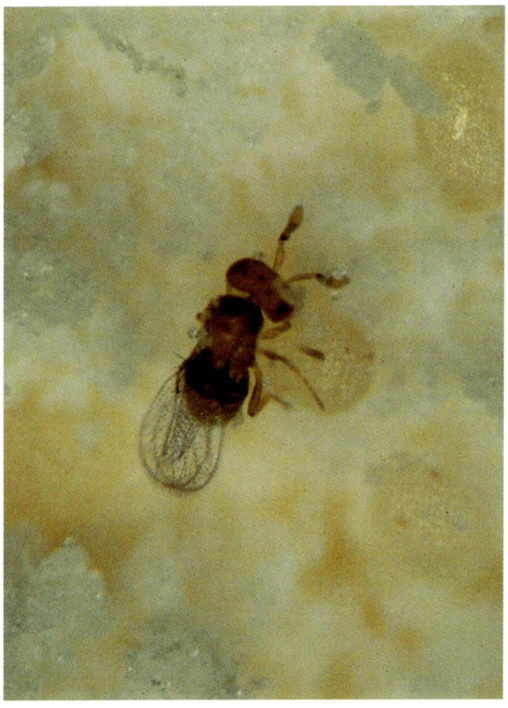

Eier des Dornspeckkäfers mit *T. evanescens*

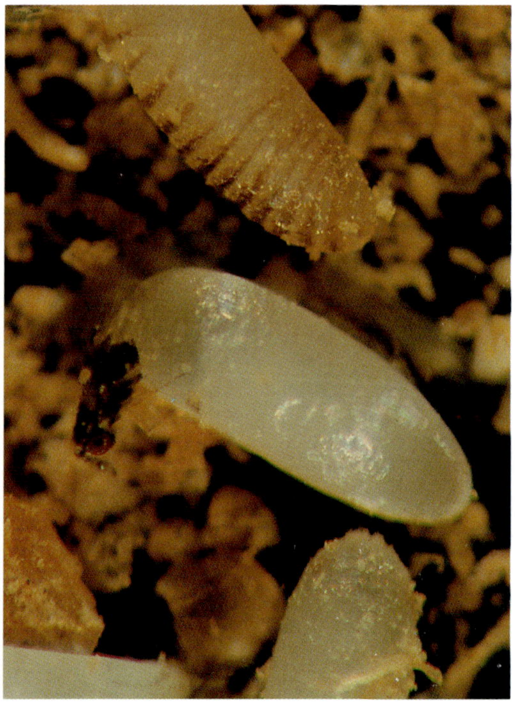

Anisopteromalus calandrae – HOWARD, 1881 (Hymenoptera, Pteromalidae)

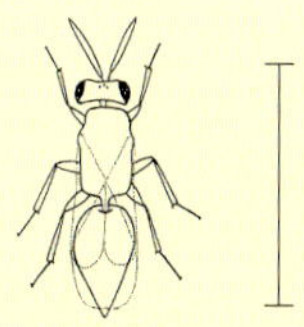

Name:
Anisopteromalus calandrae (How.)

Vorkommen:
biologischer Gegenspieler von Rüsselkäfern, Getreidekapuziner, Tabakkäfer, *Callosobruchus* spp.

als:
Larvalparasitoid, Ektoparasitoid

Befallsort:
Speicher

Imago von *Anisopteromalus calandrae* 1,3–2,8 mm groß

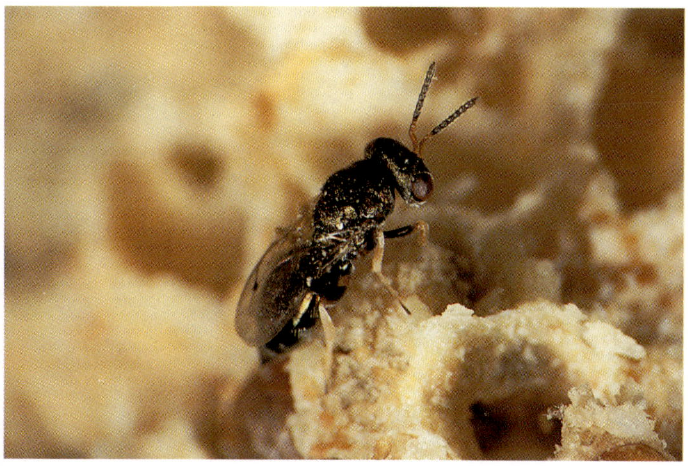

Aussehen

Die metallisch dunkelgrünen Erzwespen aus der Familie Pteromalidae erreichen eine Körperlänge von 1,3-2,8 mm. Der Schaft der Fühler ist gelbbraun, das 2. Fühlerglied (Pedicellus) und die Geiselglieder sind dunkler. Männchen besitzen zwei und Weibchen drei Ringglieder zwischen dem Pedicellus und den eigentlichen Geißelgliedern. Im Gegensatz zu *Lariophagus distinguendus* ist das Propodeum nach hinten nicht halsartig verlängert.

Vorkommen und Biologie

A. calandrae ist eine verbreitete Wespe, die Larven und Puppen einiger Käfer parasitiert, deren Brutstadien im Verborgenen leben. Am ersten oder zweiten Tag nach dem Schlupf beginnen die Wespen mit der Eiablage. Die Wirtstiere werden angegriffen, wobei bevorzugt Larven ausgewählt werden. Die Weibchen sind in der Lage, Larven des Korn-, Mais- und Reiskäfers im Innern der Getreidekörner aufzuspüren. Sie führen den Ovipositor durch die Samenschale und paralysieren die Wirtslarve. Der Ovipositor wird dann aus dem Samen zurückgezogen und zur Eiablage erneut eingeführt, wobei ein einziges Ei nahe beim Wirt abgelegt wird. Die Eiablageperiode dauert bis etwa 60 Tage an, eine Woche vor dem Tod der Wespe. Die durchschnittliche Anzahl Eier pro Weibchen beträgt 170-280. Die Dauer des gesamten Lebenszyklus ist mit etwa 12 Tagen bei 30 °C halb so lang wie die des Reiskäfers *Sitophilus oryzae*. Auf der Suche nach Wirten begeben sich die Weibchen in dunkle Bereiche. Ist die Anzahl der Wirte nicht beschränkt, attackieren die Weibchen einen Wirt nur ein einziges Mal. Nur selten entwickelt sich mehr als ein Parasitoid pro Wirtslarve. Die Verpuppung erfolgt in der Fraßhöhle des Wirts, und die Wespe nagt sich heraus. Folgende Reihenfolge der Wirtsbevorzugung von *A. calandrae* wurde auf der Grundlage eines Wahlversuches beschrieben: Bohnenkäfer *Callosobruchus analis* > Kundekäfer *Callosobruchus chinensis* > Reiskäfer *Sitophilus oryzae* > Getreidekapuziner *Rhizopertha dominica.* Gelagertes Getreide wird durch die Erzwespe *A. calandrae* nicht geschädigt.

Wirte und Zucht

Auf folgenden Wirtstieren wurde *Anisopteromalus calandrae* erfolgreich gezüchtet:

- Kundekäfer
- Reiskäfer
- Kornkäfer
- Maiskäfer
- Getreidekapuziner
- Tabakkäfer
- Brotkäfer

Einsatzmöglichkeiten bei der biologischen Bekämpfung

A. calandrae ist möglicherweise der wichtigste natürliche Feind von Rüsselkäfern an gelagertem Getreide. In verschiedenen Laborexperimenten gelang zwar bislang noch keine vollständige Bekämpfung des Kornkäfers mit Hilfe von *A. calandrae*, die Zerstörung des Lagergutes durch diese Schädlinge konnte jedoch verlangsamt werden. Der Parasitoid verminderte Maiskäferpopulationen um ca. 50 %. Obwohl der Reiskäfer *Sitophilus oryzae* über einen Zeitraum von vier Monaten um 99,4 % reduziert werden konnte, drangen in einem Großversuch nicht genügend *A. calandrae* in Getreidesäcke ein, um einen Befall vollständig zu verhindern.

In Laborstudien bewegten sich nicht genügend *A. calandrae* zum Boden von 2,2 m hohen Weizensäulen, um dort in ausreichender Anzahl gekäfigte *Sitophilus oryzae* zu parasitieren. Daraus läßt sich ableiten, daß diese Erzwespe nur gegenüber Populationen von Rüsselkäfern wirksam sein kann, die sich nahe der Oberfläche einer Getreideschicht befinden oder gegen Restpopulationen in geleerten Lägern.

Holepyris sylvanidis – (Brèthes, 1913) (Hymenoptera, Bethylidae)

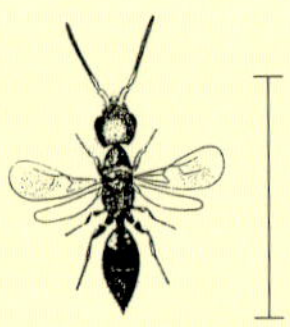

Name:
Holepyris sylvanidis (Brèth.)

Temperaturbereich:
wärmeliebend

Vorkommen:
biologischer Gegenspieler von Amerikanischer Reismehlkäfer und Erdnuß-Plattkäfer

als:
Larvalparasitoid, Ektoparasitoid

Befallsort:
Lebensmittelfabrik, Speicher, Mühle

Aussehen

Bei den glänzend schwarzen Ameisenwespchen sind Brustabschnitt und Hinterleib durch einen einfachen Hinterleibsstiel verbunden, das Abdomen ist damit sehr gut beweglich. Die Flügelgeäder bestehen nur aus wenigen Adern. Die Vorderschenkel sind spindelförmig verdickt. Der längliche Kopf trägt die nach vorn gerichteten Mundteile. Die Fühler sind nicht gekniet, die Zahl der Fühlerglieder beträgt bei *Holepyris* 13, die Körperlänge 2,5-3 mm. Die Beine sind gelbbraun.

Vorkommen und Biologie

Auf der Wirtssuche kriechen die Weibchen von *Holepyris sylvanidis* in Spalten und Ritzen, und können sich auch in Mehl eingraben. Trifft ein Weibchen auf eine Larve von *Tribolium confusum* betrommelt sie die Larve mit den Fühlern. Das Weibchen wickelt sich um den Brustabschnitt der Wirtslarve und sticht sie, bevorzugt in das erste Thorakalsegment neben die Coxa (Schenkelring). Die paralysierte Larve wird eingehend mit den Fühlern betrillert und bei Bedarf nochmals gestochen. Dann frißt das Weibchen an der Larve und/oder bringt sie zur Eiablage an einen sicheren Ort. Zum fressen durchbeißt das Ameisenwespchen einen vorderen Schenkelring und leckt die Wirtshämolymphe auf. Zum Transport ergreift das Weibchen die Larve an einem der kurzen Fühler und zerrt sie hinter sich her. Die Eier werden auf die Unterseite der Wirtslarve abgelegt. Die Wespenlarven durchbeißen die Kutikula der Tribolium-Larve und saugen sie aus, wobei der Körper der Wespenlarve außerhalb der Wirtslarve bleibt (Ektoparasitoid). Die Verpuppung findet in der Nähe

Imago von *Holepyris sylvanidis*

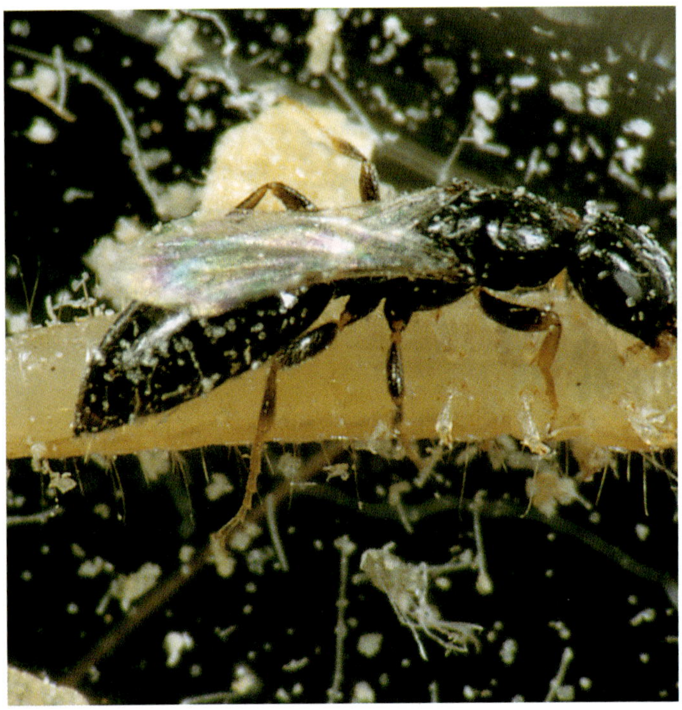

Ei von *H. sylvanidis* auf der Larve des Amerikanischen Reismehlkäfers

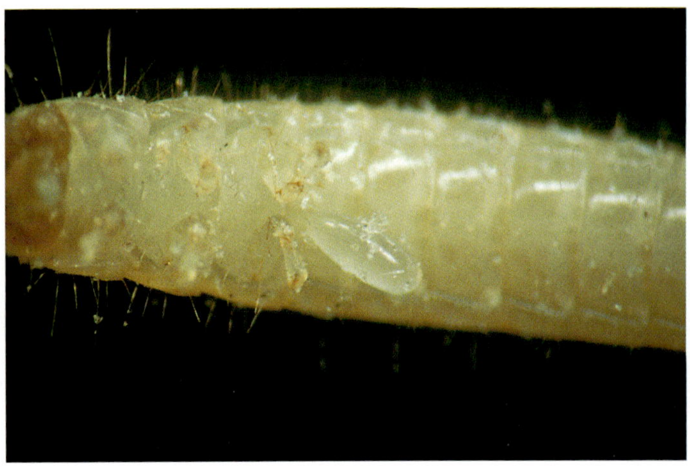

der Wirtslarve statt, wo sich die Wespenlarve einen Kokon spinnt. Bei 25 °C dauert der gesamte Entwicklungszyklus etwa vier Wochen. Nach bisherigem Kenntnisstand ist die Art ausschließlich auf *T. confusum* spezialisiert. Mehl wird durch das Ameisenwespchen nicht geschädigt.

Wirte und Zucht

Amerikanischer Reismehlkäfer
Tribolium confusum
Rotbrauner Reismehlkäfer
Tribolium castaneum
Getreide-Plattkäfer
Oryzaephilus surinamensis
Erdnuß-Plattkäfer
Oryzaephilus mercator
Rotbrauner Leistenkopfplattkäfer
Cryptolestes ferrugineus

Einsatzmöglichkeiten bei der biologischen Bekämpfung

Zahlreiche Arten der Familie der Ameisenwespchen aus den Gattungen *Plastonoxus, Cephalonomia, Laelius, Scleroderma, Holepyris* und *Rhabdepyris* sind als natürliche Feinde vorratsschädlicher Motten und Käfer bekannt. Sie sind sicherlicher weit verbreitet, eingehender untersucht wurden jedoch nur Arten der Gattungen *Cephalonomia* und *Laelius*. Eine für die Bekämpfung vorteilhafte Verhaltensweise ist das Eindringen der Weibchen in kleinste Ritzen und Spalten auf der Suche nach ihren Wirten. Die Entwicklungsdauer von *Holepyris sylvanidis* bei verschiedenen Temperaturen und Feuchten untersuchten (Abdela et al., 1985). In der Literatur ist beschrieben, daß *H. sylvanidis* während einer toxikologischen Studie eine signifikante Reduktion der unbehandelten Vergleichspopulation von *Oryzaephilus mercator* verursachte.

H. sylvanidis **transportiert Larve**

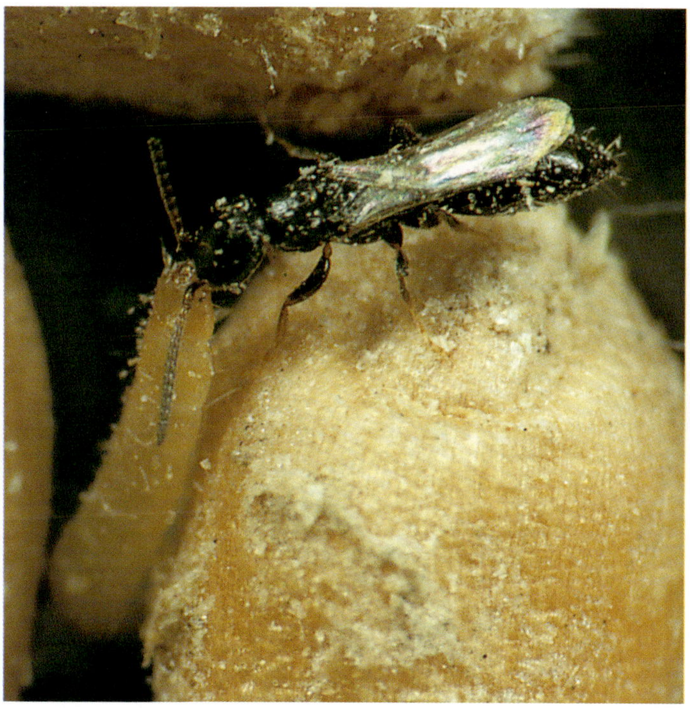

Durch ***H. sylvanidis*** **ausgefressene Larve des Amerikanischen Reismehlkäfers**

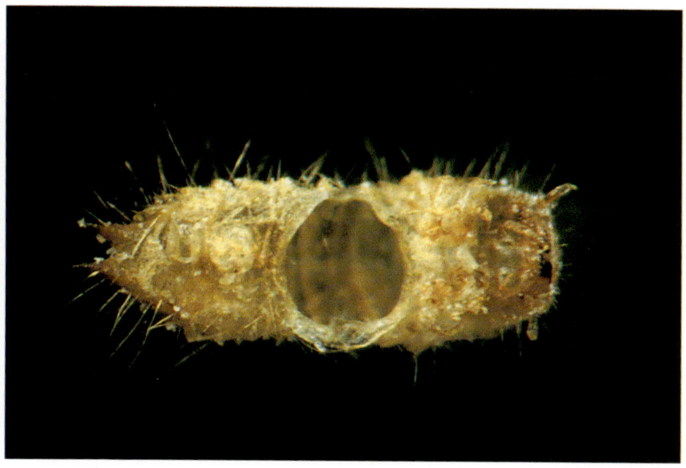

Anhang

Fachbücher

Anon. (1996): Handbuch für den Schädlingsbekämpfer in Ausbildung und Praxis. W. Bodenschatz (Hrsg.), Gustav Fischer Verlag, Stuttgart, Jena, New York, Loseblattsammlung.

Bartos, J. und Verner, P.(1990): Vorratsschädlinge. Mit 85 Abbildungen. Deutscher Landwirtschaftsverlag, Berlin, 232 Seiten.

Bollow, H. (1958): Welcher Schädling ist das? Vorrats-, Material-, Haus- und Gesundheitsschädlinge. Mit 8 Farbtafeln und 335 Abbildungen, Kosmos, Gesellschaft der Naturfreunde, Franck'sche Verlagshandlung, Stuttgart, 178 Seiten.

Engelbrecht, H. (1991): Schädlinge und ihre Bekämpfung. Mit 135 teils farbigen Bildern und 10 Bestimmungstafeln. 2. Auflage. Fachbuchverlag Leipzig, 256 Seiten.

Kemper, H. (1950): Die Haus- und Gesundheitsschädlinge und ihre Bekämpfung. mit 242 Abbildungen. 2. Auflage, Duncker und Humblot, Berlin, 344 Seiten.

Sinha, R. N. and Watters F. L. (1985): Insect Pests of flour mills, grain elevators, and feed mills and their control. Research Branch Agriculture Canada, Publication 1776, Canadian Government Publishing Centre Supply and Services Canada, Ottawa, Canada K1A OS9, 290 pp.

Stein, W. (1986): Vorratsschädlinge und Hausungeziefer. Verlag Eugen Ullmer, Stuttgart, 287 Seiten.

Weber, H. (1974): Grundriß der Insektenkunde. 5., neubearbeitete Auflage (von Prof. Dr. H. Weidner), mit 287 Abbildungen, Gustav Fischer Verlag, Stuttgart, 640 Seiten.

Weidner, H. (1993): Bestimmungstabellen der Vorratsschädlinge und des Hausungeziefers Mitteleuropas. 5., überarbeitete und erweiterte Auflage. Gustav Fischer Verlag, Jena, 328 Seiten.

Zacher, F. (1927): Die Vorrats-, Speicher und Materialschädlinge und ihre Bekämpfung. Mit 8 Farbendrucktafeln und 123 Textabbildungen. - Verlagsbuchhandlung Paul Parey, Berlin, 366 Seiten.

Zacher, F. und Lange, B. (1964): Vorratsschutz gegen Schädlinge. Mit 65 Abbildungen. 2. vollständig neubearbeitete und erweiterte Auflage. Paul Parey in Berlin und Hamburg, 125 Seiten.

Fachzeitschriften

ADLER, C. (1995): Stickstoff und Kohlendioxid im Vorratsschutz. Der praktische Schädlingsbekämpfer 47, 14-16.

ADLER, C. (1996): Befallsfrüherkennung mit Pheromonfallen - Einsatz im Vorratslager und Betrieb. Der praktische Schädlingsbekämpfer 48, 19-22.

ADLER, C.; PROZELL, S.; SCHÖLLER, M. (1996): Vorratsschutz bei Kakao. Integration alter und neuer Methoden. Süsswaren 4, 48-53.

ADLER, C.; REICHMUTH, Ch. (1988): Der Kornkäfer *Sitophilus granarius* L. (Coleoptera: Curculionidae), seine Biologie und seine Bekämpfung im Getreide, insbesondere mit modifizierten Atmosphären. Mitteilungen aus der Biologischen Bundesanstalt für Land- und Forstwirtschaft, Berlin-Dahlem 239, 96 Seiten.

BERGER, H. K. (1990): Milben und Staubläuse im Getreidelager - eine ständige Gefahr. Die Mühle + Mischfuttertechnik 127, 218.

BERGER, H. K. (1993): Richtige Lagerhaltung erfordert sachgemäßen Vorratsschutz. Die Mühle + Mischfuttertechnik 130, 129-130.

BURGES, H. D.; BURREL, N. J. (1964): Cooling bulk grain in the British climate to control storage insects and improve keeping quality. Journal of Science of Food and Agriculture 15, 32-50.

BOMMER, H.; REICHMUTH, Ch. (1980): Pheromone der vorratsschädlichen Motten (Phycitinae, speziell Mehlmotte *Ephestia kuehniella* ZELLER) in der biologischen Schädlingsbekämpfung. Mitteilungen aus der Biologischen Bundesanstalt für Land- und Forstwirtschaft, Berlin-Dahlem 198, 117 Seiten.

EVANS, D. E. (1987): The survival of immature grain beetles at low temperatures. Journal of stored Product Research 23, 79-83.

FIELDS, G. P. (1992): The control of stored-product insects and mites with extreme temperatures. Journal of stored Product Research 28, 89-118.

FRANK, H. K. (1983): Pilzschäden bei Vorräten und Futtermitteln. In: Leitfaden der Schädlingsbekämpfung, Band IV, Heinze, K. (Herausgeber), Wissenschaftliche Verlagsgesellschaft mbH, Stuttgart, 247-268.

GERARD, D.; KRAUS, J.; QUIRIN, K.-W.; WOHLGEMUTH, R. (1988): Anwendung von Kohlendioxid (CO_2) unter Druck zur Bekämpfung vorratsschädlicher Insekten und Milben. Pharmazeutische Industrie 50, 1298-1300.

HENNLICH, W.; WUDTKE, A.; SIEBRASSE, K.; SIEBRASSE, V.; LENZ, J.; NEUBECKER, K. I. (1995): Lebensmittelschutz - Entwicklung und Optimierung insektendichter Faltschachteln und Beutel. Verpackungs-Rundschau 46, 51-54.

KHAN, M. A. (1981): Repellents gegen vorratsschädliche Insekten. Anzeiger für Schädlingskunde, Pflanzenschutz und Umweltschutz 54, 70-77.

KHAN, M. A. (1982): Repellency of chemical compounds to stored product insect pests - A review of literature. Mitteilungen aus der Biologischen Bundesanstalt für Land- und Forstwirtschaft, Berlin-Dahlem 206, 31 Seiten.

LEVINSON, A. R.; LEVINSON H. Z. (1995): Reflections on structure and function of pheromone glands in storage insects species. Anzeiger für Schädlingskunde, Pflanzenschutz und Umweltschutz 67, 99-118.

NOACK, S.; SCHMIDT, H.-U. Untersuchungen über die Wirkung von Repellents und Insektiziden zur Imprägnierung von Packstoffen zum Schutz gegen Vorratsschädlinge. Zeitschrift für angewandte Entomologie 92, 201-212.

PLARRE, R. (1993): Einfluß physiologischer Parameter bei der Reaktion auf das arteigene Aggregationspheromon beim Kornkäfer *Sitophilus granarius* L. (Coleoptera: Curculionidae). Nachrichtenblatt des Deutschen Pflanzenschutzdienstes 45, 78-81.

PLARRE, R. (1993): Einsatz von Pheromonen im Vorratsschutz. Proceedings of the 2nd Workshop on Practice Oriented Results on Use and Production of Neem In-

Anhang

Fachbücher

Anon. (1996): Handbuch für den Schädlingsbekämpfer in Ausbildung und Praxis. W. Bodenschatz (Hrsg.), Gustav Fischer Verlag, Stuttgart, Jena, New York, Loseblattsammlung.

Bartos, J. und Verner, P.(1990): Vorratsschädlinge. Mit 85 Abbildungen. Deutscher Landwirtschaftsverlag, Berlin, 232 Seiten.

Bollow, H. (1958): Welcher Schädling ist das? Vorrats-, Material-, Haus- und Gesundheitsschädlinge. Mit 8 Farbtafeln und 335 Abbildungen, Kosmos, Gesellschaft der Naturfreunde, Franck'sche Verlagshandlung, Stuttgart, 178 Seiten.

Engelbrecht, H. (1991): Schädlinge und ihre Bekämpfung. Mit 135 teils farbigen Bildern und 10 Bestimmungstafeln. 2. Auflage. Fachbuchverlag Leipzig, 256 Seiten.

Kemper, H. (1950): Die Haus- und Gesundheitsschädlinge und ihre Bekämpfung. mit 242 Abbildungen. 2. Auflage, Duncker und Humblot, Berlin, 344 Seiten.

Sinha, R. N. and Watters F. L. (1985): Insect Pests of flour mills, grain elevators, and feed mills and their control. Research Branch Agriculture Canada, Publication 1776, Canadian Government Publishing Centre Supply and Services Canada, Ottawa, Canada K1A OS9, 290 pp.

Stein, W. (1986): Vorratsschädlinge und Hausungeziefer. Verlag Eugen Ullmer, Stuttgart, 287 Seiten.

Ulrichs, Ch. (1995): Zur Empfindlichkeit des Tabakkäfers *Lasioderma serricorne* (FABRICICUS) (Coleoptera: Anobiidae) gegenüber Behandlung mit Kohlenstoffdioxid unter Hochdruck. Diplomarbeit, Fachbereich Biologie, Freie Universität Berlin, Verlag DHS Hänsel-Hohenhausen, Egelsbach, ISBN-Nr. 3-8267-2080-6, 138 Seiten.

Weber, H. (1974): Grundriß der Insektenkunde. 5., neubearbeitete Auflage (von Prof. Dr. H. Weidner), mit 287 Abbildungen, Gustav Fischer Verlag, Stuttgart, 640 Seiten.

Weidner, H. (1993): Bestimmungstabellen der Vorratsschädlinge und des Hausungeziefers Mitteleuropas. 5., überarbeitete und erweiterte Auflage. Gustav Fischer Verlag, Jena, 328 Seiten.

Zacher, F. (1927): Die Vorrats-, Speicher und Materialschädlinge und ihre Bekämpfung. Mit 8 Farbendrucktafeln und 123 Textabbildungen. - Verlagsbuchhandlung Paul Parey, Berlin, 366 Seiten.

Zacher, F. und Lange, B. (1964): Vorratsschutz gegen Schädlinge. Mit 65 Abbildungen. 2. vollständig neubearbeitete und erweiterte Auflage. Paul Parey in Berlin und Hamburg, 125 Seiten.

Fachzeitschriften

ADLER, C. (1995): Stickstoff und Kohlendioxid im Vorratsschutz. Der praktische Schädlingsbekämpfer 47, 14-16.

ADLER, C. (1996): Befallsfrüherkennung mit Pheromonfallen - Einsatz im Vorratslager und Betrieb. Der praktische Schädlingsbekämpfer 48, 19-22.

ADLER, C.; PROZELL, S.; SCHÖLLER, M. (1996): Vorratsschutz bei Kakao. Integration alter und neuer Methoden. Süsswaren 4, 48-53.

ADLER, C.; REICHMUTH, Ch. (1988): Der Kornkäfer *Sitophilus granarius* L. (Coleoptera: Curculionidae), seine Biologie und seine Bekämpfung im Getreide, insbesondere mit modifizierten Atmosphären. Mitteilungen aus der Biologischen Bundesanstalt für Land- und Forstwirtschaft, Berlin-Dahlem 239, 96 Seiten.

BERGER, H. K. (1990): Milben und Staubläuse im Getreidelager - eine ständige Gefahr. Die Mühle + Mischfuttertechnik 127, 218.

BERGER, H. K. (1993): Richtige Lagerhaltung erfordert sachgemäßen Vorratsschutz. Die Mühle + Mischfuttertechnik 130, 129-130.

BURGES, H. D.; BURREL, N. J. (1964): Cooling bulk grain in the British climate to control storage insects and improve keeping quality. Journal of Science of Food and Agriculture 15, 32-50.

BOMMER, H.; REICHMUTH, Ch. (1980): Pheromone der vorratsschädlichen Motten (Phycitinae, speziell Mehlmotte *Ephestia kuehniella* ZELLER) in der biologischen Schädlingsbekämpfung. Mitteilungen aus der Biologischen Bundesanstalt für Land- und Forstwirtschaft, Berlin-Dahlem 198, 117 Seiten.

EVANS, D. E. (1987): The survival of immature grain beetles at low temperatures. Journal of stored Product Research 23, 79-83.

FIELDS, G. P. (1992): The control of stored-product insects and mites with extreme temperatures. Journal of stored Product Research 28, 89-118.

FRANK, H. K. (1983): Pilzschäden bei Vorräten und Futtermitteln. In: Leitfaden der Schädlingsbekämpfung, Band IV, Heinze, K. (Herausgeber), Wissenschaftliche Verlagsgesellschaft mbH, Stuttgart, 247-268.

GERARD, D.; KRAUS, J.; QUIRIN, K.-W.; WOHLGEMUTH, R. (1988): Anwendung von Kohlendioxid (CO_2) unter Druck zur Bekämpfung vorratsschädlicher Insekten und Milben. Pharmazeutische Industrie 50, 1298-1300.

HENNLICH, W.; WUDTKE, A.; SIEBRASSE, K.; SIEBRASSE, V.; LENZ, J.; NEUBECKER, K. I. (1995): Lebensmittelschutz - Entwicklung und Optimierung insektendichter Faltschachteln und Beutel. Verpackungs-Rundschau 46, 51-54.

KHAN, M. A. (1981): Repellents gegen vorratsschädliche Insekten. Anzeiger für Schädlingskunde, Pflanzenschutz und Umweltschutz 54, 70-77.

KHAN, M. A. (1982): Repellency of chemical compounds to stored product insect pests - A review of literature. Mitteilungen aus der Biologischen Bundesanstalt für Land- und Forstwirtschaft, Berlin-Dahlem 206, 31 Seiten.

LEVINSON, A. R.; LEVINSON H. Z. (1995): Reflections on structure and function of pheromone glands in storage insects species. Anzeiger für Schädlingskunde, Pflanzenschutz und Umweltschutz 67, 99-118.

NOACK, S.; SCHMIDT, H.-U. Untersuchungen über die Wirkung von Repellents und Insektiziden zur Imprägnierung von Packstoffen zum Schutz gegen Vorratsschädlinge. Zeitschrift für angewandte Entomologie 92, 201-212.

PLARRE, R. (1993): Einfluß physiologischer Parameter bei der Reaktion auf das arteigene Aggregationspheromon beim Kornkäfer *Sitophilus granarius* L. (Coleoptera: Curculionidae). Nachrichtenblatt des Deutschen Pflanzenschutzdienstes 45, 78-81.

PLARRE, R. (1993): Einsatz von Pheromonen im Vorratsschutz. Proceedings of the 2nd Workshop on Practice Oriented Results on Use and Production of Neem Ingredients and Pheromones, 30. 11. - 2. 12. 1992 in Wetzlar, H. Kleeberg (Trifolio-M GmbH) (Hrsg.), 167-179.

PLARRE, R. (1995): Einsatz von Pheromonen im Vorratsschutz. Mitteilung der Deutschen Gesellschaft für allgemeine und angewandte Entomologie 9, 499-506.

PLARRE, R.; RASSMANN, W.; WOHLGEMUTH, R. (1993) Einsatz von Prallmaschinen zur Bekämpfung der Mehlmotte *Ephestia kuehniella* ZELLER (Lepidoptera: Pyralidae) in Mehl und Grieß. Anzeiger für Schädlingskunde, Pflanzenschutz und Umweltschutz 66, 15-18.

PROZELL, S.; WIEDENMANN, G.; WOHLGEMUTH, R.; HASSAN, S. A. (1995): Untersuchungen zum Verhalten des Eiparasitoiden *Trichogramma evanescens* WESTWOOD (Hym.: Trichogrammatidae) unter Berücksichtigung eines möglichen Einsatzes im Vorratsschutz gegen *Plodia interpunctella* (Lep.: Pyralidae). Mitteilungen der Deutschen Gesellschaft für allgemeine und angewandte Entomologie 9, 507-510.

RASSMANN, W. (1980): Zur Bekämpfung von Larven des Tabakkäfers (*Lasioderma serricorne* FAB.) durch Gefrieren von Rohtabak und Tabakfertigprodukten. Anzeiger für Schädlingskunde, Pflanzenschutz und Umweltschutz 53, 133-135.

RASSMANN, W. (1986): Untersuchungen zur Wirksamkeit eines *Bacillus thuringiensis*- Präparates gegen vorratsschädliche Motten in der Getreidelagerung. Nachrichtenblatt des Deutschen Pflanzenschutzdienstes 38, 61-63.

RASSMANN, W. (1995): Hitze und Kälte im Vorratsschutz. Der praktische Schädlingsbekämpfer 47, 11-13.

RASSMANN, W.; WOHLGEMUTH, R. (1984): Untersuchungen zur Biologie von *Liposcelis divinatorius* (Psocoptera: Liposcelidae). Anzeiger für Schädlingskunde, Pflanzenschutz und Umweltschutz 57, 121-127.

REICHMUTH, CH. (1988): Erfahrungen über den Einsatz inerter Atmosphären (Stickstoff und Kohlendioxid) zur Bekämpfung von Insekten in gelagertem Getreide. Getreide, Mehl und Brot 42, 39-43.

REICHMUTH, CH. (1993): Das Getreide und seine Gesunderhaltung. Die Mühle + Mischfuttertechnik 130, 98-108.

REICHMUTH, CH. (1993): Drucktest zur Bestimmung der Begasungsfähigkeit von Gebäuden, Kammern oder abgeplanten Gütern bei der Schädlingsbekämpfung mit Bemerkungen zur Begasungstechnik. Merkblatt der Biologischen Bundesanstalt für Land- und Forstwirtschaft 71, 38 Seiten.

REICHMUTH, CH. (1995): Pheromone und Fallen im Vorratsschutz. Der praktische Schädlingsbekämpfer 47, 17-19.

REICHMUTH, CH.; CORINTH, H.-G.; BUCHMÜLLER, J. (1993): Vorratsschutz: Entwesen mit Kohlendioxid. Die Mühle + Mischfuttertechnik 130, 667-671.

REICHMUTH, CH.; NOACK, S. (1983): Zur Beurteilung der Umweltverträglichkeit von Begasungsverfahren im Vorratsschutz. Getreide, Mehl und Brot 37, 139-144.

REICHMUTH, CH.; SCHMIDT, H.-U.; LEVINSON, A. R.; LEVINSON, H. Z. (1978): Die Fängigkeit pheromonbeköderter Klebefallen für Speichermotten (*Ephestia elutella* HBN.) in unterschiedlich dicht befallenen Getreidelägern. Zeitschrift für angewandte Entomologie 92, 205-212.

REICHMUTH, CH.; SCHMIDT, H.-U.; LEVINSON, A. R.; LEVINSON, H. Z. (1980): Das jahreszeitliche Auftreten von Speichermotten (*Ephestia elutella* HBN.) in Berliner Getreideschüttbodenlägern sowie der zeitentspechende Einsatz von Bekämpfungsmaßnahmen. Zeitschrift für angwandte Entomologie 89, 104-111.

REICHMUTH, CH.; STRATIL, H. (1981): Mottenbefall an Süßwaren - Entwicklung eines Kühlverfahrens zur Bekämpfung von Eiern der Dörrobstmotte (*Plodia interpunctella*). Mitteilungen aus der Biologischen Bundesanstalt für Land- und Forstwirtschaft, Berlin-Dahlem 205, 55 Seiten.

REICHMUTH, CH.; UNGER, A.; UNGER, W. (1994): Bekämpfungsmaßnahmen mit Stickstoff oder Kohlendioxid. Der praktische Schädlingsbekämpfer 46, 81-87.

REICHMUTH, CH.; WOHLGEMUTH, R.; LEVINSON, A. R.; LEVINSON, H. Z. (1976): Untersuchungen über den Einsatz von pheromonbeköderten Klebefallen zur Bekämpfung von Motten im Vorratsschutz. Zeitschrift für angewandte Entomologie 82, 95-102.

SCHMIDT, H.-U. (1981): Verpackungsschutz gegen Vorratsschädlinge. Neue Verpackung 34, 1598-1609.

SCHMIDT, H.-U. (1981): Zur mechanischen Widerstandsfähigkeit von Verbundfolien aus Aluminium, Zellulosehydrat, Polyethylen, Polyamid, Polyester und Polypropylen gegen Insektenfraß. Neue Verpackung 34, 1760-1762.

SCHMIDT, H.-U. (1982): Untersuchungen über die Eiablagetiefe der Dörrobstmotte *Plodia interpunctella* HBN. in Roggen und Mais. Anzeiger für Schädlingskunde, Pflanzenschutz und Umweltschutz 55, 1-4.

SCHÖLLER, M.; HASSAN, S. A.; REICHMUTH, CH. (1996): Untersuchungen zur Bekämpfung von *Ephestia spp.* (Lep., Pyralidae) in Getreide mit *Trichogramma evanescens* WESTWOOD (Hym., Trichogrammatidae) - Eindringtiefe in geschütteten Weizen und Parasitoidendichte. Mitteilungen der Deutschen Gesellschaft für allgemeine und angwandte Entomologie 10, 259-262.

STOLZENBERG, K.; WOHLGEMUTH, R. (1992): Entwicklung UV-beköderter Fallen zur Bekämpfung des Tropischen Schimmelplattkäfers, *Ahasverus advena* (WALTL. 1832), in Geflügelmastställen. Anzeiger für Schädlingskunde, Pflanzenschutz und Umweltschutz 66, 129-137.

STRATIL, H. H.; REICHMUTH, CH. (1984): Entwicklung und Überlebensdauer von jungen Larven der vorratsschädlichen Motten *Ephestia cautella* WALKER, *Ephestia elutella* HÜBNER und *Plodia interpunctella* HÜBNER (Lepidoptera: Pyraloidea) bei niedrigen Temperaturen. Anzeiger für Schädlingskunde, Pflanzenschutz und Umweltschutz 57, 30-33.

STRATIL, H. H.; REICHMUTH, CH. (1984): Überlebensdauer von Eiern der vorratsschädlichen Motten *Ephestia cautella* (WLK.) und *Ephestia elutella* (HBN..) (Lepidoptera: Pyraloidea) bei Temperaturen unterhalb ihres Entwicklungsminimums. Zeitschrift für angewandte Entomologie 97, 63-70.

STRATIL, H. U.; LOPPNOW, B.; STRATIL, H. H.; GRÄBNER, H. (1984): Untersuchungen über die Verwendung von Pheromonfallen als Befallsindikatoren bei einigen vorratsschädlichen Zünslerarten (Lep.: Pyraloidea). Anzeiger für Schädlingskunde, Pflanzenschutz und Umweltschutz 57, 150-153.

STRATIL, H.; REICHMUTH, CH. (1981): Zur integrierten Bekämpfung von *Plodia interpunctella* HBN. in der Süßwarenindustrie, insbesondere unter Einsatz von Kälte (>0°C). Mitteilung der Deutschen Gesellschaft für allgemeine und angewandte Entomologie 2, 238-241.

STRATIL, H.; VOGEL, B.; WOHLGEMUTH, R. (1981): Untersuchungen über die Wirkung Dichlorvos-abgebender Strips auf die außerhalb des Lagergutes lebenden Entwicklungsstadien der Dörrobstmotte (*Plodia interpunctella* HBN.) in Getreideschüttbodenlägern. Anzeiger für Schädlingskunde, Pflanzenschutz und Umweltschutz 54, 1-5.

STRATIL, H.; WOHLGEMUTH, R. (1989): Untersuchungen zum Wirkungsmechanismus von Prallmaschinen auf vorratsschädliche Insekten. Anzeiger für Schädlingskunde, Pflanzenschutz und Umweltschutz 62, 41-47.

STRATIL, H.; WOHLGEMUTH, R.; BOLLING, H.; ZWINGELBERG, H. (1987): Optimierung des Prallmaschinenverfahrens zum Abtöten und Entfernen von vorratsschädlichen Insekten aus Nahrungsmitteln unter besonderer Berücksichtigung der Qualität der Mahlerzeugnisse. Getreide, Mehl und Brot 41, 294-302.

ULRICHS, CH.(1995): Einfluß der Temperatur auf die Wirksamkeit einer Begasung des Tabakkäfers mit CO_2 unter Hochdruck. Mitteilungen der Deutschen Gesellschaft für allgemeine und angewandte Entomologie 10, 263-264.

ULRICHS, CH.; REICHMUTH, CH., SCHÖLLER, M. (1996): Biology and behaviour of the tobacco beetle *Lasioderma serricorne* (FABRICICUS) (Coleoptera: Anobiidae). Proceedings of the XX. International Congress of Entomology. Florence, 578.

WALGENBACH, C. A.; BURKHOLDER, W. E. (1986): Factors affecting the response of the maize weevil, *Sitophilus zeamais* MOTSCH. (Coleoptera: Curculionidae) to its aggregation pheromone. Environmental Entomology 15, 733-738.

WALOFF, N. (1948): Observations on larvae of *Ephestia elutella* HÜBNER (Lep.: Phycitidae) during diapause. Transactions of the Royal Entomological Society, London 100, 147-159.

WEIDNER, H. (1979): Anobiidae und Ptinidae (Coleoptera) als Erreger von Wohnungsplagen in Hamburg, Teil 1. Anzeiger für Schädlingskunde, Pflanzenschutz und Umweltschutz 52, 102-105.

WEIDNER, H. (1979): Anobiidae und Ptinidae (Coleoptera) als Erreger von Wohnungsplagen in Hamburg , Teil 2. Anzeiger für Schädlingskunde, Pflanzenschutz, Umweltschutz 52, 113-117.

WEIDNER, H. (1979): Der Brotkäfer *Stegobium paniceum* (LINNAEUS). Der praktische Schädlingsbekämpfer 31, 59-64.

WEIDNER, H. (1979): Der Tabakkäfer - *Lasioderma serricorne* (FABRICIUS, 1792). Der praktische Schädlingsbekämpfer 31, 129-133/141-144.

WEIDNER, H. (1980): Der Mehlkäfer (*Tenebrio molitor* LINNAEUS, 1758) in Wohnungen und auf Dachböden. Der praktische Schädlingsbekämpfer 32, 184-186.

WEIDNER, H. (1981): Die Kupferrote Dörrobstmotte *Plodia interpunctella* (HÜBNER, 1813). Der praktische Schädlingsbekämpfer 33, 57-68.

WEIDNER, H. (1983): Vorratsschädlinge. In: Leitfaden der Schädlingsbekämpfung, Band IV, Heinze, K. (Herausgeber), Wissenschaftliche Verlagsgesellschaft mbH, Stuttgart, 123-333.

WELP, H.; REICHMUTH, CH. (1994): Akustische Früherkennung vorratsschädlicher Insekten. Mitteilungen aus der Biologischen Bundesanstalt für Land- und Forstwirtschaft, Berlin-Dahlem 301, 200.

WOHLGEMUTH, R. (1970): Versuche zur Überwinterungsfähigkeit und Kälteresistenz von *Trogoderma angustum* (Dermestidae). Anzeiger für Schädlingskunde, Pflanzenschutz und Umweltschutz 43, 132-138.

WOHLGEMUTH, R. (1989): Überlebensdauer Vorratsschädlicher Insekten in Getreidekühllägern. Anzeiger für Schädlingskunde, Pflanzenschutz und Umweltschutz 62, 114-119.

WOHLGEMUTH, R. (1975): *Trogoderma angustum* SOL., ein neuer Schädling in Apotheken. Anzeiger für Schädlingskunde, Pflanzenschutz und Umweltschutz 48, 18-21.

WOHLGEMUTH, R. (1986): Die insektendichte und insektenabstoßende Verpackung aus der Sicht der Entomologie. Verpackungs-Rundschau 4, 26-30.

WOHLGEMUTH, R. (1988): Wirkung und Wirkungsgrenzen von Prallmaschinen bei der Bekämpfung vorratsschädlicher Insekten. Die Mühle + Mischfuttertechnik 125, 220-221.

WOHLGEMUTH, R. (1990): Abdichtung von Lagerhallen, lebensmittelverarbeitenden Betrieben und Lagerpartien bei Begasungen gegen Vorratsschädlinge. Merkblatt der Biologischen Bundesanstalt für Land- und Forstwirtschaft 66, 19 Seiten.

WOHLGEMUTH, R.; MARWITZ, R. (1974): Ein einfaches Merkmal zur Unterscheidung der Quarantäneschädlinge *Tribolium confusum* und *Tribolium castaneum* (Coleoptera: Tenebrionidae). Nachrichtenblatt des Deutschen Pflanzenschutzdienstes 26, 187-189.

WOHLGEMUTH, R.; REICHMUTH, CH.; ROTHERT, H.; BODE, E. (1987): Auftreten vorratsschädlicher Motten der Gattung *Ephestia* und *Plodia* außerhalb von Lägern und lebensmittelverarbeitenden Betrieben in Deutschland. Anzeiger für Schädlingskunde, Pflanzenschutz und Umweltschutz 60, 44-51.

WOHLGEMUTH, R.; REICHMUTH, CH.; unter Mitarbeit von LANGENSCHWADT, G. (1983): Zusammenfassung der Erhebungen über den Befall von Importgütern durch Vorratsschädlinge bei der Einfuhr in die Bundesrepublik Deutschland der Jahre 1975/76 bis 1979. Mitteilungen der Biologischen Bundesanstalt für Land- und Forstwirtschaft 212, 151 Seiten.

WUDTKE, A.; RASSMANN, W.; REICHMUTH, CH.; HENNLICH, W. (1993): Untersuchungen marktgängiger Verpackungen für Lebensmittel auf Widerstandsfähigkeit gegen Insekteninvasion. Neue Verpackung 46, 84-89.

WUDTKE, A.; REICHMUTH, CH. (1996): A simple and cheap acoustic device to detect immature stages of the internal foeders Silophilus granarius and Sitotroga cerealella in grain. Proceedings of the XX. International Congress of Entomology, Florence, 25-31.

WUDTKE, A.; REICHMUTH, CH; REESE-STÄHLER, G. (1993): Versuche zu einer neuen Anwendungstechnik von PIRIMIPHOS-METHYL gegen vorratsschädliche Käfer in Getreideschüttlägern. Nachrichtenblatt des Deutschen Pflanzenschutzdienstes 45, 62-68.

Artikel zur Bekämpfung mit biologischen Gegenspielern im Vorratsschutz

ARBOGAST, R. T. (1975): Population growth of *Xylocoris flavipes* (Hemiptera: Anthocoridae): Influence of temperature and humidity. Environmental Entomology 4, 825-831.

ABDELLA, M. M. H.; TAWFIK, M. F. S.; AWADALLAH, K. T. (1985) Biological studies on the bethylid parasitoid *Holepyris sylvanidis* BRÈTHES. Annals of Agriculture and Science, Moshtohor 23, 1355-1363.

ABDEL-RAHMAN, H. A.; SHAUMRAR, N. F.; SOLIMAN, Z. A.; EL-AGOZE, M. M. (1978 - 1979): Efficiency of the anthocorid predator *Xylocoris flavipes* (REUT..) in biological control of stored grain insects. Bulletin Entomologique de la Société D'Egype 11, 27-34.

ARBOGAST, R. T.; MULLEN, M. A. (1990): Interaction of maize weevil (Coleoptera: Curculionidae) and parasitoid *Anisopteromalus calandrae* (Hymenoptera: Pteromalidae) in a small bulk of stored corn. Journal of Economic Entomology 83, 2462-2468.

ARBOGAST, R. T. (1976): Supression of *Oryzaephilus surinamensis* (L.) (Coleoptera, Cucujidae) on shelled corn by the predator *Xylocoris flavipes* (REUTER) (Hemiptera: Anthocoridae). Journal of the Georgia Entomological Society 11, 67-71.

ARBOGAST, R. T. (1975): Population growth of *Xylocoris flavipes* (Hemiptera: Anthocoridae) Influence of temperature and humidity. Environmental Entomology 4, 825-831.

BELING, I. (1932): Zur Biologie von *Nemeritis canescens* GRAV. (Hymen. Ophion.) I. Züchtungsverfahren und ökologische Beobachtungen. Zeitschrift für Angewandte Entomologie 19, 223-249.

BELING, I.; STEIN, J. V. (1934): Über den Anflug der Schlupfwespe *Nemeritis canescens* GRAV. und über die Bedeutung des Geruchsinnes bei der Rückkehr zum Wirt. Biologisches Zentralblatt 54, 147-169.

BERLINER, E. (1911): Einige Beobachtungen über Lebensweise und Fortpflanzung von *Habrobracon hebetor* SAY, dem Schädling der Mehlmotte. Zeitschrift für das gesamte Getreidewesen 3, 42-53.

BROWER, J. H. (1984a): The natural occurence of the egg parasite, *Trichogramma*, on almond moth eggs in peanut storages in Georgia. Journal of the Georgia Entomological Society 19, 285-290.

BROWER, J. H. (1984b): *Trichogramma*: potential new biological control method for stored-product-Lepidotera. Proceedings of the 3rd International Working Conference on Stored-Product Entomology October 23-28, Manhattan, Kansas, USA, Kansas State University Press, 733 pages, 454- 470.

BROWER, J. H.; SMITH, L.; VAIL, P. V.; FLINN, P. W. (1996): Biological control. In: Integrated Management of Insects in Stored Products, SUBRAMANYAM, B. H. AND HAGSTRUM, D. W. (eds.), Marcel Dekker, New York, 223-286.

CHATTERJI, S. (1955): Studies on the biology of *Aplastomorpha calandrae* HOWARD (Insecta: Hymenoptera: Chalcidae) parasitic on some storage pests. Proceedings of the Zoological Society 8, 11-23.

CORBET, S. A. (1971): Mandibular gland secretion of larvae of the flour moth, *Anagasta kuehniella*, contains an epideitic pheromone and elicits oviposition movements in a hymenopteran parasite. Nature (London) 232, 481-484.

FLINN, P. W. (1991): Temperature-dependent functional response of the parasitoid *Cephalonomia waterstoni* (GAHAN) (Hymenoptera: Bethylidae) attacking rusty grain beetle larvae (Coleoptera: Cucujidae). Environmental Entomology 20, 872-876.

FLINN, P. W.; HAGSTRUM, D. W.; MCGAUGHEY, W. H. (1994): Suppression of insects in stored wheat by augmentation with parasitoid wasps. Proceedings of the 6th International Working Conference of Stored-product Protection, 17.–23. April 1994, Canberra, Australia II, 1103-1105.

FRANQUI RIVERA, R. A. (1995): Behavior, Patterns of seasonal field activity and cold tolerance in *Bracon hebetor* SAY (Hymenoptera: Braconidae). Ph. D. Thesis, University of Madison, Wisconsin, 143 pages.

GHANI, M. A.; SWEETMAN, H. L. (1955): Ecological studies on the granary weevil parasite, *Aplastomorpha calandrae* (HOWARD). Biologia 1, 115-139.

GONEN, M.; KUGLER, J. (1970): Notes on the biology of *Lariophagus distinguendus* (FOERSTER) (Hym. Pteromalidae) as a parasite of *Sitophilus oryzae* (L.) (Col. Curculionidae). Israel Journal of Entomology 5, 133-140.

HAGSTRUM, D. W. (1983): Self-provisioning with paralyzed hosts and age, density, and concealment of hosts as factors influencing parasitization of *Ephestia cautella* (WALKER) (Lepidoptera, Pyralidae) by *Bracon hebetor* SAY (Hymenoptera: Braconidae). Environmental Entomology 12, 1727-1732.

HASE, A. (1919): Beiträge zur morphologischen und biologischen Kenntnis der Schlupfwespe (*Lariophagus distinguendus* (FÖRST.) Kurdj.. Sitzungsberichte der Gesellschaft naturforschender Freunde Berlin 10, 402-432.

HASE, A. (1922): Biologie der Schlupfwespe (*Habrobracon brevicornis* WESMAEL (Braconidae)). Zugleich ein Beitrag zur Frage der biologischen Bekämpfung von Schadinsekten. Arbeiten aus der Biologischen Reichsanstalt für Land- und Forstwirtschaft 11, 95-168.

HASE, A. (1924): Zur Kenntnis wirtschaftlich wichtiger Tierformen 1. Über den Stech- und Legeakt sowie über den Wirtswechsel von *Lariophagus distinguendus*, Chalcididae, Pteromalini. Die Naturwissenschaften 12, 377-384.

HASE, A. (1925a): Weitere Beiträge zur Frage der biologischen Bekämpfung von Schadinsekten, insbesondere über die Bekämpfung der Mehlmotten mit Hilfe von Schlupfwespen. Arbeiten aus der Biologischen Reichsanstalt für Land- und Forstwirtschaft 14, 51-78.

HASE, A. (1925b): Weitere Versuche zur Frage der biologischen Bekämpfung von Mehlmotten mit Hilfe von Schlupfwespen. Arbeiten aus der Biologischen Reichsanstalt für Land- und Forstwirtschaft 14, 164-169.

HASE, A. (1925c): Beiträge zur Lebensgeschichte der Schlupfwespe *Trichogramma evanescens* WESTWOOD. Arbeiten aus der Biologischen Reichsanstalt für Land- und Forstwirtschaft 14, 171-224.

HASE, A. (1937): Neue Beobachtungen über die Männchen und Weibchen der Schlupfwespe *Nemeritis canescens.* Arbeiten zur morphologischen und taxonomischen Entomologie, Berlin-Dahlem 4, 47-61.

KASCHEF, A. H. (1959): *Lariophagus distinguendus* FÖRST. [Hymenoptera: Pteromalidae] ectoparasite on *Rhizopertha dominica* FAB. [Coleoptera: Bostrichidae]. Bulletin de la Société Entomologique d'Egypte 43, 165-184.

KASCHEF, A. H. (1961): *Gibbium psylloides* CZENP. (Col., Ptinidae) new host of *Lariophagus distiguendus* FÖRST. (Hym., Pteromalidae). Zeitschrift für Parasitenkunde 21, 65-70.

KEEVER, D. W.; MULLEN, M. A.; PRESS, J. W.; ARBOGAST, R. T. (1986): Augmentation of natural enemies for suppressing two major insect pests in stored farmers stock peanuts. Environmental Entomology 15, 767-770.

LECATO, G. L. (1976): Predation by *Xylocoris flavipes* (Hemiptera: Anthocoridae): Influence of stage, species, and density of prey, and of starvation and density of predator. Entomophaga 21, 217-221.

LECATO, G. L.; COLLINS, J. M. (1976): *Xylocoris flavipes*: maximum kill of *Tribolium castaneum* and minimum kill required for survival of the predator. Environmental Entomology 5, 1059-1061.

LECATO, G. L.; COLLINS, J. M.; ARBOGAST, R. T. (1977): Reduction of residual populations of stored-product insects by *Xylocoris flavipes* (Hemiptera: Anthocoridae). Journal of the Kansas Entomological Society 50, 84-88.

OHBAYASHI, T.; IWABUCHI, K.; MITSUHASHI, J. (1994): In vitro rearing of a larval endoparasitoid, *Venturia canescens* (GRAVENHORST) (Hymenoptera: Ichneumonidae). 1. Embryonic development. Applied Entomology and Zoology 29, 123-126.

PRESS, J. P.; MULLEN, M. A. (1992): Potential of the weevil parasitoid, *Anisopteromalus calandrae* (HOWARD) (Hymenoptera: Pteromalidae) for protecting commercially packaged wheat from infestation by the rice weevil, *Sitophilus oryzae* (L.) (Coleoptera: Curculionidae). Journal of the Kansas Entomological Society 65, 348-351.

PRESS, J. W.; CLINE, L. D.; FLAHERTY B. R. (1986): Impact of the red flour beetle, *Tribolium castaneum* (HERBST), on suppression of the almond moth, *Cadra cautella* (WALKER), by the parasitic wasps, *Bracon hebetor* SAY and *Venturia canescens* (GRAVENHORST). Journal of Entomological Science 21, 271-275.

PROZELL, S.; SCHÖLLER, M.; REICHMUTH, CH.; HASSAN, S. A.; WÜHRER, B. (1995a): Akzeptanz von *Trichogramma*-Freilassungen im Einzelhandel - Monitoring und Erfolgskontrolle. Deutsche Gesellschaft für allgemeine und angewandte Entomologie (DGaaE) -Nachrichten 9, 121.

PROZELL, S.; WIEDENMANN,G.; WOHLGEMUTH, R.; HASSAN, S. A. (1995c): Untersuchung zum Verhalten des Eiparasitoiden *Trichogramma evanescens* WESTWOOD (Hym.: Trichogrammatidae) unter Berücksichtigung eines möglichen Einsatzes im Vorratsschutz gegen *Plodia interpunctella* (Lep.: Pyralidae). Mitteilungen der Deutschen Gesellschaft für Allgemeine und Angewandte Entomologie 9, 507-510.

PULPÁN, J.; VERNER, P. H. (1965): Control of tyroglyphoid mites in stored grain by the predatory mite *Cheyletus eruditus* (SCHRANK). Canadian Journal of Zoology 43, 417-432.

SÁ-FISCHER, A.; SCHÖLLER, M. (1994): Nachweis der Parasitierung von *Dermestes maculatus* DEGEER durch *Trichogramma evanescens* WESTWOOD. Mitteilungen der Deutschen Gesellschaft für Allgemeine und Angewandte Entomologie 9, 161-164.

SCHÖLLER, M.; HASSAN, S. A.; REICHMUTH, CH. (1995): Untersuchungen zur Bekämpfung von *Ephestia spp.* (Lep., Pyralidae) in Getreide mit *Trichogramma evanescens* WESTWOOD (Hym., Trichogrammatidae)- Eindringtiefe in geschütteten Weizen und Parasitoidendichte. Mitteilungen der Deutschen Gesellschaft für Allgemeine und Angewandte Entomologie 10, 259-262.

SCHÖLLER, M. (1996): Laborversuche zum Einsatz von Eiparasitoiden der Gattung *Trichogramma* gegen vorratschädigende Motten in geschüttetem Getreide. Dröge-Verlag, Berlin, ISBN 3-88191-500-1, 122 Seiten.

SMITH, L. (1994b): Temperature influences functional response of *Anisopteromalus calandrae* (Hymenoptera: Pteromalidae) parasitizing maize weevil larvae in shelled corn. Annals of the Entomological Society of America 87, 849-855.

STRAND, M. R.; WILLIAMS, H. J.; VINSON, S. B.; MUDD, A. (1989): Kairomonal activities of 2-acylcyclohexane-1,3-diones produced by *Ephestia kuehniella* ZELLER in eliciting searching behaviour by the parasitoid *Bracon hebetor* (SAY). Journal of Chemical Ecology 15, 1491-1500.

WEN, B.; BROWER, J. H. (1994a): Suppression of maize weevil, *Sitophilus zeamais* (Coleoptera: Curculionidae), populations in drums of corn by single and multiple releases of the parasitoid *Anisopteromalus calandrae* (Hymenoptera: Pteromalidae). Journal of the Kansas Entomological Society 67, 331-339.

Bildnachweis

AgroConcept, Bonn
30 (1x); 37 (2x); 52 (1x); 54 (1x); 62 (1x); 82 (1x); 83 (1x), 89 (1x)

Bayer, Leverkusen
98 (1x); 101 (1x)

Büchi, R., Zürich
26 (1x)

FAP, Zürich
23 (1x); 32 (1x); 34 (1x); 36 (1x); 44 (2x); 46 (1x), 48 (1x); 52 (2x); 53 (1x); 66 (1x); 71 (1x); 82 (1x); 92 (1x); 95 (2x); 102 (1x)

Fischer, H., Hamburg
49 (2x); 56 (1x)

IfV Institut für Vorratsschutz der BBA, Berlin
24 (1x); 29 (1x); 35 (1x); 38 (1x); 43 (2x); 50 (1x); 81 (2x); 86 (1x); 89 (1x); 90 (1x); 91 (1x); 94 (1x)

König, K., München
20 (1x); 32 (1x); 57 (1x); 72 (1x); 73 (2x); 83 (1x); 91 (1x)

Naton, München
27 (1x); 51 (1x); 57 (1x); 58 (2x); 61 (1x); 67 (2x); 70 (1x); 84 (2x); 91 (1x)

Nirenberg, H., Institut für Mikrobiologie der BBA, Berlin
92 (1x); 97 (3x)

United States Department of Agriculture, Madison, Wisconsin, USA
23 (2x); 25 (3x); 35 (1x); 36 (2x); 39 (2x); 40 (2x); 41 (1x); 45 (2x); 46 (2x); 47 (1x); 53 (1x); 55 (1x); 59 (1x); 65 (2x); 70 (1x); 72 (1x); 78 (2x); 79 (2x); 83 (1x); 86 (1x); 87 (1x); 88 (2x); 107 (1x)

Schöller, M., Institut für Vorratsschutz der BBA, Berlin
60 (1x); 85 (1x); 99 (1x); 103 (2x); 104 (2x); 105 (2x); 106 (1x); 107 (1x); 108 (2x); 109 (1x)

Schuster, W., Hygieneinstitut Sachsen-Anhalt, Magdeburg
100 (1x); 101 (1x)

Ulrichs, Ch., Institut für Vorratsschutz der BBA, Berlin
22 (1x); 23 (1x); 24 (1x); 26 (1x); 28 (3x); 31 (1x); 33 (2x); 34 (1x); 36 (1x); 41 (1x); 42 (2x); 43 (1x); 44 (1x); 47 (2x); 48 (1x); 50 (1x); 51 (1x); 52 (1x); 53 (1x); 55 (3x); 56 (2x); 64 (1x); 68 (3x); 69 (2x); 76 (3x); 80 (3x); 85 (1x); 88 (1x); 92 (1x); 93 (3x)

Zunke, U., Hamburg
20 (1x); 54 (1x); 74 (1x); 75 (1x)